岭南中医药特色系列教材

岭南中医外科学

主　审　谢建兴

主　编　陈　铭

副主编　王志刚　赵先明　眭道顺　黄　梅　白遵光　罗维民

编　委（按姓氏笔画排序）

王志刚　白遵光　李　勇　李东海　李信平　陈　铭　罗维民

赵永昌　赵先明　郝　蕾　黄　梅　眭道顺　童彩玲

编写秘书　刘　鸿

人民卫生出版社
·北京·

图书在版编目（CIP）数据

岭南中医外科学 / 陈铭主编 . —北京：人民卫生
出版社，2021.1
　ISBN 978-7-117-30996-7

　I.①岭…　Ⅱ.①陈…　Ⅲ.①中医外科学 —高等学校
—教材　Ⅳ.①R26

中国版本图书馆 CIP 数据核字（2020）第 257105 号

人卫智网　www.ipmph.com	医学教育、学术、考试、健康，	
	购书智慧智能综合服务平台	
人卫官网　www.pmph.com	人卫官方资讯发布平台	

岭南中医外科学
Lingnan Zhongyi Waikexue

主　　编：陈　铭
出版发行：人民卫生出版社（中继线 010-59780011）
地　　址：北京市朝阳区潘家园南里 19 号
邮　　编：100021
E - mail：pmph @ pmph.com
购书热线：010-59787592　010-59787584　010-65264830
印　　刷：三河市延风印装有限公司
经　　销：新华书店
开　　本：787 × 1092　1/16　印张：12
字　　数：292 千字
版　　次：2021 年 1 月第 1 版
印　　次：2021 年 1 月第 1 次印刷
标准书号：ISBN 978-7-117-30996-7
定　　价：45.00 元

打击盗版举报电话：010-59787491　E-mail：WQ @ pmph.com
质量问题联系电话：010-59787234　E-mail：zhiliang @ pmph.com

岭南中医药特色系列教材
编委会

3

邓 序

近日欣闻广州中医药大学第一附属医院组织编撰的"岭南中医药特色系列教材"即将出版,此乃传承岭南医学之重要举措。忆往昔,岭南名医何梦瑶曾以自己的论著《医碥》第五卷"四诊"作为教材,给乡邑医者讲课。20世纪80年代初,我与徐复霖教授点注《医碥》,于1982年经上海科学技术出版社出版;其后,第二次点校《医碥》,并于1995年由人民卫生出版社出版。考何氏《医碥》之书名,"碥"字有两层含义,碥当作砭,意在针砭当时滥用附、桂之时弊;碥亦作碥石,甘为人梯之意。《医碥》之于岭南医学,可谓泽被后代,功在桑梓。

1988年9月,中华全国中医学会广东分会及中华医学会广东分会医史学会在广州共同召开首届"岭南医学研讨会",会议委托我作总结,曾谈及研究岭南医学的意义。自1977年美国的恩格尔教授提出医学模式理论以来,现代医学正在由"生物医学模式"向"生物-心理-社会"医学模式转变。中医学一开始就重视心理、环境因素,如果将《内经》时代的医学用医学模式来概括的话,就应当是"生物-心理-社会-自然"的医学模式。《内经》提出的"天人相应"观,钱学森概括为"人天观"。我认为"人天观"这个医学模式更先进、更科学。因为人有能动性,会适应自然、征服自然。医学研究不能脱离地理环境、社会环境、个人体质,应该因时、因地、因人制宜地去研究疾病和治疗疾病。

我国幅员辽阔,由于地理环境的差异和历史上开发的先后,各个地区的情况千差万别,医学发展也表现出明显的不平衡性,其中岭南医学就具有地方与时代的特色。五岭横亘于湘赣与粤桂之间,形成了一个不同于中原的地理环境,不仅风土人情、习俗气候不同,人的体质疾病、饮食用药习惯亦不尽相同。岭南医学是在这样一种特殊的地理气候环境下,把中医学的普遍原则与岭南地区医疗实践相结合,经过漫长的历史岁月逐渐形成起来的地域性医学。岭南医学重视南方炎热多湿,地处卑下,植物繁茂,瘴疬虫蛇侵袭等环境因素,着眼于南方多发、特有疾病的防治,勇于吸取民间经验和医学新知,充分利用本地药材资源,逐渐形成了以岭南地区常见多发病种为主要研究对象的岭南医学。它既有传统医药学的共性,又有其地方医疗保健药物方式的特性。正是通过对这些特殊性的研究,反过来也有助于认识整个中国医学发展的全过程。那种认为地方医学研究成果只适用于局部，其实是一种误解。所以深入研究岭南医学不是"搞地方主义"，而是继承和发扬祖国医学文化遗产的重要先行性基础工作。这是我当时在会上的讲话，后由学生整理成文以"岭南"为题公开发表。

记得当时参与"岭南医学研讨会"的代表仅 30 余人，时过境迁，今日研讨岭南医学已蔚然成风。中华文化起源于黄河，发展于长江，振兴于珠江。2006 年，广东省委、省政府就先后出台了多个促进广东中医药发展的重要文件，并提出要将广东从"中医药大省"建设成为"中医药强省"，通过近十年的建设，已取得了显著成效。

我曾经说过：21 世纪是中医药腾飞的世纪！大力扶持中医药事业的发展，被纳入了国家的"十三五"发展规划。2015 年，中国中医科学院从事中药研究的科学家屠呦呦获得诺贝尔生理学或医学奖，是中医药科学领域诞生的第一位获得诺贝尔生理学或医学奖的华人科学家！ 2016 年，第一部《中华人民共和国中医药法》获得立法……种种迹象显示，中医药事业的发展逐渐走上正轨，对此我感到很欣慰！

中医药事业的发展势必促进流派医学的发展。"岭南派"一词，《辞海》指现代画派之一，而不及其他行业。我认为，对岭南民众健康贡献最大，流传至今仍然充满活力的是岭南医派，或称之为岭南医学流派，即岭南名医群体。岭南之名始于唐贞观时十道之一，地处五岭之南，又名岭表、岭外，有其地域特色。岭南医学具有明显的地域性特点，临床遣方用药受到当地的气候特点、道地药材、饮食喜好、起居习惯、人文风俗等因素影响。从源流及发展历程来看，岭南医学渊源于中原医学；萌芽于晋唐，以《肘后备急方》为代表，葛洪对岭南地区多发传染性疾病等进行了研究，开创"验、简、便、廉"之特色；始形于宋代，如刘昉的《幼幼新书》为岭南儿科学奠定良好基础；兴发于明清后，如岭南名家何梦瑶被誉为"南海明珠"，饮誉全国。当代岭南医学呈现生机勃勃的发展局面，这不仅和广东改革开放带来的经济文化发展有关，更和中医药的疗效和人文魅力深得民众信赖息息相关。

多年来，广州中医药大学第一临床医学院（第一附属医院）注重岭南中医药的研究与总结，取得了许多经验及成果。更可贵的是，第一临床医学院将岭南中医药学术研究的成果引入课堂教学，不断创新临床教学，这是推动岭南医学传承发展的一大举措，也是岭南医学教育的一大创新。作为配套教材，"岭南中医药特色系列教材"凝聚了历代广州中医药大学第一临床医学院人岭南医学研究工作的心血与智慧结晶，是第一临床医学院进一步将岭南中医药研究成果向教学工作转化的重要体现。

古人著述名医学派，多以医家名字命名，如明代宋濂为朱丹溪《格致余论》题辞："金之以善医名凡三家，曰刘守真氏，曰张子和氏，曰李明之氏。虽其人年之有先后，术之有攻补，至于惟阴阳五行，升降生成之理，则皆以《黄帝内经》为宗，而莫之有异也……君之此书（指丹溪先生《格致余论》），有功于生民者甚大，宜与三家所著，并传于世。"这是金元四大家之说的由来，主要内容以内科为主。近代谢观《中国医学源流论》也以医家命名学派，如李东垣学派、张景岳学派、薛立斋学派等。现代研究岭南医学，内容很丰富，我认为除了延续前人之长处外，更宜采用学科分类研究的方法，方可涵盖除内科以外的其他学科，也适合现代中医教育发展。"岭南中医药特色系列教材"涵括中医基础及内、外、妇、儿各科等 13 门课程，体现了岭南医学学科分类研究思想，其系统整理出版并投入教学使用，也将促进相关学科建设发展。

　　乐之为序。

2018 年 7 月

编写说明

中医药学源远流长，博大精深，是中华传统文化的瑰宝。由于我国幅员广大，地理气候环境地域性特征明显，加上人文风俗、饮食起居、道地药材等方面的迥异，中医药的临床应用形成了因时因地因人制宜的学术传统以及明显的地域特色。岭南位处我国南端，地域气候环境与五岭以北明显不同，岭南中医药在应对地方多发性疾病与证候的实践中，形成了鲜明的临床特色，不仅提高了疗效，而且丰富了中医药学体系的学术内涵。作为"一带一路"发展规划重要节点，岭南中医药至今已传播到世界上 183 个国家地区，彰显了岭南中医药为人类健康做出的卓越贡献。

为贯彻落实《国务院关于印发中医药发展战略规划纲要（2016—2030 年）的通知》（国发〔2016〕15 号）精神，促进中医药事业健康发展，积极探索在高层次人才培养、教学改革、学术梯队建设、科学研究、提高临床疗效以及服务中药产业发展、开展国内外学术交流合作等方面发挥示范作用的有效机制和模式，广州中医药大学第一临床医学院（第一附属医院）进一步加强了对岭南中医药临床特色的总结与研究，并应用到临床医疗及教学活动中，取得了许多经验及成果。在多年实践的基础上，医院决定进一步促进岭南中医药研究成果向教学的转化，成立了岭南医学研究中心，成功申报广东省高校试点学院——岭南医学学院和广东省岭南医学人才培养模式创新实验区，开展了以岭南中医药特色为主导的中医药人才培养模式的改革与探索。为此，加强理论总结，深入凝练提高，创编一套成系列、显特色、综合性强的岭南中医药系列教材，是岭南医学试点学院和人才培养模式创新实验区教育教学改革的重要举措，也是岭南中医药教育对外交流与传播的重要资料。

经过近三年的策划、论证与努力，"岭南中医药特色系列教材"终于要出版了。此套教材汇集了众多具有鲜明岭南中医药特色的珍贵的临床诊疗经验与资料，均由资深专家担任主编，组织精干编写团队，围绕教育改革的目标，在长期临床实践与积累的基础上认真研究和精心编撰而成，具体包括《岭南中医内科学》《岭南中医外科学》《岭南中医妇科学》《岭南中医儿科学》《岭南中医骨伤科学》《岭南中医耳鼻喉科学》《岭南中医眼科学》《岭南中医肿瘤学》《岭南伤寒论临床实践》《岭南温病学临床实践》《岭南金匮要略临床实践》《岭南医学源流与名医学术精要》《岭南中草药》13 部。本系列教材涉及的知识面广，全面综合反映了岭南中医药学术、临床、科学及产业的成果和经验，具有很强的地方特色，是集体智慧与心血的结晶，在理论与实践方面也达到了高度的结合，不仅具有极强的学术价值，而且有很强的临床实用性；不仅可应用于本科教学，也可应用于研究生教育；不仅可作为专业主干课程的配套教材，也可作为实践教学或资格考试的辅导用书，对于培养学生的中医辨证论治思维和综合分析能力有重要意义。

此系列教材是第一次汇集突出岭南名家诊治用药特色的教材，尽量展示岭南中医药学术与实践的发展水平和丰富内容，为促进岭南中医药的学术传承与可持续发展奠定了基础。编写团队为此付出了很多努力，进行了各种尝试，但由于第一次全面和系统化整理探索，可借鉴的经验不多，加之水平有限，书中难免有疏漏与不妥之处，盼广大读者在使用过程中提出宝贵意见，以期今后再版时得以修正提高，力争将本套教材打造成全面展现岭南中医药理论与临床最新学术成果的精品教材，不胜感激。

岭南中医药特色系列教材编委会

2018 年 6 月

前　言

岭南医学发源于广东,岭南籍医家植根于岭南文化的发展,历朝历代名医辈出,长期以来形成了独具一格的诊疗与用药风格,作为地域性中医流派之一,影响深远。

本教材以培养创新型和复合型人才为宗旨,紧密结合岭南中医外科学专业特色与临床实际,做到知识点、创新点、执业点三点结合。教材编排独具匠心,通过名家案例分析,使学生掌握岭南医学在中医外科方面的诊疗特点与用药特色,提高其解决临床实际问题的能力。

本教材首先介绍了岭南中医外科学的历史沿革与发展概况、近代岭南中医外科名家等。之后,以病名为主线,按中医外科的传统分类方法并突出岭南中医特色,分为疮疡、乳房疾病、瘿病、急腹症、泌尿男性疾病、肛门直肠疾病、皮肤病及性传播疾病。在教材编排方面,引用名家案例分析,使学生深刻体会"审证求因"的中医临床思维,理解理法方药的统一性,整体辨证和局部辨证相结合,引导中医外科学整体观的构建。培养学生的临床思维和综合分析能力,将中医药理论知识和临床实际病例相结合,更有代入感,从而激发学习兴趣,提高教学质量。

本教材编写人员均为高等中医药院校(附属医院)教学经验与临床经验丰富的教师(医生),在编写过程中坚持质量控制体系,把打造精品教材作为追求目标,以严谨科学的治学精神,严把各个环节质量关,整体优化,各部分内容合理配置,力保教材的精品属性,体现岭南中医外科的传承与发展。

本教材在编写过程中得到了参编院校专家和领导的大力支持,在此表示感谢!

由于编者水平有限,疏漏之处在所难免,恳请大家在使用本教材过程中提出宝贵意见,以供今后进一步修订提高。

编　者

2020 年 8 月

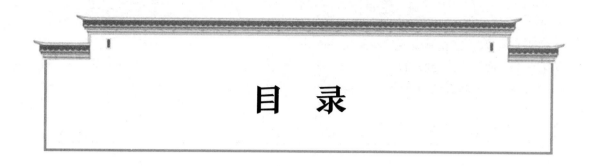

目 录

第一章 岭南中医外科学发展概况

第一节 岭南中医外科学发展源流

岭南,传统上是指越城、大庚、骑田、都庞、萌渚五岭以南的地区,涵盖今广东、海南及广西部分地域,原为古越族居住之地,由于其所处的特殊地理位置,港口资源丰富,对外交流便利;而其"四时常花,三冬无雪"的亚热带气候具有高温多湿的特点,久居于此的岭南人亦有脾虚多痰湿的体质因素。中医"天人相应""三因制宜"的理论使得岭南医学独具一格。著名老中医吴粤昌提出,岭南医学的发展具有继承性、区域性、务实性、包容性四个特点。国医大师邓铁涛教授也曾提出了岭南医学的三个特点:重视岭南地区的多发疾病,重视岭南地区的特产药材和民间经验,重视吸收新知。岭南中医外科学的发展历程亦体现了以上特点。

岭南中医外科学随着岭南医学的发展经历了萌芽、发展和繁荣三个时期。

1. 萌芽期 岭南中医外科学起源于殷商,商周至晋唐为其萌芽阶段。早在殷商时期的甲骨文中就有关于外科病疥、疟的记载。《黄帝内经》中曾对南域有过如下论述:"南方者,天地所长养,阳之所盛处也,其地下,水土弱,雾露之所聚也。"其中"发于足指,名脱痈,其状赤黑,死不治;不赤黑,不死。不衰,急斩之,不则死矣"是对外科中"脱疽"病最早的文献记载。两晋以来,中原人士多次南迁,中原医学也随之流入岭南。葛洪写下了中医第一本急诊专著《肘后备急方》,记载了脚气病的治疗,其后他定居岭南罗浮山炼丹,他的妻子鲍姑是医学史上第一个女灸家,善于就地取材,用越秀山的红脚艾去除体表疮疡,为人美容,反映了当时的医学成就和民间疗法,并在全国有一定影响。

2. 发展期 宋元明清为岭南中医外科学的初步发展阶段。宋元时期是我国中医外科学发展的重要时期,对中医外科疾病的认识更加深刻,并形成了一定的理论及代表著作。其中有《外科精义》《太平圣惠方》《圣济总录》《儒门事亲》等。但是,因五岭之隔,岭南与中原内地的交通联系、文化交流都受到一定的影响,岭南文化与中原文化相比较,一直是相对落后的,岭南医学在明清、民国及近代才得到较快发展。

明代和清代鸦片战争前这一时期,外科名家辈出,著作如林,学术氛围异常活跃。例如薛己著《外科发挥》《外科枢要》,汪机著《外科理例》,王肯堂著《疡医准绳》,申斗垣著《外科启玄》等,并发展了不同学术观点,形成三个主要的外科学术流派,即正宗派、全生派、心得派。其中正宗派注重全面掌握外科的传统理论和技能,临证时以脏腑经络气血为辨证纲领,治疗上内外并重,内治以消、托、补为主,外治讲究刀、针、药蚀等治法,被誉为中医外科学的正宗。其学派代表人物陈实功、祁坤对岭南中医外科学的影响较大。

陈氏在《外科正宗》中言"内之证或不及于其外,外之证则必根于其内",同时指出治外症宜知气血有余之辨,脾胃为气血生化之源,十分注意脾胃的调理。他说:"盖脾胃盛则多食而易饥,其人多肥,气血亦壮;脾胃弱则少食而难化,其人多瘦,气血亦衰。故外科尤以调理脾胃为要。"特别是饮食调理。外治方面,他常用腐蚀药物或刀针清除坏死顽肉,放通脓管,使毒外泄,认为这是"开户逐贼"。此外,他还用竹筒拔取脓汁,进行截肢、气管缝合、鼻痔摘除等手术,用火针治疗瘟病,用枯瘤法治疗瘤肿,用绷缚法与棉垫法治疗痈疽内肉不合。清代正宗派的代表是祁坤,编《外科大成》一书,强调内治与外治并举,内治重在消与托,外治法亦丰富多彩,有针、烙、贬、灸、烘、拔、蒸等。

18世纪下叶,随着资本主义列强向中国倾销商品和贩卖鸦片,岭南的政治经济地位日益提高,吸引了一批才华横溢的学者医家,从中原、江浙等地南下岭南,如康熙进士惠士奇、道光举人陈沣、著名骨伤科名家管镇乾等。而岭南本地亦崛起了一大批立志革新的仁人志士。在与内地医学、海派医学文化的交流中,岭南医家不仅继承发展了我国传统的中医药学,而且还善于吸收外来医学的长处,创造出具有地方特色的岭南医药文化。岭南"海上丝绸之路"被誉为香药之路,是西洋医学大量传入我国的门户,而岭南人对待西洋医学的冲击所采取的态度却令人刮目相看。首先,以邱熺推行并运用中医理论解释英国医生爱德华·詹纳所发明的牛痘术为开端,岭南出现了一批致力于中西汇通、发展中医的有志医家。广东新会的陈定泰在其《医谈传真》中,系统地引用了西医解剖知识;其孙陈珍阁在比较了中医与西医的人体脏腑结构图的基础上,为求其确,于1886年远涉南洋新加坡皇家医院考察3年,把人体解剖学放在了学医的首位,并在其著作《医纲总枢》中大量引用了西医对临床疾病的认识,中西医理互参。南海佛山的朱沛文同样"兼谈华洋医书,并往洋医院亲验真形脏腑",从生理、病理、临证等多个方面对中西医学进行比较研究,而对于中西医之取舍,他主张各有是非,不能偏主,有宜从华者,有宜从洋者,胸襟十分开阔。这些岭南名家朴素的解剖外科理念为后期岭南中医外科学的成熟发展奠定了基础。岭南中医外科流派对中原医学和海外医学的吸收甚多,这与后期黄耀燊提倡"不拘一格、不拘一地、团结西医、勇于创新"的理念一脉相承,也体现出岭南医学重视吸收新知,以及兼容开放的多元性。

3. 繁荣期　民初、近代是岭南中医外科学的成熟繁荣阶段。此时期岭南医家人才辈出,中医教育也得到了蓬勃的发展,1924年建立广东中医药专门学校,是广州中医学院(广州中医药大学)的前身,该校毕业生共计21届571人,曾学课于该校者322人,合计893人。其中大部分成为广东省中医事业的骨干力量,据1986年的统计资料,该校毕业生中任高级职称者共33人,如罗元恺、邓铁涛、黄耀燊、李仲守、刘仕昌、靳瑞、李国桥、甘少周等,其中有不少成为岭南名医或岭南各学科的领军人物。

黄耀燊是岭南中医外科学的领军人物,他与邓铁涛、罗元恺、梁乃津并称为近代岭南四大名医。黄耀燊幼承庭训,立志从医,尽得家传之秘,后入广东中医药专门学校学习,广采各家所长,可谓家传与院校教育结合的典范。黄耀燊从医从教近60年,熟读经书,重视临床，团结中西医，精通内外妇儿各科，尤擅长外治法的灵活应用，并结合岭南开放包容的作风，吸纳海派医学的长处，形成了独特的岭南中医外科学术思想。他在学术上遥承明清外科"正宗派"陈实功"内外并举，外重手术，内重脾胃"的思想，又敢于吸收新知，中西医结合，确立"内外并举，尤重外治；内治之理，尤重托法"的鲜明学术主张。临床实践重视舌诊，创制有"双柏散""舒胆胶囊""骨仙片"等沿用至今。

第二节　近代岭南中医外科名家

1. 黄耀燊(1915—1993)　广东省南海里水大石沥美村人。其父黄汉荣是广州地区负有盛名的中医伤寒派医家，又是有名的骨伤科专家。他家学渊源，立志从医，且天资聪颖，勤奋好学，幼年时就能背诵《汤头歌诀》《伤寒论》《药性赋》《医学三字经》等医学书籍。他15岁即进入广东中医药专门学校学习，并于1934年毕业，当时他的老师有刘赤造、梁翰芬、陈任枚、卢朋著等。陈任枚是岭南温病学派的先驱，时任广东中医药专门学校的校长，其编写的《温病学讲义》是全国公认的当时中医药学校教材最佳者之一。他在岭南温病学的造诣颇深，黄耀燊受其影响，亦多使用温病学中的卫气营血辨证及岭南祛湿热之法来解决外科问题，尤其是疮疡、急腹症的处理，疗效甚佳。卢朋著不仅是岭南名医，更是优秀的中医教育家，在广东中医药专门学校任教期间，主编多种教材讲义，如《医学通论讲义》《医学史讲义》《医学源流讲义》等，在深入经典研究的基础上，加入自己的创新，深得学生好评。在第六届中医药专门学校学生毕业之时，他赠言："凡医：不求有利，先求无弊；不求有功，先求无过。弊与过甚多，而偏之为害实甚。"提醒他们行医时要切记："庶人命不等于草营，斯民可登于仁寿矣。"黄耀燊从医数十年，始终以卢老师赠言严格要求自己，成为一代大家。梁翰芬先生在20世纪30—50年代，在广州中医界有着举足轻重的地位，他编写了《诊断学讲义》《眼科讲义》，尤其擅长舌诊、脉诊，视其为危重患者的重要诊察手段。黄耀燊后期在急腹症及许多外科危急重症如破伤风、蛇咬伤等临证中，十分重视舌脉的变化，其准确的临证思路受教于梁翰芬先生，青出于蓝而胜于蓝。

黄耀燊是著名中医临床大家，尤擅外科杂症，医术精湛，医德高尚，曾在西关梯云东路开设医馆行医。1934年至1937年，在乐从墟同仁医院任职。1951年起，他先后担任广东中医院副院长、广州维新联合诊所所长。1956年广州中医学院成立，即调该院任教，历任外科教研室主任、附属医院院长、顾问等职。曾任第六、七、八届全国政协委员，广东省政协副主席，中华全国中医学会(现中华中医药学会)理事，中华全国中医学会广东分会外科学会主任委员，中国中西医结合研究会广东分会顾问等职。

作为现代中医发展史上的泰斗人物，黄耀燊的一生与中医在中国的发展紧密相连。他治学严谨，熟读精思，在学习中不分门户，不偏一家，团结西医，撷采众长，着力探索，力求创新。他在中医教学、医疗、科研的园地里辛勤耕耘50余载，屡获科研成果奖，由他主持的中西医结合治疗破伤风、中西医结合治疗急腹症、中西医结合治疗毒蛇咬伤等3项研究获得1978年全国科学大会奖，前两项还获得1979年广东省科学大会奖，他研究创制的治疗骨科疾患的中成药"骨仙片"，先后获广东省、广州市科技成果奖。

黄耀燊是一位学验俱丰的中医临床家，精通外、内、儿各科；尤其擅长外科，对诸多疾患，持有独特见解,疗效突出。诊治疾病一向耐心诊察,缜密分析,且谦虚谨慎,实事求是。他在中医药科研领域建树极多,对疮疡病,擅用消、托、补法,重用托法,并总结内外辨证之异,用药之不同,认为外科一般药量较重,否则不能祛除病邪。对急腹症,总结出"舌苔一日未净,邪热一日未清"的规律,尤其是肝胆急症,在反复研究经典著作《伤寒论》《金匮要略》《外台秘要》的基础上,通过临床实践,确认茵陈、大黄、栀子、黄柏、芒硝等为治黄要药,提出"胆病无补法,应以通为补"的观点,即使对久病或过服清利药物而致脾肾亏虚的患者,仍不能放弃疏肝利胆的药物。1985年他在多年临床经验的基础上,指导研制出治疗胆道疾病的"舒胆胶囊",对一些疑难病症,如红斑狼疮、皮肌炎、硬皮病等都有较好的治疗经验。他研究创制的中成药"骨仙片""舒胆胶囊""双柏散"至今仍广泛应用于临床。他还主编了《外科学》《中国医学百科全书——中医外科学》《中医外科学》等教材。可谓岭南中医外科流派的领军人物。

2. 禤国维　1937年出生,广东三水人,教授,主任医师,第二届国医大师,学术带头人,广州中医药大学首席教授,博士生导师,享受国务院政府特殊津贴专家,第三、五批全国老中医药专家学术经验继承工作指导老师。曾获得首届"和谐中国十佳健康卫士"称号,是中医界唯一获得此项荣誉的专家。曾任广东省中医院副院长、广州中医药大学第二临床医学院副院长。现任世界中医药学会联合会皮肤科专业委员会名誉会长、广东省中医药学会终身理事、广东省中医药科学院学术委员会委员、广州中医药大学学报顾问、广东省中医院皮肤病研究所所长。

禤国维教授1963年毕业于广州中医学院医疗系本科,一直从事中医、中西医结合外科、皮肤科医疗、教学、科研工作。禤国维主张将皮肤病学科从中医外科学科中独立出来,并逐步形成自身独特的学术体系,创新发展了岭南皮肤病学流派,为该流派的代表性传承人物,其工作室被国家中医药管理局确定为国家中医学术流派传承工作室;引领科室逐步发展壮大,成为了国家级重点学科。其学术思想及临床思维主要表现在:阴阳之要,古今脉承,平调阴阳,治病之宗;继承发展传统医学,遵古而不泥之于古。曾发表《平调阴阳,治病之宗》等多篇文章论述其观点。他对中医补肾法、解毒法、祛湿法、外治法等理论有较深入的研究,并在全国性学术会议及各级杂志发表了相关文章,如《浅谈中医外治法》《截根疗法治疗局限性瘙痒病109例》《皮肤病临证见解》等。他对脱发病、结缔组织病、色素性皮肤病、性病等的治疗研究也富有心得。自创皮肤解毒汤、清热解毒狼疮方、截根疗法、划痕疗法等多种验方及特色技术,主持研制了银屑灵片、滋阴狼疮胶囊、消炎止痒霜、疣毒净霜系列、脂溢性洗剂系列等多种院内制剂,在临床广泛应用,疗效显著。

禤国维教授先后在省级以上医学杂志发表论文80余篇,主编出版专著及有关教学资料15部。近年来,先后主持8个省部级科研课题,并获得众多奖项。

3. 蔡炳勤　1939年出生,广东澄海人,第三、四批全国老中医药专家学术经验继承工作指导老师,广东省名中医。

蔡炳勤治学严谨,作风朴实。主张"读书宜涩不宜滑,治病宜拙不宜巧",强调"中医学术之根本在临床,临床之根本在疗效"。学术上延续黄耀燊"内外并重,外治求祛邪不伤正,内治重邪去更扶正",追求"由博而约,与时俱进",教导弟子"继承不泥古、创新不离宗",充分体现了岭南中医外科海纳百川、开放包容的鲜明特色及广阔胸怀。在20

世纪五六十年代开展破伤风、脱疽病的临床研究,并于1969年成立了"脉管炎"专科。开拓性地使用岭南道地药材毛冬青治疗血栓闭塞性脉管炎,获得了较好疗效,并推动了毛冬青剂型改革,拓展应用到妇科、肾科。因疗效显著,曾受《人民日报》报道,《中华外科杂志》约稿,全国求医者众,许多东北、西部内陆地区的患者不远千里来广州求医,专科门诊影响辐射全国,并参与编写了《血栓闭塞性脉管炎防治手册》,参与全国血管病经验交流大会。随着专科的发展,多年的学术积累,逐步总结出糖尿病足、动脉硬化闭塞症、血栓闭塞性脉管炎、慢性臁疮等多种传统疡科病的优势诊疗方案。

蔡炳勤从实际出发,通过大量临床实践,提出了周围血管疾病"因虚致瘀"的观点,在这一理论指导下,蔡炳勤教授认为脉管炎属"虚瘀证",动脉硬化闭塞症属"痰瘀证",糖尿病足属"热瘀证",静脉性疾病属"湿瘀证",变应性血管炎属"毒瘀证",并针对各种周围血管病的不同病机采用不同的内外治处理,临床取得较好的效果。他从20世纪90年代初开始,根据糖尿病足肌腱感染坏死是导致截肢的重要环节这一临床特点,提出早期"纵深切开、通畅引流、持续灌洗"的局部处理原则。根据糖尿病足坏疽多合并真菌等复合感染的特点,创用渴疽洗方,泡洗患部,达到清洗伤口,抑菌消炎,改善血运,消肿止痛的目的。并带领外科团队从事祛腐生肌膏治疗糖尿病足慢性溃疡的临床与实验研究,积极改良祛腐生肌膏制剂工艺,并主持参与国家中医药管理局、广东省中医药局、广州中医药大学多项课题的科研工作,其创立的祛腐生肌系列疗法治疗糖尿病足,可明显降低糖尿病足的截肢率。

当岭南中医外科学发展受制于子专科独立、外用药匮乏、阵地日渐萎缩之时,蔡教授循"正宗派"之理,沿黄耀燊"内外并重,尤重外治;内治之中,尤重托法"的特色,强调中医外科的发展必须端正"中医手术观",以中医思维看待手术,将手术看作中医外治法的一种,认为手术是中医外科扶正祛邪的一种手段。从历代中医外科的发展来看,都十分重视外科手术的技术。他认为在中医理念指导下,积极采用微创、刮吸解剖、腔镜等先进技术以祛邪,可尽量减少组织损伤,即"祛邪不伤正或少伤正",而术后处理则需充分发挥中医特色,追求"邪去更扶正",创新性地提出了外科术后应激证从肝论治,不断总结外科术后虚劳证、术后发热、术后便秘、术后呕逆、术后胃瘫、术后咳嗽等诸症的辨证规律,以更好地发扬中医优势。这也是岭南中医外科学派注重吸收新知、务实创新的学风体现。

第二章 疮 疡

疮疡是各种致病因素侵袭人体后引起的体表化脓性疾病的总称,相当于西医学的"外科感染"。

疮疡按阴阳辨证可分为阳证疮疡和阴证疮疡两大类。外邪引起的疮疡以"热毒""火毒"最为多见,起病较急,发展较快,多属阳证,如疔疮、痈、发等;内伤引起的疮疡大多因虚致病,起病较慢,发展较缓,多属阴证,如流痰、瘰疬等。临证中凡不属典型阴证或阳证的,即介于两者之间表现者,称半阴半阳证。在辨别阴阳属性上,要根据外科疾病发生、发展、症状和转归等各方面的相对性,局部与全身相结合,还要注意辨别真假以及阴阳的消长和转化,以局部症状为主,从整体出发,深入分析,抓住疾病的实质进行辨证施治。

1. 阳证疮疡

(1)病因病机:疮疡因其感受病邪不同,正气盛衰有别,其发病过程有急性和慢性之分。急性疮疡因感受热毒、火毒而发,是临床最常见的一种。此外,风、暑、湿、燥诸邪均能化热生火,所以说,热毒、火毒是疮疡最常见的致病因素。正如《医宗金鉴·外科心法要诀》所说"痈疽原是火毒生"。因热毒、火毒而引发的疮疡,若机体正气不虚,多表现为正盛而邪实,又称阳证疮疡,具有易肿、易脓、易溃、易敛的特点,预后较好,即所谓"由外感受者轻"。

(2)临床表现:疮疡虽然是体表某一部位的化脓性疾病,但常伴有全身症状。临床表现包括局部症状和全身症状两个方面。阳证疮疡局部表现是初起疼痛、结块坚实,色红灼热,很快化脓。化脓时疼痛增剧,皮薄光亮,肿块变软。溃后脓出黄白稠厚,疮口易敛。全身症状为发热恶寒,头痛身痛,食欲不振,口渴,便秘,溲赤等。初期全身症状轻或无,化脓时明显或加重,溃后逐渐减轻或消失。若火毒炽盛,或正气不足,或失治误治,毒邪入里,可导致脏腑功能失调,引起走黄、内陷等变证而危及生命。

疮疡发生以后,正邪交争决定疮疡的发展和转归。疮疡初期,若正能胜邪,使邪热不能鸱张,渐而肿势局限,疮疡消散;若正不胜邪,热毒壅滞不散,热盛肉腐成脓,导致脓肿形成,即为疮疡中期(成脓期)。此时如治疗得当,切开引流,毒随脓泄,形成溃疡,腐脱新生,最后疮口愈合;或正气尚足,脓肿破溃,脓毒外泄,同样使溃疡腐脱新生而愈,即为疮疡后期(溃疡期)。在疮疡的初、中期,若邪毒炽盛,又未能得到及时处理,可使邪毒走散,内攻脏腑,形成走黄;若人体气血虚弱,不能托毒外达,可致疮形平塌,肿势不能局限,难溃、难腐等,如病情进一步发展,正不胜邪,内犯脏腑,形成内陷。疮疡后期,毒从外解,病邪衰退,理应渐趋痊愈;若由于气血大伤,脾胃生化功能不能恢复,加之肾气亦衰,可致生化乏源,阴阳两竭,同样可使毒邪内陷,危及生命。

导致疮疡的毒邪,除可腐肉成脓外,还可以向深部侵蚀,导致损骨和透膜(即胸膜或腹膜)。疮疡损伤骨骼多在四肢。肿疡时表现为胖肿,触之骨骼增粗,表面有细小红丝;溃疡时则疮口胬肉外翻,经久不愈,以探针轻轻探之有锯齿感。疮疡透膜多在躯干,肿疡时见肿势漫无边际,扪之绵软,或有捻发感,多为气肿或透膜;若胸壁溃疡脓出似蟹沫,或夹有气泡,多为透膜。

(3)治疗原则:疮疡的治疗常需内治和外治相结合。消、托、补是针对疮疡初、中、后三个阶段不同的病机变化而分别确立的内治法总则。外治法也应在此原则指导下选择具体的治疗方法,使之与内治法相协同,共同达到消、托、补的目的。

疮疡初期,治疗的目的是使初起的肿疡得以消散,免受溃脓、手术之苦,故古人有"以消为贵"的说法。内治法应针对病因、病情运用清热解毒、和营行瘀、行气、解表、温通、通里、理湿等治法,其中因热毒、火毒是常见的致病因素,故清热解毒为疮疡最常用的治法。外治法应以消散为目的,宜箍毒消肿,阳证疮疡可选用金黄散、玉露散、金黄膏、玉露膏、太乙膏、千捶膏,可加掺红灵丹、阳毒内消散,或用清热解毒消肿的新鲜草药捣烂外敷。

中期为肿疡不能消散,而处于酿脓、成脓阶段,或溃后早期,脓出不畅,治疗目的是尽快出脓,使毒随脓泻,以防脓毒旁窜深溃或深陷入里。内治法用托法以托毒外出,又分透托法和补托法。此法不宜用之过早,以免犯"实实之戒",故古人有"以托为畏"之说。外治法亦以出脓泻毒为要,以切开法为主,配合引流法和提脓祛腐药,以保证脓出通畅。疮口脓水较多时,辅以溻渍法中的洗涤法,溃口周围可继敷初期所用的箍围消肿药,以截其余毒。

后期以促使溃疡早日愈合为目的,故内治法常用补法以恢复正气,助养新生。外治法同理。因溃疡有"腐肉不去,新肉不生,肌平皮长"的特点,故外治法以"祛腐生肌"为原则。有腐肉者重在祛腐,阳证疮疡以八二丹、九一丹;成瘘时用白降丹、千金散药线腐蚀;疮面胬肉突出时用平胬丹;腐脱脓尽时重在生肌,用生肌散、八宝丹,并根据情况配合使用垫棉法。

此外,在疮疡的治疗中,还要重视患者的精神调摄、饮食宜忌、日常起居、护理换药等,加强医患配合,争取早日康复。

2. 阴证疮疡

(1)病因病机:慢性疮疡多表现为本虚标实或标本俱实,属虚证、阴证或半阴半阳证,大多因虚致病,常由内伤而引起,一种是虽同样感受火热毒邪,局部表现初期具有火毒、热毒的特点,但因正气不足,气血虚弱,而难以起发,溃后难敛,而转为慢性,或愈合复发。如消渴病合并有头疽、疔病等。即所谓"因脏腑蕴毒由内而发者重"。另一种则因为脾肾阳虚,感受风寒痰浊之邪,初期局部无火毒、热毒的特点,而具有难肿、难消、难脓、难溃、难敛,溃后脓水稀薄的特点,如流痰、瘰疬。

(2)临床表现:阴证疮疡初期局部结块,不红不热,不痛或微痛,化脓迟缓。化脓时肿块变软,微红、微热、微痛。溃后脓水稀薄,夹有败絮,疮口难敛,常遗有窦道。阴证疮疡初期常无全身症状,化脓时常有潮热、盗汗、月经不调等表现。溃后全身症状加重。

(3)治疗原则:阴证疮疡的治疗,也需根据疮疡初、中、后三个阶段不同的病机变化而分别采用消、托、补的内治法总则,并根据病情需要内治、外治相结合,必要时还需配合西药及支持疗法。阴证疮疡的外治法,初期以消散为目的,宜箍毒消肿,可选用回阳玉龙散(膏)、阳和解凝膏等;半阴半阳证可选用冲和散(膏)。中期脓熟宜切开排脓,注意切开时机、切口位置、切口方向等的选择。后期可用七三丹、五五丹提脓祛腐;脓水较多时,可应用中药溶液湿敷。其余治疗要点参照阳证疮疡。

第一节 疖

疖是发生在肌肤浅表部位、范围较小的急性化脓性疾病。主要临床表现是局部皮肤红肿疼痛,肿势局限,范围多小于3cm,突起根浅,易脓、易溃、易敛。可分为有头疖、无头疖、蝼蛄疖、疖病等,相当于西医学的疖、头皮穿凿性脓肿、疖病等。

本病的病因病机,常因内郁湿火,外感风邪,两相搏结,蕴阻肌肤而成;或夏秋季节感受暑湿热毒之邪而生;或因天气闷热,汗出不畅,暑湿热毒蕴蒸肌肤,引起痱子,复经搔抓,破伤染毒而成。

【病案】

一、病史资料

李某,男,65岁,退休。初诊日期:2005年10月16日。

主诉:反复项后发际处有疼痛性结节1月余。

现病史:患者1个月前无明显诱因出现项后发际处出现疼痛性结节数个,伴口干、低热、消瘦、乏力。睡眠不安,食欲不佳,尿黄、便干。舌质红,苔少,脉细数。

既往史:消渴病史5年,口服中药治疗,血糖控制情况不明。否认传染病史。

体检:T(体温):37.0℃;P(脉搏):80次/min;R(呼吸):18次/min;BP(血压):140/80mmHg。神清,检查合作,皮肤巩膜自然光线下未见黄染,心肺正常。HR(心率):80次/min,腹平软,肝脾未触及肿大。

专科检查:项后发际处有红色结块十余个,每个直径为1~2cm大小,散在结痂,突起根浅,未结痂的结块中心有一脓头,灼热,触之疼痛。

实验室检查:①血常规:白细胞总数12.0×10^9/L,中性粒细胞0.78,淋巴细胞0.2,单核细胞0.02。②空腹血糖:18.4mmol/L。③尿糖:++++。

二、辨证论治思路

1. 主证分析 患者反复项后发际处有疼痛性结节1月余,伴有口干、低热、消瘦、乏力,睡眠不安、食欲不佳、尿黄、便干,体查和相关实验室检查均符合疖病的诊断。西医诊断为疖病。

2. 证型分析 患者有消渴病史多年,导致体质虚弱,内热丛生,复感毒邪,毒邪留恋,蕴阻肌肤,导致局部皮肤红肿疼痛;阴虚内热,津不能润,故出现口干;津液不能润养肌肤,故出现消瘦;阴不敛阳,故出现睡眠不安,低热、尿黄、便干为内热之象。舌质红、苔少、脉细数均是阴虚内热表现。

3. 立法处方 证属体虚毒恋、阴虚内热证,治宜养阴清热解毒。方用仙方活命饮合增液汤加减。

金银花 30g,防风 6g,白芷 12g,当归尾 10g,赤芍 10g,乳香 10g,没药 10g,浙贝母 10g,天花粉 12g,陈皮 10g,甘草 6g,穿山甲 10g,皂刺 10g,生地 15g,麦冬 15g,玄参 15g。每日 1 剂,水煎分 2 次,温服。外治初起以金黄散涂于患处,脓成宜切开排脓。并嘱患者少食辛辣炙煿及肥甘厚腻,忌食鱼腥发物,积极治疗消渴病。

方中金银花性味甘寒,最善清热解毒疗疮,前人称之为"疮疡圣药",故重用为君。然单用清热解毒,则气滞血瘀难消,肿结不散,又以当归尾、赤芍、乳香、没药、陈皮行气活血通络,消肿止痛,共为臣药。疮疡初起,其邪多羁留于肌肤腠理之间,更用辛散的白芷、防风相配,通滞而散其结,使热毒从外透解;气机阻滞每可导致液聚成痰,故配用贝母、花粉清热化痰散结,可使脓未成即消;山甲、皂刺通行经络,透脓溃坚,可使脓成即溃,均为佐药。甘草清热解毒,并调和诸药。诸药合用,共奏清热解毒,消肿溃坚,活血止痛之功。加之生地、麦冬、玄参养阴生津。

三、辅 助 检 查

患者血糖明显升高和尿糖呈强阳性提示患者存在糖尿病,且未得到有效的控制。白细胞总数和中性粒细胞比例升高,存在细菌感染的特点。可进一步进行血液细菌培养加药敏试验。

四、转 归 及 对 策

本例患者经过治疗后,症状明显较前缓解。但最后的预后与转归,取决于控制原发病,控制好血糖,并少食辛辣刺激食物及肥甘厚腻之品,忌食鱼腥发物,保持大便通畅。如上述治疗未能有效地控制病情,可能导致其发展成有头疽。

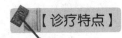 【诊疗特点】

一、诊 断 要 点

1. 临床表现 局部皮肤红肿疼痛,可伴发热、恶寒、口干、便秘、小便黄等症状。

(1)有头疖:患处皮肤上有一色红灼热之肿块,约 3cm 大小,疼痛,突起根浅,中央有一小脓头,脓出便愈。

(2)无头疖:皮肤上有一红色肿块,范围约 3cm,无脓头,表面灼热,压之疼痛,2~3 天化脓后为一软的脓肿,溃后多迅速愈合。

(3)蝼蛄疖:好发于儿童头部。临床上可见两种类型。一种以疮形肿势小,但根脚坚硬,溃脓后脓出而坚硬不退,疮口愈合后,过一时期还会复发,常一处未愈,他处又生。另一种疮大如梅李,相连三五枚,溃后脓出而疮口不敛,日久头皮窜空,如蝼蛄窜穴之状。

(4)疖病:好发于项后、背部、臀部等处,几个到数十个,反复发作,缠绵数年不愈。亦可在身体各处散发,此处将愈,他处又起。尤好发于皮脂分泌旺盛、消渴病及体质虚弱之人。

2. 实验室及其他辅助检查 必要时可进行血常规、血糖、免疫功能等方面的检查。

二、辨 证 要 点

色红、灼热、疼痛,突起根浅,肿势局限,范围多在 3cm 左右,易脓、易溃、易敛是本病的

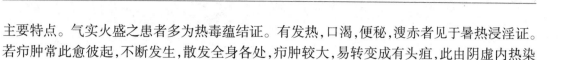

主要特点。气实火盛之患者多为热毒蕴结证。有发热,口渴,便秘,溲赤者见于暑热浸淫证。若疖肿常此愈彼起,不断发生,散发全身各处,疖肿较大,易转变成有头疽,此由阴虚内热染毒所致,证属体虚毒恋。

三、治 法 方 药

(一) 内治法

1. **热毒蕴结证** 好发于项后发际、背部、臀部,轻者疖肿只有一两个,多则可散发全身,或簇集一处,或此愈彼起;伴发热、口渴、溲赤、便秘;舌苔黄,脉数。治法:清热解毒。方药:五味消毒饮合黄连解毒汤加减。

2. **暑热浸淫证** 发于夏秋季节,以小儿及产妇多见,局部皮肤红肿结块,灼热疼痛,根脚很浅,范围局限;可伴发热、口干、便秘、溲赤等;舌苔薄腻,脉滑数。治法:清暑化湿解毒。方药:清暑汤加减。疖在头面部,加野菊花、防风;疖在身体下部,加黄柏、苍术;热毒内盛者,加黄连、黄柏、栀子;大便秘结者,加生大黄、枳实。

3. **体虚毒恋,阴虚内热证** 疖肿此愈彼起,不断发生,或散发于全身各处,或固定一处,疖肿较大,易转变成有头疽,疖肿颜色暗红,脓水稀少;常伴低热,烦躁口渴,或乏力肢软;舌质红,苔薄黄,脉细数。治法:养阴清热解毒。方药:仙方活命饮合增液汤加减。

4. **体虚毒恋,脾胃虚弱证** 疖肿泛发全身各处,成脓、收口时间均较长,脓水稀薄,常伴面色萎黄,神疲乏力,纳少便溏。舌质淡或边有齿痕,苔薄,脉濡。治法:健脾和胃,清化湿热。方药:五神汤合参苓白术散加减。

(二) 外治法

1. 初起小者用千捶膏盖贴或三黄洗剂外搽;大者用金黄散或玉露散,以金银花露或菊花露调成糊状敷于患处,或紫金锭水调外敷;也可用鲜野菊花叶、蒲公英、芙蓉叶、龙葵、败酱草、丝瓜叶等取其一种洗净捣烂敷于患处,每天1~2次,或水煎外洗,每日2次。

2. 脓成宜切开排脓,九一丹、太乙膏盖贴;深者可用药线引流。脓尽用生肌散、白玉膏收口。

3. 蝼蛄疖宜做"十"字切开,如遇出血,可用棉垫加多头带缚扎以压迫止血,若有死骨,待松动时用镊子钳出。可配合垫棉法,使皮肉粘连而愈合。

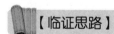 【临证思路】

疖是发于皮肤浅表的急性化脓性疾患,相当于西医的单个毛囊或皮脂腺、汗腺发生的感染。其特征为:局部色红、灼热、疼痛,肿势局限,范围多小于3cm,脓出即愈。四季均可发生,但以夏秋发病为多,好发于头面、颈项、臀部等处。此外,一些慢性病患者如慢性肾炎、营养不良、糖尿病、长期使用激素以及免疫缺陷者,均易并发疖。本病应与痈、颜面部疔疮、有头疽、脂瘤染毒、囊肿型粉刺相鉴别。

岭南地区的疖病多虚实夹杂,治疗宜扶正固本与清热解毒并施,或兼养阴或健脾,应坚持治疗以减少复发;对伴有消渴病等慢性病者,必须积极治疗相关疾病。如未出脓头者可用中药外敷使之消散,已成脓者需切开排脓。

第二节　颜面部疔疮

颜面部疔疮是发生在颜面部的急性化脓性疾病。相当于西医学的颜面部疖、痈。其特点是疮形如粟,坚硬根深,状如钉丁。该病病情变化迅速,易成走黄危证。

本病的病因病机,多因火热之毒、脏腑蕴热,发越于外,火毒结聚于肌肤而发。头面乃诸阳之首,火毒蕴结于此,则反应剧烈,变化迅速,如不及时治疗或处理不当,毒邪易于扩散,有引起走黄的危险。

【病案】

一、病史资料

王某,男,40岁,农民。初诊日期:2004年8月25日。

主诉:发现左颧部脓头、周围红肿疼痛3天。

现病史:患者于3天前无明显诱因于左颧部出现一粟粒样脓头,微痒略麻,逐渐红肿热痛,未经诊治,症状渐重,昨日起恶寒发热,头痛,周身不适。

既往史:健康,平素嗜食醇酒肥甘。否认高血压、冠心病、糖尿病等慢性病史,否认传染病史。

体检:T:37.8℃;P:88次/min;R:20次/min;BP:130/70mmHg。神清,查体合作,心肺未见明显异常。HR:88次/min,腹平软,全腹无压痛。舌质红,苔黄,脉数。

专科检查:颜面潮红,左颧部可见一粟米样脓头,根深坚硬,如钉丁之状。周围红肿明显,范围约5.0cm,延及同侧眼睑及耳郭前。

实验室检查:①血常规:白细胞总数15.4×10⁹/L,中性粒细胞0.78,淋巴细胞0.18,单核细胞0.02。②尿常规:正常。③心电图:正常。

二、辨证论治思路

1. 主证分析　患者左颧部脓头3天,伴红肿热痛,恶寒发热、头痛、周身不适,体查和相关实验室检查均符合颜面部疔疮诊断,西医诊断为颜面部疖。

2. 证型分析　患者平素嗜食醇酒肥甘,导致脏腑蕴热内生,酿毒成脓,故出现左颧部脓头。火热之毒蕴蒸肌肤,以致气血凝滞,火毒结聚,故出现脓头的红肿热痛,复感受外邪,脓毒更甚。恶寒发热、头痛等均为毒邪炽盛,正气不虚,正邪相争之象。舌质红、苔黄、脉数为热毒蕴结之象。

3. 立法处方　本病属热毒蕴结证,治宜清热解毒。方用五味消毒饮合黄连解毒汤加减。

金银花30g,野菊花10g,蒲公英15g,紫花地丁10g,紫背天葵子12g,黄连6g,黄芩9g,黄柏9g。每日1剂,水煎2次,温服。外治初起宜金黄散、玉露散以金银花露或水调敷。嘱患者忌烟酒及辛辣、鱼腥发物,不要过食膏粱厚味,以免湿热内生,加重病情。

方中重用金银花味甘性寒,既善清热解毒,又能清宣透邪,以消散痈疮,蒲公英善于清热解毒兼能消痈散结,紫花地丁苦寒清热解毒之中,又能凉血消痈,佐以野菊花、紫背天葵子清热解毒而治痈疮,加之以黄连、黄柏、黄芩清热解毒。

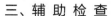

三、辅 助 检 查

患者血常规白细胞及中性粒细胞比例升高,提示感染情况存在,可行局部脓性分泌物的细菌培养,以明确感染的原因,指导抗生素用药。

四、转归及对策

本例患者经过治疗后,颜面部的脓头破溃,使得脓毒得以排出,全身恶寒发热、全身不适的情况明显改善。颜面部疔疮的预后与转归,与病情轻重、治疗迟早及脓毒是否排出,以及后期生活与饮食的调理有着密切联系。

如不及时治疗或处理不当,可出现疼痛加剧,肿势逐渐扩大,四周浸润明显,脓头破溃。此为火热之毒蕴蒸肌肤、热盛肉腐成脓所致。治宜清热解毒、托里透脓。方用五味消毒饮合黄连解毒汤加减。外治以提脓祛腐为法,若脓出不畅,用药线引流;若脓已成熟,中央变软,有波动感时,可切开排脓。

甚者可出现突发寒战、高热,原发灶处忽然疮顶陷黑无脓,肿势散漫,迅速向四周扩散,边界不清,失去护场,皮色转为暗红,舌质红绛,苔黄燥,脉洪数或弦滑数。此为火毒炽盛,毒入营血,内攻脏腑所致,即中医所谓"疔疮走黄",相当于西医的"脓毒败血症"。治宜凉血清热解毒。方用五味消毒饮、黄连解毒汤、犀角地黄汤(其中犀角用水牛角代,全书同)三方合并加减。可应用抗生素,并配合支持疗法。

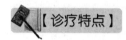

【诊疗特点】

一、诊 断 要 点

1. 临床表现　本病多发于唇、鼻、眉、颧等处。

(1)初期:在颜面部的某处皮肤上突起一粟米样脓头,或痒或麻,渐渐红肿热痛,肿胀范围在 3~6cm,根深坚硬,状如钉丁。重者可伴恶寒发热。

(2)中期:第 5~7 天,肿势逐渐增大,四周浸润明显,疼痛加剧,脓头破溃。此时可伴发热口渴、便秘、溲赤等全身症状。

(3)后期:第 7~10 天,顶高根软溃脓,脓栓(疔根)随脓外出,随之肿消痛止,身热减退而愈。一般 10~14 天痊愈。

凡颜面部疔疮,症见顶陷色黑无脓,四周皮肤暗红,肿势扩散,失去护场,以致头面耳项俱肿,伴壮热烦躁,神昏谵语,胁痛气急,舌红绛,苔黄燥,脉洪数等症状,此乃疔毒走散,发为"走黄"之象。

2. 实验室及其他辅助检查　血白细胞总数及中性粒细胞比例增高。必要时应做脓液或血液细菌培养加药敏试验。

二、辨 证 要 点

颜面部疔疮多因火热之毒蕴蒸肌肤,以致气血凝滞,火毒结聚,热盛肉腐而成。初起多为热毒蕴结证,成脓多为火毒炽盛证。若火毒炽盛,内燔营血,则易成走黄重证。临床上应区分辨证,抓住主次轻重。

三、治 法 方 药

(一)内治法

1. 热毒蕴结证　主要表现为疮形如粟粒,或痒或麻,可见红肿热痛,肿胀范围3~6cm,顶高根深坚硬;伴恶寒发热;舌红,苔黄,脉数。治法:清热解毒。方药:五味消毒饮、黄连解毒汤加减。

2. 火毒炽盛证 主要表现为疮形平塌,肿势散漫,皮色紫暗,焮热疼痛;伴高热,头痛,烦渴,呕恶,便秘,溲赤;舌红,苔黄,脉洪数。治法:凉血清热解毒。方药:犀角地黄汤、黄连解毒汤、五味消毒饮加减。大便秘结者,加生大黄。

（二）外治法

1. 初起宜箍围消肿,用金黄散、玉露散以金银花露或水调敷,或千捶膏盖贴。

2. 脓成宜提脓祛腐,用九一丹、八二丹撒于疮顶部,再用玉露膏或千捶膏敷贴。若脓出不畅,用药线引流;若脓已成熟,中央已软,有波动感时,应切开排脓。

3. 脓尽宜生肌收口,用生肌散、太乙膏或红油膏盖贴。

（三）其他疗法

必要时可应用抗生素,并配合支持疗法。

【临证思路】

颜面部疔疮是外科疾病中发展迅速而具较大危险性的疾患,易失治误治,最易发生走黄。现代医学认为该病是由单个毛囊或多个相邻毛囊和皮脂腺的化脓性感染导致,中医认为本病的主要病机为火热毒邪蕴结肌肤致局部经络阻塞、气血凝滞而成。

本病的治疗以清热解毒为大法,外治根据初起、成脓、溃后,分别采用箍毒消肿、提脓祛腐、生肌收口治疗。患疔后忌烟酒及辛辣、鱼腥发物,忌用发散药及灸法,忌挤压、碰伤、过早切开,以免疔毒走散入血。

第三节 手足部疔疮

手足部疔疮是发生在手足部的急性化脓性疾患。由于发病部位、形态及预后不同,而有多种病名。生于指头顶端者,叫蛇头疔(化脓性指头炎)。生于指甲缘,形如蛇眼者,称蛇眼疔(甲沟炎)。生于指中节前,肿如蛇肚者,称蛇腹疔(化脓性腱鞘炎)。生于掌心,形如盘中托珠之状者,称为托盘疔(掌中间隙感染)。生于足掌中心者,称足底疔(足底皮下脓肿)。本病若失治误治,容易损伤筋骨,继而影响手足功能。

本病的病因病机,内因脏腑火毒炽盛,外因手足部外伤染毒,如针尖、竹、木、鱼骨等刺伤或修甲时刺破皮肤,或昆虫咬伤等引起,最终可致火毒之邪阻塞经络,气血瘀滞,热盛肉腐,甚则损筋伤骨。

【病案】

一、病史资料

丁某,男,35岁,厨师。初诊日期:2004年5月16日。

主诉:左手指末端肿胀疼痛3天。

现病史:患者于3天前被鱼骨刺伤左手食指末端,初起指端感觉麻痒而痛,继而刺痛,灼热肿胀,色红不明显,今晨疼痛逐渐加重,肿势逐渐扩大。伴畏寒发热,无头痛、恶心呕吐等其他不适症状,未经特殊诊治。

既往史:既往体健。否认传染病史,无疫区居住史。

体检:T:38.4℃;P:88 次 /min;R:18 次 /min;BP:140/80mmHg。神清,查体合作,皮肤巩膜自然光线下未见黄染,心肺正常。HR:88 次 /min,腹平软,肝脾未触及肿大。舌质红,苔黄,脉数。

专科检查:左手食指末节肿胀,皮色发红,灼热,触之疼痛,皮肤张力稍高,食指屈伸活动略受限。

实验室检查:①左手食指 X 线摄片:未见骨质异常。②血常规:白细胞总数 $12.5 \times 10^9/L$,中性粒细胞 0.78,淋巴细胞 0.2,单核细胞 0.02。③尿常规:正常。

二、辨证论治思路

1. 主证分析　患者左手指末端肿胀疼痛 3 天,伴畏寒发热,体查和相关实验室检查均符合蛇头疔的诊断。西医诊断为化脓性指头炎。

2. 证型分析　患者左手指末端肿胀疼痛主因鱼骨刺伤后,外伤染毒,导致火毒之邪阻滞经络,气血瘀滞,故出现刺痛;畏寒发热为体内火毒炽盛,正气未虚,邪正抗争。舌红、苔黄、脉数为火毒内盛之象。

3. 立法处方　证属火毒凝结,治宜清热解毒为法。方用五味消毒饮合黄连解毒汤加减。

金银花 30g,野菊花 10g,蒲公英 15g,紫花地丁 10g,紫背天葵子 12g,黄连 6g,黄芩 9g,黄柏 9g。每日 1 剂,水煎 2 次,温服。外治初起宜金黄膏或玉露膏外敷。合理应用抗生素,并配合支持疗法。嘱患者忌烟酒及辛辣、鱼腥发物,不要过食膏粱厚味,以免湿热内生,加重病情。

方中重用金银花味甘性寒,既善清热解毒,又能清宣透邪,以消散痈疮,蒲公英善于清热解毒兼能消痈散结,紫花地丁苦寒清热解毒之中,又能凉血消痈,佐以野菊花、紫背天葵子清热解毒而治痈疮,加之以黄连、黄柏、黄芩清热解毒。

三、辅 助 检 查

患者血常规白细胞及中性粒细胞比例升高,符合细菌感染的特点。左手食指 X 线摄片未见骨质异常,在治疗过程中还需进一步监测,以排除骨髓炎。

四、转归及对策

本例患者经过治疗后,手指部的脓头破溃,脓毒得以排出,全身恶寒发热等不适情况明显改善。本病的预后与转归,与病情轻重、治疗迟早及脓毒是否排出,以及后期生活与饮食的调理有着密切关系。本病若失治误治,容易损伤筋骨,继而影响手指功能。

若患者皮肤破损处见红肿热痛,继则臂起红丝一条,迅速向躯干方向走窜,停于腋部,腋窝有瘰核肿大作痛;此为外有皮肤破损感染毒邪,内有火毒凝聚,以致毒流经脉,向上走窜而继发"红丝疔",即西医的"急性淋巴管炎"。治宜清热解毒。方用五味消毒饮加减。外治宜用砭镰法,局部皮肤消毒后,以刀针沿红丝走行途径,寸寸挑断,并用拇指和食指轻捏针孔周围皮肤,微令出血,或在红丝尽头挑断,挑破处盖贴太乙膏掺红灵丹。

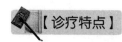 【诊疗特点】

一、诊 断 要 点

1. 临床表现　手足部疔疮发病部位多有受伤史。

(1) 蛇头疔:初起指端觉麻痒而痛,继而刺痛,灼热肿胀,色红不明显,肿势逐渐扩大。中期肿势更盛,手指末节呈蛇头状肿胀。酿脓时有剧烈的跳痛,患肢下垂时疼痛更甚,局部触痛明显。约10天成脓,此时多伴阵发性灼痛,常影响食欲和睡眠。伴有恶寒、发热、头痛、全身不适等症状。后期一般脓出肿退痛止,趋向痊愈。若未及时处理,任其自溃,溃后脓水臭秽,经久不愈,余肿不消,或胬肉突出者,多是损筋伤骨的征象。

(2) 蛇眼疔:初起时多局限于指甲一侧边缘的近端,有轻微的红肿疼痛,2~3天成脓,可在指甲背面透现一点黄色或灰白点,或整个甲身内有脓液。待出脓后即肿退痛除,迅速愈合;严重者脓出不畅,甲下溃空或有胬肉突出,甚至指(趾)甲脱落。

(3) 蛇肚疔:发于指腹部,整个患指红肿疼痛,呈圆柱状,形似小萝卜,关节轻度屈曲,不能伸展,若强行扳直,即觉剧痛。诸症逐渐加重,7~10天成脓。因指腹皮肤厚韧,不易测出波动感,也难自溃。溃后脓出黄稠,逐渐肿退痛止,约2周痊愈;若损伤筋脉,则愈合缓慢,常影响手指的屈伸。

(4) 托盘疔:初起整个手掌肿胀高突,失去正常的掌心凹陷或稍凸起,手背肿势更为明显,甚则延及手臂,疼痛剧烈,或伴发红丝疔。伴有恶寒发热、头痛、纳呆等全身症状。约2周成脓,因手掌皮肤坚韧,虽内已化脓,但不易向外透出,可向周围蔓延,损伤筋骨,影响屈伸功能,或并发疔疮走黄。若溃后脓出,肿退痛减,全身症状亦随之消失,再过7~10天愈合。

(5) 足底疔:初起足底部疼痛,不能着地,按之坚硬。3~5日后有啄痛,修去老皮后可见到白色脓点。重者肿势蔓延到足背,痛连小腿,不能行走,伴有恶寒发热、头痛、纳呆等。溃后流出黄稠脓液,肿消痛止,全身症状也随之消失。

辨别手指部有脓无脓,除依据一般化脓日期及触诊外,可采用透光法。辨别有无死骨,可用药线或探针深入疮孔,如触及粗糙的骨质,是为损骨。辨别有无伤筋,可观察手指屈伸功能。

2. 实验室检查及其他辅助检查 血白细胞总数及中性粒细胞比例可明显增高。X线摄片可确定有无骨质破坏。必要时做脓液细菌培养加药敏试验。

二、辨 证 要 点

手足部疔疮多因火毒之邪阻塞经络,气血瘀滞,热盛肉腐,甚则损筋伤骨。初期多为火毒凝结证,成脓则为热盛肉腐证,一旦成脓应及时切开排脓,临床上应区分辨证,抓住主次轻重。

三、治 法 方 药

(一) 内治法

1. 火毒蕴结证 主要表现为局部焮热疼痛、肿胀、麻木作痒;伴恶寒发热、周身不适等症;舌红,苔黄,脉弦数。治法:清热解毒。方药:五味消毒饮或黄连解毒汤加减。

2. 热盛肉腐证 主要表现为患处红肿明显,疼痛剧烈,痛如鸡啄,溃后脓出肿痛消退;若溃后脓泄不畅,肿痛不退,则胬肉外突,甚者损筋蚀骨;舌红,苔黄,脉数。治法:清热透脓托毒。方药:五味消毒饮合透脓散加减。

3. 湿热下注证 主要表现为足底部红肿热痛;伴恶寒,发热,头痛,纳呆;舌质红,舌苔黄腻,脉滑数。治法:清热解毒利湿。方药:五神汤合萆薢渗湿汤加减。

(二) 外治法

1. 初期 金黄膏或玉露膏外敷。蛇头疔可用鲜猪胆1枚套住患指,每日1次。蛇眼疔可用 10% 黄柏溶液湿敷。

2. 溃脓期　脓成应及早切开排脓,一般应尽可能循经切开,根据患病部位不同,而选择不同的切口。蛇头疔在指掌面一侧做纵形切口,贯穿指端直至对侧,保持引流通畅,不可在指掌面正中切开。蛇眼疔沿甲旁挑开引流。蛇肚疔在手指侧面做纵形切口,切口长度不得超过上下指关节面。

3. 收口期　脓尽用生肌散、白玉膏外敷。若胬肉高突,修剪胬肉后,用平胬丹外敷。若溃烂肿胀,久不收口,是为损骨,可用 2%~10% 的黄柏溶液浸泡患指,每日 1~2 次,每次 10~20 分钟。如有死骨存在,用镊子钳出。

(三) 其他疗法

必要时可应用抗生素,并配合支持疗法。

【临证思路】

疔是一种发病迅速,易于变化而危险性较大的急性化脓性疾病,多发于颜面和手足等处。其特点是疮形虽小,但根脚坚硬,犹如钉丁之状,病情变化迅速,容易造成毒邪走散。手足部疔疮由于发病部位、形态及预后不同,而有多种病名。如果处理不当,则易损筋伤骨而影响功能。

本病初期尚未成脓者可应用消法治疗,以清热解毒法为主或外用药物使之消散。在脓已成或炎症不能消散吸收而继续发展时,应及早切开减压、引流,以防深部组织坏死和骨髓炎。切开后脓液一般比较少,脓腔比较小,切口引流要通畅,应尽早开始患部附近关节功能锻炼,以尽快恢复功能。

第四节　颈　痈

颈痈是发生在颈部两侧的急性化脓性疾病,俗名痰毒,又称时毒,属于中医"痈"的范畴,相当于西医的颈部急性化脓性淋巴结炎。其特点是初起局部皮色不变,肿胀、疼痛、灼热,结块边界清楚,具有明显的风温外感症状。

颈痈的病因病机,多因外感风温夹痰或肝胃火毒夹痰侵袭少阳阳明之络,蕴结于颈侧而发;或因乳蛾、口疳、龋齿或头面疖肿感染毒邪而诱发。

【病案】

一、病 史 资 料

刘某,男,14 岁,学生。初诊日期:2005 年 3 月 18 日。

主诉:发现右侧颈旁结块 2 天。

现病史:患者于 2 天前无明显诱因发现颈旁右侧结块,肿胀,疼痛,伴恶寒、头痛,自服抗生素后病情无缓解。自觉症状加重,体温最高达 38℃,伴恶心、口渴,为求系统治疗来诊。症见:颈旁右侧起结块,肿胀,疼痛,伴恶心、口渴,睡眠不安,二便尚可,舌质红,苔黄腻,脉滑数。

既往史:1 周前因患龋齿经口腔科医生治疗好转。否认传染病史。

体检:T:37.8℃,P:96 次/min,R:20 次/min,BP:140/80mmHg。神清,检查合作,皮肤巩膜

自然光线下未见黄染,颈软,气管居中,心肺正常,HR:96 次/min,腹平软,肝、脾未触及肿大,未引起病理性神经反射。

专科检查:颈旁右侧结块形如鸡卵,皮色不变,肿胀、灼热,活动度不大,无波动感,有轻微的触痛。

实验室检查:①血常规:白细胞总数 $12.9 \times 10^9/L$,中性粒细胞 0.80。②血糖:正常。③尿常规:正常。

二、辨证论治思路

1. 主证分析 患者发现右侧颈旁结块 2 天,伴恶心、口渴,睡眠不安,体查和相关实验室检查均符合颈痈的诊断。西医诊断为颈部化脓性淋巴结炎。

2. 证型分析 患者因 1 周前患龋齿导致毒邪流窜至颈部,以致外邪内热夹痰蕴结于少阳、阳明经络,气血凝滞,热盛肉腐而成痈肿。苔黄腻、脉滑数为风热痰毒之象。

3. 立法处方 证属风热痰毒证,治宜疏风清热解毒。方用牛蒡解肌汤加减。

牛蒡子 10g,薄荷 6g,荆芥 6g,连翘 10g,栀子 10g,丹皮 10g,石斛 12g,玄参 10g,夏枯草 12g。每日 1 剂,水煎 2 次,温服。嘱患者少食辛辣炙煿及肥甘厚腻,忌食鱼腥发物,避免病情加重。

方中用牛蒡子疏散风热,解毒消肿;薄荷、荆芥均为辛散之品,以之疏风透邪解表;连翘苦寒清热解毒,散结消痈,三药合用,助牛蒡子以增强疏散风热之力,使邪从表解;夏枯草、栀子清气泻火,解毒散结,以解痰火之郁结;丹皮、玄参、石斛凉血解毒,软坚散瘀,滋阴清热,以泄血分之伏火。

三、辅 助 检 查

患者实验室检查白细胞总数及中性粒细胞比例升高,提示有细菌感染,应进一步行脓液的细菌培养。

四、转归及对策

本患者治疗后症状明显好转。颈痈的预后与转归,与治疗是否得当,生活与饮食调理等因素密切相关。当颈痈成脓时,可采用切开排脓,以脓液流出顺畅为度。

如不及时治疗或处理不当,可出现肿胀疼痛加剧,痛如鸡啄,肿势逐渐高突,按之中软有波动感,多伴有发热持续不退、恶心、头痛等全身症状;此为火毒炽盛,阻塞经络,气血凝滞,热盛肉腐所致。治宜和营清热、透脓托毒。方用仙方活命饮加减。外治宜切开排脓,以得脓为度,切口周围外敷金黄膏或玉露膏。

若患者应用大量抗生素治疗后,颈旁两侧结块日久未能消散,结块质地逐渐坚硬,触痛减轻,伴面色无华,神疲乏力,纳少,舌淡,苔薄,脉细软;此为正气耗伤,气血两虚,无力祛邪外出所致。治宜益气养血、软坚消肿。方用托里消毒散加减。外治宜冲和膏外敷,如不能控制病情又出现红肿热痛而化脓时,则按本病中期的方法治疗。

【诊疗特点】

一、诊 断 要 点

1. 临床表现 多见于儿童,冬春季易发,常生于颈部两侧,耳后、颌下、颏下等处也可发生,多伴有轻重不同的全身症状。

初起结块形如鸡卵,皮色不变,肿胀、灼热、疼痛,活动度不大。经 7~10 天,如不

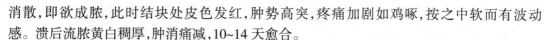

消散,即欲成脓,此时结块处皮色发红,肿势高突,疼痛加剧如鸡啄,按之中软而有波动感。溃后流脓黄白稠厚,肿消痛减,10~14 天愈合。

若火毒炽盛或素体虚弱,病变可向对侧蔓延,或压迫结喉,形成锁喉痈,甚则危及生命。部分病例因大量使用抗生素或苦寒药物治疗,形成慢性迁延性炎症者,结块质地较坚硬,需 1~2 个月后才能消散,如不能控制病情也会再次出现红肿热痛而化脓。

2. 实验室及其他辅助检查　血常规示白细胞总数及中性粒细胞比例可增高。

二、辨 证 要 点

颈痈多因外感风温夹痰或肝胃火毒夹痰侵袭少阳阳明之络,蕴结于颈侧而发;或因乳蛾、口疳、龋齿或头面疖肿感染毒邪而诱发。临床上应区分辨证,抓住主次轻重。

三、治 法 方 药

风热痰毒证:主要表现为颈旁结块,初起色白濡肿,形如鸡卵,灼热疼痛,逐渐红肿化脓;伴恶寒发热,头痛,口干咽痛,溲赤便秘;苔薄腻,脉滑数。

治法:散风清热,化痰消肿。

方药:牛蒡解肌汤或银翘散加减。

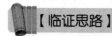【临证思路】

痈是发生于体表皮肉之间的急性化脓性疾病,在中医文献中有"内痈"和"外痈"之分,疮疡病中的外痈相当于西医的皮肤浅表脓肿、急性化脓性淋巴结炎等。其特点是局部光软无头,红肿疼痛(少数初起皮色不变),结块范围多在 6~9cm,发病迅速,易肿、易脓、易溃、易敛,或伴有恶寒、发热、口渴等全身症状,一般不会损筋伤骨,也不易造成内陷。

痈因发病部位不同而名称繁多,如生于颈部的颈痈(颈部急性化脓性淋巴结炎),生于腋下的腋痈(腋部急性化脓性淋巴结炎),生于委中穴的委中毒(腘窝部急性化脓性淋巴结炎),生于脐部的脐痈(脐炎)等,但其病因病机、辨证论治基本相同。

颈痈是痈的一种,多见于儿童,冬春易发,初起时局部肿胀、灼热、疼痛而皮色不变,结块边界清楚,具有明显的风温外感的症状。本病的治疗宜散风清热、解毒化痰,以达到消肿止痛的目的。

第五节　臀　痈

臀痈是发生于臀部肌肉丰厚处范围较大的急性化脓性疾病,属于中医"发"的范畴,相当于西医学的臀部蜂窝织炎。其特点是发病来势急,病位深,范围大,难于起发,成脓较快,但腐溃较难,收口较慢。

臀痈的病因病机,急性者多由湿热火毒内生,或臀部注射时感染毒邪,亦可从局部疮疖发展而来;慢性者多由湿痰凝结所致,或局部注射药液吸收不良所引起。

【病案】

一、病 史 资 料

余某,男,32 岁,工人。初诊日期:2005 年 8 月 23 日。

主诉:右侧臀部红肿疼痛 2 天。

现病史:患者于 2 天前出现右侧臀部焮热红肿疼痛,并逐渐扩大而有硬结,患侧下肢行动困难,伴恶寒发热,食欲不振,舌红,苔薄黄,脉滑数。

既往史:既往体健,否认重大疾病史,否认传染病史。

体检:T:38.6℃,P:96 次 /min,R:18 次 /min,BP:130/85mmHg。神清语明,查体合作,皮肤及黏膜无黄染,心肺正常。HR:96 次 /min。腹部未查及阳性体征。

专科检查:右侧臀部肿胀焮红,皮肤红肿以中心最为明显,而四周较淡,边缘不清,范围约 12cm×10cm,中心有硬结,触痛明显。

实验室检查:①胸部 X 线:未见异常。②心电图:正常心电图。③血常规:白细胞总数 14.2×10⁹/L,中性粒细胞 0.80,淋巴细胞 0.14,单核细胞 0.06。④尿便常规:均未见异常。

二、辨证论治思路

1. 主证分析　患者以右侧臀部焮热红肿疼痛为主症,皮肤红肿以中心最为明显,而四周较淡,边缘不清,体查和相关实验室检查均符合臀痈的诊断。西医诊断为臀部蜂窝织炎。

2. 证型分析　患者以右侧臀部焮热红肿疼痛为主症,考虑为湿热内盛,郁久化火,酿生成毒;舌红,苔薄黄,脉滑数,结合症状及舌脉考虑为湿火蕴结证。

3. 立法处方　证属湿火蕴结,治宜清热解毒、和营化湿。方用黄连解毒汤合仙方活命饮加减。

黄连 6g,黄柏 10g,黄芩 10g,栀子 15g,金银花 15g,防风 10g,白芷 10g,当归 10g,陈皮 6g,白芍 10g,天花粉 10g,乳香 10g,没药 10g,皂角刺 10g。每日 1 剂,水煎 2 次,温服。外用金黄膏盖贴清热解毒、消肿止痛。嘱患者忌食辛辣刺激之品,宜少活动,以免肿势扩散引起疾病加重。

方中用黄连、黄柏、黄芩清热燥湿、泻火解毒,栀子、金银花清热泻火解毒,天花粉清热泻火,当归、乳香、没药活血止痛,白芍敛阴和营,皂角刺托毒消肿,防风、白芷祛风胜湿,陈皮理气燥湿。诸药合用共奏清热解毒、和营化湿之功。

三、辅 助 检 查

患者白细胞及中性粒细胞比例明显升高,提示有感染,可进一步行脓液的细菌培养。

四、转归及对策

本例患者经过治疗后,症状明显较前好转。若局部肿痛化腐成脓,可以用切开排脓法,但切忌过早切开,避免引起走黄或内陷。

若疮面逐渐腐烂溃脓,肿势范围常超过 10cm,伴高热口渴,便秘溲赤,舌质红,苔黄,脉滑数;此为热毒蕴结,热盛肉腐成脓所致,即臀痈溃脓期。治宜清热解毒、和营化湿。方用黄连解毒汤合仙方活命饮加减。外治溃后用八二丹、红油膏盖贴,脓腔深者用药线引流。若疮肿有明显波动,腐黑坏死组织与正常组织分界明显时就可以切开,切口应注意低位、够大够深,并清除腐肉,以排脓顺畅为目的。

若溃后腐肉大片脱落,疮口较深,形成空腔,收口缓慢,伴有面色萎黄,神疲肢倦,纳谷不香,舌质淡,苔薄黄,脉细;此为臀痈收口期,常因气血虚弱所致。治宜调补气血。方用八珍汤加减。外治用生肌白玉膏收口;疮口有空腔不易愈合者,用垫棉法加压固定。

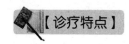

【诊疗特点】

一、诊断特点

1. 临床表现　局部常有注射史,或患疮疖,或臀部周围有皮肤破损病灶。

急性者多由于肌内注射染毒引起,初起臀部一侧红肿热痛,患肢步行困难,红肿以中心最为明显,而四周较淡,边缘不清。红肿逐渐扩大而有硬结,数天后皮肤湿烂,随即变成黑色腐溃,或中软不溃;溃后一般脓出黄稠,但有的伴有大块腐肉脱落,以致疮口深大,收口较慢。初起即伴恶寒发热、头痛、骨节酸痛、胃纳不佳等全身症状,待脓出腐脱后才逐渐减退。部分臀痈,患处红热不显而结块坚硬,有疼痛或压痛,患肢步行不便,进展较为缓慢,全身症状也不明显。一般经过治疗后,多能自行消退。

2. 实验室及其他辅助检查　血常规中白细胞总数及中性粒细胞比例增高。

二、辨证要点

臀痈多由湿热火毒内生,或湿痰凝结所致,溃后多为气血虚弱之证。临床上应区分辨证,抓住主次轻重。

三、治法方药

(一)内治法

1. 湿火蕴结　主要表现为臀部先痛后肿,焮红灼热,或湿烂溃脓;伴恶寒发热,头身疼痛,食欲不振;舌质红,苔黄腻,脉数。治法:清热解毒,和营化湿。方药:黄连解毒汤合仙方活命饮加减。若脓腐不透,加皂角刺、炙山甲;局部红热不显,加用活血祛瘀之药,如桃仁、红花、泽兰等,减少清热解毒之品。

2. 湿痰凝滞　主要表现为漫肿不红,结块坚硬,进展缓慢;一般无全身症状;舌苔薄白或白腻,脉缓。治法:和营活血,利湿化痰。方药:桃红四物汤合仙方活命饮加减。

3. 气血两虚　主要表现为溃后腐肉大块脱落,疮口较深,形成空腔,收口缓慢;面色萎黄,神疲乏力,纳谷不香;舌质淡,苔薄白,脉细。治法:调补气血。方药:八珍汤加生黄芪、银花。

(二)外治法

1. 初起红肿灼热明显者用玉露膏,红热不明显者用金黄膏或冲和膏外敷。

2. 脓成宜切开排脓,切口应低位够大,以利引流。

3. 溃后用八二丹药线引流,外用红油膏盖贴。待脓腐渐净,改用生肌散、白玉膏外敷。如有空腔不易愈合,可用垫棉加压固定。

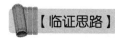

【临证思路】

"痈之大者为发",发是病变范围较痈大的急性化脓性疾病,相当于西医的蜂窝织炎。其特点是初起无头,红肿蔓延成片,中央明显,四周较淡,边界不清,灼热疼痛,有的3~5日后中央色褐腐溃,周围湿烂,全身症状明显。

发在中医文献中常和痈、有头疽共同命名。有些病虽名为发,如《外科启玄》中的"体疽发""对心发""莲子发"等病,其实均属有头疽范围。此外,文献中也有称作痈的病,如锁喉痈、臀痈等,其实应属"发"的范围。常见的"发",有生于结喉处的锁喉痈(口底部蜂窝织炎),生于臀部的臀痈(臀部蜂窝织炎),生于手背部的手发背(手背部蜂窝织炎),生于足背部的足发背(足背部蜂窝织炎)等。

臀痈属于发的范畴,发生于臀部肌肉丰厚处,其特点是发病来势急,病位深,范围大,难于起发,成脓较快,但腐溃较难,收口较慢。患病后宜少活动,以免肿势扩散、病情加重。治疗以清热利湿解毒为主,外治切开排脓时,切口应取低位、够大够深,以排脓通畅为目的。

第六节 有 头 疽

有头疽是发生在肌肤间的急性化脓性疾病,相当于西医的痈。其特点是初起皮肤上即有粟粒样脓头,焮热红肿胀痛,迅速向深部及周围扩散,脓头相继增多,溃烂之后状如蜂窝,范围常超过 9~12cm,大者可在 30cm 以上,好发于项后、背部等皮肤厚韧之处,多见于中老年人及消渴病患者,并容易发生内陷。

本病的病因病机,主要由外感风温、湿热,内有脏腑蕴毒,内外邪毒互相搏结,凝聚肌肤,以致营卫不和,气血凝滞,经络阻隔而成。素体虚弱时更易发生,如消渴病患者常易并发本病。若阴虚之体,水亏火炽,则热毒蕴结更甚;若气血虚弱之体,正虚毒滞难化,不能透毒外出,均可使病情加剧,甚至发生疽毒内陷。

【病案】

一、病史资料

黄某,男,49 岁,工人。初诊日期:2016 年 1 月 2 日。

主诉:颈后部肿胀疼痛 5 天。

现病史:患者于 5 天前颈后部出现白色脓头,焮热红肿胀痛,脓头逐渐增多,红肿范围扩大,疼痛加重,伴发热,头痛,食欲不振。舌苔薄黄,脉滑数。

既往史:既往体健,否认重大疾病史,否认传染病史。

体检:T:37.6℃,P:90 次 /min,R:18 次 /min,BP:130/85mmHg。神清语明,查体合作,皮肤及黏膜无黄染,心肺正常。HR:90 次 /min。腹部未查及阳性体征。

专科检查:颈后部皮肤色红,可见多个白色脓头,肿势高突,肿胀范围 12.0cm×8.0cm,肤温增高,触之疼痛。

实验室检查:①胸部 X 线:未见异常。②心电图:正常心电图。③血常规:白细胞总数 $13.8×10^9$/L,中性粒细胞 0.78,淋巴细胞 0.11,单核细胞 0.07。④尿常规:未见异常。

二、辨证论治思路

1. 主证分析　患者 5 天前开始颈后部出现白色脓头,焮热红肿胀痛,脓头逐渐增多,红肿范围扩大,疼痛加重,体查和相关实验室检查均符合有头疽的诊断。西医诊断为颈痈。

2. 证型分析　患者颈后红肿疼痛,为热毒蕴结,凝聚肌肤,以致气血凝滞,经络阻隔而发病;舌苔薄黄、脉滑数为热毒内盛之象。

3. 立法处方　证属火毒凝结,治宜清热泻火、和营托毒。方用黄连解毒汤合仙方活命饮加减。

黄连 6g,黄柏 10g,黄芩 10g,栀子 15g,金银花 15g,防风 10g,白芷 10g,当归 10g,

陈皮 6g,白芍 10g,天花粉 10g,乳香 10g,没药 10g,皂角刺 10g。每日 1 剂,水煎 2 次,温服。外用金黄膏盖贴清热解毒、消肿止痛。嘱患者饮食宜清淡,忌食辛辣、鱼腥等发物,避免引起疾病加重。

方中黄连、黄柏、黄芩、栀子、金银花均可清热泻火解毒,天花粉清热泻火,当归、乳香、没药活血消肿止痛,白芍敛阴和营,皂角刺托毒透脓,防风、白芷祛风胜湿,陈皮理气燥湿,诸药合用共奏清热泻火、和营托毒之功。

三、辅 助 检 查

患者白细胞和中性粒细胞比例升高,提示有感染。

四、转归及对策

本病经积极治疗,预后好。若患部疮面逐渐腐烂,形似蜂窝,脓腐阻塞疮口,脓液积蓄,应予切开排脓;若疮面逐渐脓腐渐尽,新肉生长,肉色红活,逐渐收口而愈,可用扶助正气之品促进生肌收口。

若有头疽患者正气内虚,火毒炽盛,加之治疗不当,可引起“内陷”之证。内陷是除疗疮以外的其他阳证疮疡疾患过程中,因正气不足,火毒炽盛,正不胜邪,毒不外泄,反陷入里,客于营血,内传脏腑的一种危急疾病,多由有头疽患者并发,故又名疽毒内陷。发生于有头疽 1~2 候毒盛期的称火陷;发生于 2~3 候溃脓期的称干陷;发生于 4 候收口期的称虚陷。火陷多为邪毒热极证,治宜凉血清热解毒、养阴清心开窍,方用清营汤合黄连解毒汤、安宫牛黄丸等加减。干陷多为正虚邪盛证,治宜补养气血、托毒透邪佐以清心安神,方用托里消毒散、安宫牛黄丸加减。虚陷多为脾肾阳衰证或阴伤胃败证,治宜温补脾肾或生津养胃,方用附子理中汤或益胃汤加减。

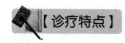【诊疗特点】

一、诊 断 要 点

1. 临床表现　有头疽好发于项后、背部等皮肤厚韧处,多见于中老年人及消渴病患者。按局部症状可分为四候,“七日成形,二候成脓,三候脱腐,四候生肌”,每候约 7 天。整个病程约 1 个月,病情初期在第 1 周,溃脓期在第 2~3 周,收口期在第 4 周。

初期:患处起一肿块,上有粟粒样脓头,肿块渐向四周扩大,脓头增多,色红、灼热、疼痛,伴恶寒发热、头痛纳差。此为一候。

溃脓期:肿块进一步增大,疮面渐渐腐烂,形似蜂窝,肿块范围常超过 10cm,甚至大于 30cm,伴壮热、口渴、便秘、溲赤。如脓液畅泄,腐肉逐渐脱落,红肿热痛随之减轻,全身症状也逐渐减轻或消失。此为二至三候,病变范围大者往往需 3~4 周。

收口期:脓腐渐尽,新肉开始生长,逐渐愈合。此为四候,常需 1~3 周。

若兼见神昏谵语、气息急促、恶心呕吐、腰痛、尿少、尿赤、发斑等严重全身症状者,为合并内陷。

2. 实验室及其他辅助检查　血常规白细胞总数及中性粒细胞比例可明显升高,脓液细菌培养多见金黄色葡萄球菌生长。消渴病患者血糖水平升高。

二、辨 证 要 点

本病总由外感风温、湿热,内有脏腑蕴毒,内外邪毒互相搏结,凝聚肌肤,以致营卫不和,气血凝滞,经络阻隔而成。应明辨虚实,分证论治,谨防疽毒内陷。

三、治 法 方 药

（一）内治法

1. 火毒凝结证 多见于壮年正实邪盛者。局部红肿高突，灼热疼痛，根脚收束，上有粟粒样脓头，迅速化脓脱腐，脓出黄稠；伴发热，口渴，便秘，尿赤；苔黄，脉数有力。治法：清热泻火，和营托毒。方药：黄连解毒汤合仙方活命饮加减。

2. 湿热壅滞证 局部症状与火毒凝结相同，伴全身壮热，朝轻暮重，胸闷呕恶；舌苔白腻或黄腻，脉濡数。治法：清热化湿，和营托毒。方药：仙方活命饮加减。

3. 阴虚火炽证 多见于消渴病患者。肿势平塌，根脚散漫，疮色紫滞，疼痛剧烈，脓腐难化，脓水稀少或带血水；全身高热，烦躁口渴，大便秘结，小便短赤；舌质红，苔黄燥，脉弦细数。治法：滋阴生津，清热托毒。方药：竹叶黄芪汤加减。

4. 气虚毒滞证 多见于年迈体虚、气血不足患者。肿势平塌，根脚散漫，化脓迟缓，皮色灰暗不泽，脓水稀少，腐肉难脱，疮口成空腔，闷胀疼痛；伴畏寒，高热，精神萎靡，面色少华，口渴喜热饮，小便频数；舌质淡红，苔白或微黄，脉数无力。治法：扶正托毒。方药：八珍汤合仙方活命饮加减。

（二）外治法

初起用金黄膏加千捶膏外敷。

溃脓期用金黄膏掺八二丹外敷；如脓水稀或灰绿，则改掺七三丹；若腐肉阻塞，脓液积蓄难出而有波动感时，可采用手术扩创排脓，做"十"字或双"十"字切开，手术原则是广泛切开，清除坏死组织，充分引流。

收口期用白玉膏掺生肌散外敷；如疮口腐肉一时不能黏合，可用垫棉法，如无效时，则应采用手术清创。

（三）其他疗法

可根据病情及脓液培养的结果合理选用抗生素治疗。伴有消渴病者，应根据血糖情况，选择有效的西药控制血糖。

 【临证思路】

本病因患病部位不同而有不同病名，如生于项部的，名脑疽、对口疽、落头疽；生于背部的，名发背、搭手；生在胸部膻中穴处的，名膻中疽；生于少腹部的，名少腹疽，生于四肢者名太阴疽、石榴疽、臀疽、腿疽等，但其病因、症状和治疗基本相同。治疗上应明辨虚实，分证论治，谨防疽毒内陷，若伴有消渴病应积极治疗，必要时应配合西医西药。一旦发生内陷，应根据病变不同阶段，因火陷、干陷或虚陷的不同而辨证施治。

第七节 丹 毒

丹毒是患部皮肤突然发红成片，色如涂丹的急性感染性疾病。本病相当于西医的急性网状淋巴管炎，西医学也称丹毒。本病发无定处，生于胸腹腰胯部者，称内发丹毒；发于头面部者，称抱头火丹；发于小腿足部者，称流火；新生儿多生于臀部，称赤游丹。

本病的病因病机，主因血热火毒为患。发于头面部者，多夹风热；发于胸腹腰胯部者，多夹肝脾郁火；发于下肢者，多夹湿热；发于新生儿者，多由胎热火毒所致。

【病案】

一、病史资料

赖某,男,65岁,农民。初诊日期:2005年6月10日。

主诉:右小腿红肿热痛1天。

现病史:患者于1天前恶寒发热,继而右小腿皮肤突然发红成片、色如涂丹,范围逐渐扩大,疼痛加重。舌红,苔薄黄,脉滑数。

既往史:有足癣病史10余年。5年前曾患丹毒。否认传染病史。

体检:T:38.6℃,P:92次/min,R:18次/min,BP:130/85mmHg。神清语明,查体合作,皮肤及黏膜无黄染,心肺正常,HR:92次/min。腹平软,肝脾肋下未及,未引出病理性神经反射。

专科检查:右小腿皮肤色红,边界清楚,略高出皮肤表面,压之皮肤红色减退,放手后立即恢复,皮肤肿胀,表面紧张光亮,肤温增高,触痛明显,右足趾间皮肤糜烂。

实验室检查:①胸部X线:未见异常。②心电图:正常心电图。③血常规:白细胞总数 15.6×10^9/L,中性粒细胞0.79,淋巴细胞0.10。

二、辨证论治思路

1. 主证分析 患者起病出现恶寒发热,右小腿皮肤突然发红成片、色如涂丹,焮热红肿疼痛,体查和相关实验室检查均符合丹毒诊断,西医诊断为急性网状淋巴管炎。

2. 证型分析 患者右小腿皮肤局部红肿热痛是辨为本病的主要依据,患者右小腿皮肤突然发红成片、色如涂丹,红肿热痛,范围逐渐扩大,疼痛加重,因右足肌肤破损处有湿热火毒之邪乘隙侵入、郁阻肌肤而发病。舌红、苔薄黄、脉滑数为湿热毒蕴之象。

3. 立法处方 证属湿热毒蕴,治宜利湿清热解毒。方用五神汤加减。

紫花地丁15g,金银花15g,薏苡仁30g,黄柏10g,茯苓15g,丹皮15g,牛膝10g,车前子15g。每日1剂,水煎2次,温服。嘱患者忌食肥甘厚腻、辛辣刺激之品,避免引起毒邪走窜。另可外敷玉露散以清热解毒、消肿止痛,并以冷开水时时湿润。或用砭镰法,消毒患处后用七星针或三棱针叩刺局部皮肤,放血泄毒。

方中紫花地丁、金银花清热解毒,黄柏清热燥湿,茯苓、薏苡仁健脾利湿,牛膝、丹皮活血化瘀,车前子清热利尿,诸药合用共奏利湿清热解毒之功。

三、辅助检查

患者白细胞总数及中性粒细胞比例增高,提示有感染存在。

四、转归及对策

本例患者经过治疗后,右小腿红肿热痛明显较前减轻,积极治疗,预后好。丹毒患者应注意休息,抬高患肢,局部及周围皮肤还可用50%硫酸镁湿热敷,可结合应用青霉素。对下肢丹毒伴有足癣者,应积极治疗足癣,以减少丹毒复发。还应注意隔离,防止接触传染。

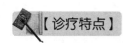【诊疗特点】

一、诊断要点

1. 临床表现 丹毒多发于下肢,其次为头面部。发病前多有皮肤、黏膜破损史。

发病急骤,初起往往先有恶寒发热、头痛骨楚、胃纳不香、便秘溲赤等全身症状。继则局部见小片红斑,迅速蔓延成大片鲜红斑,略高出皮肤表面,边界清楚,压之皮肤红色稍退,放手后立即恢复,表面紧张光亮,摸之灼手,肿胀、触痛明显。一般预后良好,经5~6天后消退,皮色由鲜红转暗红或棕黄色,最后脱屑而愈。病情严重者,红肿处可伴发瘀点、紫斑,或大小不等的水疱,偶有化脓或皮肤坏死。亦有一边消退,一边发展,连续不断,缠绵数周者。患处附近淋巴结可发生肿大疼痛。

发于小腿者,愈后容易复发,常因反复发作,皮肤粗糙增厚,下肢肿胀而形成象皮腿。新生儿丹毒常游走不定,多有皮肤坏死,全身症状严重。

本病若出现红肿斑片由四肢或头面向胸腹蔓延者,为逆证。新生儿及年老体弱者,火毒炽盛,易致毒邪内陷,见壮热烦躁、神昏谵语、恶心呕吐等全身症状,甚至危及生命。

2. 实验室及其他辅助检查 血常规白细胞总数及中性粒细胞比例可明显增高。

二、辨 证 要 点

皮肤突然发红,色如涂丹是本病的主要特点。发于头面部,恶寒发热,皮肤焮红灼热,肿胀疼痛,甚则发水疱,眼胞难睁者多为风热毒蕴证。发于下肢,除发热等症状外,局部以红赤肿胀,灼热疼痛为主者多为湿热毒蕴证。发于新生儿,多见于臀部,局部红肿灼热,可呈深部游走性,并有壮热烦躁者多为胎火蕴毒证。

三、治 法 方 药

(一) 内治法

1. 风热毒蕴 发于头面部,皮肤焮红灼热,肿胀疼痛,甚则发生水疱,眼胞肿胀难睁;伴恶寒发热,头痛;舌红,苔薄黄,脉浮数。治法:疏风清热解毒。方药:普济消毒饮加减。大便干结者,加生大黄、芒硝;咽痛者,加生地、玄参。

2. 肝脾湿火 发于胸腹腰胯部,皮肤红肿蔓延,摸之灼手,肿胀疼痛;伴口干且苦;舌红,苔黄腻,脉弦滑数。治法:清肝泻火利湿。方药:柴胡清肝汤、龙胆泻肝汤或化斑解毒汤加减。

3. 湿热毒蕴 发于下肢,局部红赤肿胀、灼热疼痛,或见水疱、紫斑,甚至结毒化脓或皮肤坏死;反复发作,可形成象皮腿;可伴轻度发热,胃纳不香;舌红,苔黄腻,脉滑数。治法:利湿清热解毒。方药:五神汤合草薢渗湿汤加减。肿胀甚者或形成象皮腿者,加防己、赤小豆、丝瓜络、鸡血藤等以利湿通络。

4. 胎火蕴毒 发生于新生儿,多见于臀部,局部红肿灼热,常呈游走性;或伴壮热烦躁,甚则神昏谵语、恶心呕吐。治法:凉血清热解毒。方药:犀角地黄汤合黄连解毒汤加减。神昏谵语者,可加服安宫牛黄丸或紫雪丹。

(二) 外治法

用金黄散或玉露散以冷开水或金银花露调敷;或用新鲜野菊花叶、鲜地丁全草、鲜蒲公英等捣烂湿敷。下肢复发性丹毒可用砭镰法,但此法禁用于赤游丹毒、抱头火丹者。若流火结毒成脓者,可在坏死部位做小切口引流,掺九一丹,外敷红油膏。

 【临证思路】

丹毒是患部皮肤突然发红成片,色如涂丹的急性感染性疾病,相当于西医的急性网状淋巴管炎,主因血热火毒为患,多发于小腿、颜面部,发病前多有皮肤或黏膜破损史,发病急骤。

治疗以凉血清热、解毒化瘀为主。发于头面者,须兼散风清火;发于胸腹腰胯者,须兼清肝泻脾;发于下肢者,须兼利湿清热。在内治的同时结合外敷、熏洗、砭镰等外治法,能提高疗效、缩短疗程、减少复发。若出现毒邪内攻之证,须中西医综合救治。

第八节 瘰 疬

瘰疬是发于颈部的慢性感染性疾病,因其结核累累如贯珠之状,故名瘰疬,相当于西医的颈部淋巴结结核。其特点是多见于体弱儿童或青年女性,好发于颈部及耳后,起病缓慢。初起时结核如豆,皮色不变,不觉疼痛,以后逐渐增大,融合成串,溃后脓液清稀,夹有败絮样物质,往往此愈彼溃,形成窦道。

本病的病因病机,常因情志不畅,肝气郁结,气滞伤脾,以致脾失健运,痰湿内生,结于颈项而成。日久痰湿化热,或肝郁化火,下烁肾阴,热盛肉腐成脓,或脓水淋漓,耗伤气血,渐成虚损。亦可因肺肾阴亏,以致阴亏火旺,肺津不能输布,灼津为痰,痰火凝结,结聚成核。

【病案】

一、病史资料

于某,女,19岁,学生。初诊日期:2004年7月23日。

主诉:发现颈部左侧包块半年余。

现病史:患者于半年前发现颈部左侧出现豆粒大小包块,逐渐增多、增大,无疼痛,不发热。易怒,饮食量少,月经及二便正常。舌质淡红,苔薄白,脉弦滑。

既往史:否认结核及其他重大疾病史,否认慢性咽炎、慢性扁桃体炎。

体检:T:36.6℃,R:18次/min,P:80次/min,BP:110/60mmHg。神清语明,查体合作,皮肤及黏膜无黄染,两肺呼吸音清晰,未闻及干湿性啰音,心界正常。HR:80次/min,律齐。腹部未查及阳性体征。

专科检查:颈左侧胸锁乳突肌前可触及4个分别为1.5cm×1.5cm、1.0cm×1.5cm、1.0cm×1.0cm、1.0cm×1.0cm大小的包块,沿胸锁乳突肌前呈纵向分布,累累如串珠,质地坚实,表面光滑,可移动,与皮肤无粘连,按之不痛,皮色皮温正常,咽部无充血,扁桃体不大。

实验室检查:①胸部X线:未见异常。②心电图:正常心电图。③血常规:白细胞总数$8.8×10^9$/L,中性粒细胞0.56,淋巴细胞0.37,单核细胞0.07。④尿常规及大便常规:未见异常。⑤结核菌素试验:阳性。⑥红细胞沉降率:40mm/h。

二、辨证论治思路

1. 主证分析　患者发现颈部左侧包块半年余,逐渐增大,伴血象、中性粒细胞比例轻度升高,红细胞沉降率加快,结核菌素试验阳性,体查和相关实验室检查均符合瘰疬诊断,西医诊断为颈部淋巴结结核。

2. 证型分析　患者平素性情急躁、易怒,导致肝气郁滞,少食为脾气虚弱,两者加起来导致患者气机不畅,肝气郁结、脾失健运,痰湿内生,气滞痰凝互结,循经滞于颈项部,故出现颈部小包块,舌质淡红,苔薄白,脉弦滑,为肝郁脾虚之象。

3. 立法处方　证属气滞痰凝,治宜疏肝理气、化痰散结。方用逍遥散合二陈汤加减。

柴胡 15g,当归 15g,白芍 10g,白术 10g,茯苓 15g,生姜 10g,薄荷 10g,炙甘草 5g,法半夏 10g,陈皮 15g。每日 1 剂,水煎 2 次,温服。嘱患者忌食鱼腥发物及辛辣刺激之品。

柴胡疏肝解郁,当归、白芍养血敛阴,白术、茯苓健脾助运,生姜温胃和中,半夏燥湿化痰,陈皮理气健脾,薄荷疏肝行气,炙甘草调和诸药,诸药合用共奏疏肝理气、化痰散结之功。

三、辅 助 检 查

患者辅助检查中血象、中性粒细胞比例轻度升高,红细胞沉降率加快均提示有感染现象,结核菌素试验阳性,提示曾感染过结核杆菌。

四、转归及对策

本病发展缓慢,治愈后可因体质虚弱或劳累而复发。若后期包块破溃流脓,可行穿刺抽脓、冲洗;或切开引流,待脓液流尽,腐脱新生时可用生肌玉红膏促进肉芽组织的生长;出现窦道时可用药线引流,或扩创手术。如处于结核活动期,应合理使用抗结核药物治疗。

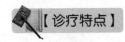【诊疗特点】

一、诊 断 要 点

1. 临床表现　多见于儿童或青年人,好发于颈项及耳前、耳后的一侧或两侧,也有延及颌下、锁骨上及腋窝等处者,病程进展缓慢,发病前常有虚劳病史。

初期:颈部一侧或双侧,结块肿大如豆,较硬,无疼痛,推之活动,不热不痛,肤似正常。可延及数日不溃。一般无全身症状。

中期:结块逐渐增大,与皮肤和周围组织粘连,结块亦可相互粘连,融合成块,形成不易推动的结节性肿块。若液化成脓时,皮肤微红,或紫暗发亮,扪之微热,按之有轻微波动感。部分患者有低热及食欲不振等全身症状。

后期:液化成脓的结块经切开或自行溃破后,脓液稀薄,或夹有败絮样坏死组织。疮口呈潜行性空腔,创面肉色灰白,疮口皮色紫暗,久不收敛,可以形成窦道。此时部分患者出现低热、乏力、头晕、食欲不振、腹胀便溏等症;或出现盗汗、咳嗽、潮热等症;如脓水转稠,肉芽转成鲜红色,表示将收口愈合。

2. 实验室及其他辅助检查　结核菌素试验呈阳性,红细胞沉降率可增快。脓液涂片检查可找到结核杆菌,必要时可做活组织病理检查,有助于确诊本病。

二、辨 证 要 点

本病属阴证疮疡,多表现为本虚标实或标本俱虚,痰凝为瘰疬形成之病理,气滞、体虚是痰形成之源,应采取虚实辨证,三期论治,合理用药,内外结合治疗。

三、治 法 方 药

(一) 内治法

1. 气滞痰凝　主要表现为结块肿大如豆粒,一个或数个不等。皮色不变,按之坚实,推之能动,不热不痛;无明显全身症状;舌淡,苔腻,脉弦滑。治法:疏肝理气,化痰散结。方药:逍遥散合二陈汤加减。

2. 阴虚火旺　主要表现为结块逐渐增大,皮肤粘连,皮色暗红;全身见潮热、盗汗、咳嗽或痰中带血丝,心烦失眠;舌红,少苔,脉细数。

治法:滋阴降火。

方药:知柏地黄汤加减,咳嗽加象贝母、海蛤壳。

3. 气血两虚　主要表现为溃后或经切开后脓出清稀,淋漓不尽,或夹败絮样物,创面灰白,形成窦道,不易收口;兼见面色苍白,头晕,精神疲乏,胃纳不香;舌质淡红,苔薄,脉细弱。

治法:益气养血。

方药:香贝养荣汤加减。

（二）外治法

初期局部结块处可敷冲和膏或阳和解凝膏掺黑退消。中期外敷冲和膏,如脓成未熟可用千捶膏。若脓已熟宜切开排脓,创口宜大。后期用七三丹或八二丹掺于药棉纳入溃口,外敷红油膏或冲和膏。如肉芽红活,脓腐已尽时,改用生肌散、白玉膏。如有空腔或窦道时,可用药线引流,或扩创手术。

（三）其他疗法

抗结核治疗:根据病情选择异烟肼、利福平、吡嗪酰胺、链霉素、乙胺丁醇等抗结核药治疗。

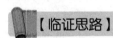【临证思路】

瘰疬是发于颈部的慢性感染性疾病,属阴证疮疡,病程进展缓慢,发病前常有虚劳病史,多表现为本虚标实或标本俱虚,本病的治疗以扶正祛邪为总则。痰凝为瘰疬形成之病理,气滞、体虚是痰形成之源,应采取虚实辨证,三期论治,合理用药,内外结合治疗。治疗期间忌食鱼腥发物、辛辣刺激之品,同时应积极治疗其他部位的虚劳病变。

第九节　褥　疮

褥疮是局部组织长期受压,血液循环障碍,持续缺血缺氧,营养不良而形成组织坏死的压力性溃疡,又称席疮,西医学称为压疮,多见于半身不遂、瘫痪、久病重病长期卧床不起的患者。其特点是好发于易受压和摩擦的部位,如骶尾部、髋部、背部、足跟部、枕部,局部皮肉腐烂流脓,经久不愈。

本病的病因病机,多由久病气血虚弱,长期受压和摩擦部位气虚血瘀,肌肤失养,皮肉坏死而成,易于染毒。

【病案】

一、病　史　资　料

黄某,男,69岁,退休。初诊日期:2006年5月15日。

主诉:骶尾部皮色发红1周。

现病史:患者于1周前骶尾部皮色变红,渐趋暗紫,范围逐渐增大,不痛,无发热,饮食及二便正常。舌边有瘀点,苔薄,脉弦。

既往史:脑血栓左侧偏瘫病史1年。

体检:T:36.8℃,P:84次/min,R:20次/min,BP:150/90mmHg,神志清楚,语言障碍,强迫体位,左侧肢体偏瘫,活动受限。心肺听诊未见明显异常,腹部查体未见阳性体征。

专科检查:骶尾部皮肤颜色紫暗,范围约6.0cm×7.0cm,边界清楚,皮肤无溃疡,按之无波动感,皮温不高。

实验室检查:①血常规:白细胞总数10.8×10^9/L,中性粒细胞0.78,淋巴细胞0.18,单核细胞0.04。②心电图:左室高电压,心肌受累。③空腹血糖4.6mmol/L。④肝功能:正常。⑤尿常规及大便常规:未见明显异常。

二、辨证论治思路

1. 主证分析 患者既往有脑血栓病史,长期卧床,患病部位为尾骶部,易受压迫,体查和相关实验室检查均符合褥疮的诊断,西医诊断为压疮。

2. 证型分析 患部皮肤皮色紫暗因血瘀所致,患者久卧伤气,加之局部受压,气血运行不畅,脉络瘀阻故发为本病;舌边有瘀点,苔薄,脉弦为气滞血瘀之象。四诊合参,属于中医气滞血瘀之证。

3. 立法处方 证属气滞血瘀,治宜理气活血。方用血府逐瘀汤加减。

桃仁10g,红花12g,当归12g,生地15g,赤芍15g,川芎10g,柴胡10g,枳壳10g,桔梗12g,牛膝12g,甘草6g。每日1剂,水煎2次,温服。注意加强护理及饮食营养,积极治疗全身疾病。外治法:可擦红灵酒或红花酊,结合局部按摩。

桃仁、红花、当归、生地、赤芍、川芎活血化瘀而养血;柴胡、枳壳、甘草行气疏肝而解郁;桔梗开宣肺气,载药上行;牛膝通利血脉,引血下行,诸药合用共奏理气活血之功。

三、辅 助 检 查

白细胞和中性粒细胞比例升高提示有感染存在。创面脓液细菌培养及药敏试验有助于指导治疗。

四、转归及对策

本病外治为主,配合内治。若保持伤口的干燥,皮色变为红色,疾病向愈,逐渐恢复;若皮肤变为紫黑,疾病进一步发展,不利于预后。应注意加强护理及饮食营养,积极治疗全身疾病。

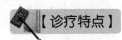【诊疗特点】

一、诊 断 要 点

1. 临床表现 本病初起受压部位皮肤出现暗红,渐趋暗紫,可出现水疱,继之色黑,痛或不痛,疮周肿势平坦散漫;可发生皮肤坏死,液化溃烂,脓液臭秽,范围扩大,腐肉脱落,形成溃疡,深及筋膜、肌肉、骨膜。若疮面腐肉渐脱,新肉生长,色泽鲜红,疮周皮肉生长较快者,褥疮可愈合。若腐烂蔓延不止,溃疡日渐扩大,肿势继续发展,溃疡出现绿色脓水,腥臭稀薄,或如粉浆污水,伴体虚形瘦者,则褥疮迁延难愈,甚至出现脓毒走窜、内传脏腑之重症,愈后较差。

2. 实验室及其他辅助检查 血常规白细胞和中性粒细胞比例可升高,疮面脓液细菌培养及药敏试验有助于指导治疗。

二、辨 证 要 点

本病初起局部皮肤出现红斑或紫暗,多为气滞血瘀证;继而溃烂出脓,多为蕴毒腐溃证;后期腐肉难脱,愈合缓慢,多为气血两虚证。临床上应明辨虚实,分证论治。

三、治 法 方 药

（一）内治法

1. 气滞血瘀证 主要表现为局部皮肤出现红斑,继而紫暗红肿或有破溃;舌边有瘀斑,苔薄,脉弦。治法:理气活血。方药:血府逐瘀汤加减。

2. **蕴毒腐溃证** 主要表现为褥疮溃烂,腐肉及脓水较多,或有恶臭,重者溃烂可深及筋骨,四周漫肿,伴有发热或低热,精神萎靡,不思饮食;舌红苔少,脉细数。治法:益气养阴,理气托毒。方药:生脉散、透脓散加减。

3. **气血两虚证** 主要表现为疮面腐肉难脱,或腐肉虽脱但疮色淡,愈合缓慢;伴有面色无华,神疲乏力,纳差食少;舌淡苔少,脉沉细无力。治法:补气养血,托毒生肌。方药:托里消毒散加减。

(二) 外治法

初起局部按摩,外搽红灵酒或红花酊或外撒滑石粉。或用红外线、频谱仪照射,每日两次。溃烂后清除坏死组织,腐烂处用九一丹或红油膏纱条外敷;脓水较多时可用蒲公英、地丁、马齿苋各 30g 水煎溶液湿敷或淋洗。疮口脓腐脱净,改用生肌散、生肌玉红膏,必要时加用垫棉法。

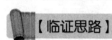

【临证思路】

褥疮是局部组织长期受压,血液循环障碍,持续缺血缺氧,营养不良而形成组织坏死的压力性溃疡。好发于易受压和摩擦的部位,如骶尾部、髋部、背部、足跟部、枕部,局部皮肉腐烂流脓,经久不愈。多由久病气血虚弱,长期受压和摩擦部位气虚血瘀,肌肤失养,皮肉坏死而成。

本病重在预防,外治为主,配合内治。对长期卧床患者应定时翻身,对易受压部位应保持皮肤干燥,床褥平整柔软或用气垫床。发现受压部位皮肤颜色变暗应及时处理。同时应加强饮食营养,积极治疗全身疾病。

第十节 窦 道

窦道是只有外口而无内口的病理性盲道,属于中医漏管范畴。其特点是表现为深部组织通向体表的管道,有一个或多个外口,管道或长或短,或直或弯。

本病的病因病机,多由手术外伤,或局部残留异物,或感受邪毒,导致局部气血凝滞,经络阻塞,热盛肉腐化脓而成。

【病案】

一、病史资料

谭某,男,28 岁,工人,初诊日期:2004 年 7 月 6 日。

主诉:反复腰骶部肿痛流脓 5 年。

现病史:患者于 5 年前突然出现腰骶部红肿疼痛,逐渐加重,约 10 天后自行破溃出脓,出脓后红肿疼痛逐渐减轻,但溃口不愈合,脓水不断,约 2 个月后方愈。愈后约 3 个月,原部位再次出现红肿疼痛,继而自行破溃出脓,并逐渐自行愈合。5 年来,症状反复多次,愈合最长时间 5 个月,最短时间 1 个月。于 2 个月前再次破溃,至今未愈,局部无明显疼痛,无发热,饮食及二便正常。舌质淡红,苔薄白,脉沉细。

既往史:否认结核病病史,否认疫区接触和传染病病史。

体检:T:37℃,P:70 次 /min,R:18 次 /min,BP:120/70mmHg。神清,查体合作,心肺正常,腹部查体未见阳性体征。

专科检查:腰骶部正中,平第四腰椎处见一溃疡,约 5mm×5mm 大小,周围无红肿,无压痛,疮缘色灰白,略隆起。溃口内见有少量稀薄浅黄色分泌物,无异味。球头探针检查,自溃口潜向前下方见近骶尾部约 10cm,自溃口向上及左右两侧未探及异常。腰椎及腰骶部无压痛,四肢活动正常。

实验室检查:①腰骶椎 X 线片:骨质未见异常。②窦道造影:窦道显影情况与探针探查相一致,与脊椎无关联,未见其他侧支影。③血常规:白细胞总数 $9.0×10^9$/L,中性粒细胞 0.64,淋巴细胞 0.34,单核细胞 0.02。④分泌物细菌培养有金黄色葡萄球菌生长。

二、辨证论治思路

1. 主证分析 患者腰骶部溃口经久不愈,愈后复发,反复多次,历经数年,体查和相关实验室检查均符合窦道的诊断,西医诊断为窦道。

2. 证型分析 本病发病时间长久,局部气血凝滞,日久化热,热盛肉腐,余毒未清,日渐耗伤气血,导致气血亏虚,余毒愈甚,故表现为破溃疮口周围无红肿,无压痛,脓水稀薄,说明邪热已去,气血不足;舌质淡红,苔薄白,脉沉细均为气血不足之象。

3. 立法处方 证属气血亏虚,治宜益气养血、和营托毒。方用托里消毒散加减。

党参 30g,川芎 15g,当归 15g,赤芍 10g,白术 10g,金银花 15g,蒲公英 15g,茯苓 15g,皂角刺 15g。每日 1 剂,水煎 2 次,温服。嘱患者加强营养,以促进疮口愈合。

方中用党参补气补血,川芎、当归、赤芍活血化瘀,白术、茯苓健脾燥湿,金银花、蒲公英清热解毒,皂角刺软坚散结,诸药合用共奏益气养血、和营托毒之功。

三、辅 助 检 查

患者血白细胞总数和中性粒细胞比例轻度升高,脓液培养出金黄色葡萄球菌,提示有细菌感染,支持诊断。

四、转归及对策

本病并非一种独立疾病,而是很多种疾病均可产生的一种病理现象,可经久不愈或愈后易于复发。在临床工作中,除应明确窦道的存在外,还应了解窦道形成的原因,有无支管及与邻近组织器官的关系。治疗以外治为主,配合辨证内治,辅以抗菌及支持疗法。

【诊疗特点】

一、诊 断 要 点

1. 临床表现 本病根据体表溃口,经久不愈或愈后复发,探针探查向深部或周围有管道存在,一般不难诊断。常有局部手术后、人工关节置换术后,或附骨疽、流痰等外科感染病史。局部有疮口,常有脓性分泌物流出,时多时少,经久不愈;有时疮口可见手术丝线、死骨流出;疮周皮肤可出现潮红、丘疹、糜烂等表现,瘙痒不适;病久疮周皮肤暗紫,疮口胬肉突起;一般无全身症状。若外口暂时封闭,脓液引流不畅,则局部红肿热痛,或伴有发热等症状。

2. 实验室及其他辅助检查

(1)将球头银丝插入窦道可探查其深浅、走行。

(2)X 线窦道造影、B 超、CT 等检查,可明确窦道的位置、形态、数量、长度及其与邻近器

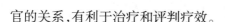

官的关系,有利于治疗和评判疗效。

(3)脓液细菌培养加药敏试验有助于了解细菌种类,指导用药。

二、辨 证 要 点

本病多由手术外伤,或局部残留异物,或感受邪毒,导致局部气血凝滞,经络阻塞,热盛肉腐化脓,溃破而成。临床上应明辨虚实,分证论治。

三、治 法 方 药

(一) 内治法

1. 余毒未清证 主要表现为疮口脓水淋漓,疮周红肿热痛,或瘙痒不适;可伴有轻度发热;舌苔薄黄或黄腻,脉数。治法:清热和营托毒。方药:仙方活命饮加减。

2. 气血两虚证 主要表现为疮口脓水稀薄,肉芽色淡不泽;伴面色萎黄,神疲倦怠,纳差寐少;舌淡苔薄,脉细。治法:益气养血,和营托毒。方药:托里消毒散加减。

(二) 外治法

1. 腐蚀法 先用五五丹或千金散药线蚀管引流,红油膏或太乙膏盖贴。如有丝线、死骨等异物应及时取出。待脓液由多而稀薄转为稠厚时,用八二丹药线引流,约1~2周后脓净。

2. 垫棉法 生肌收口时窦道部位盖以棉垫数层,阔绷带加压缠缚,以促进窦道愈合,尤其是腋部、腘窝部、乳房部等。项部加用四头带,腹部加用腹带,会阴部用丁字带。疮口愈合后继续加压2周,以巩固疗效,防止复发。

3. 扩创法 适用于脓液引流不畅,用其他方法无效,窦道部位允许做扩创手术者。采用手术方法扩大创口并清除异物、坏死组织和窦道壁的纤维组织,使之引流通畅。

4. 冲洗法 适用于管道狭长的窦道,药线无法引流到位,又不宜扩创者。用输液针头胶管插入窦道,接注射器缓慢注入清热解毒药液冲洗,每日1次。

5. 切除法 在对窦道彻底冲洗后,采用手术方法完整切除窦道壁的纤维组织,由里向外缝合,加压包扎。

【临证思路】

窦道是深部组织通向体表的病理性盲道,只有外口而无内口,外口有一个或多个,管道或长或短、或直或弯,外口处脓水淋漓不断,经久不愈或愈后易于复发,属于中医"漏管"范畴。多由手术外伤,或局部残留异物,或感受邪毒,导致局部气血凝滞,经络阻塞,热盛肉腐化脓而成。

治疗以外治为主,配合辨证内治。面对此类疾病,首先应明确窦道的长度和深度,有无支管和残腔,以及和邻近器官的关系,窦道内有无坏死组织或异物,并做疮口脓液细菌培养以了解感染的菌种,充分明确诊断后,再确定合理的治疗方法。

第三章 乳房疾病

第一节 乳房炎性疾病

外吹乳痈

外吹乳痈是产妇在哺乳期发生的急性化脓性疾病,相当于西医学的急性乳腺炎。以乳房结块,红肿热痛,溃后脓出稠厚,伴有恶寒发热为主要表现。

外吹乳痈的基本病因病机为乳汁郁积、肝郁胃热、感受外邪,使乳络郁滞不通,化热成痈。

【病案】

一、病史资料

李某,女,26岁,教师,2016年7月10日初诊。

主诉:产后20天,左乳红肿疼痛2天,伴发热1天。

现病史:患者产后20天,2天前出现左乳红肿疼痛,排乳不畅,昨日起疼痛加重,伴发热恶寒。刻诊:左乳外上红肿疼痛,发热,口渴,纳差,大便2日未解。

既往史:既往体健。否认高血压、冠心病、糖尿病等慢性病史,否认传染病史。

体检:神清,精神疲倦,体温38.7℃,左乳外上象限肿物,大小约5cm×4cm,边界不清,质地韧,压痛,局部皮肤潮红,左腋下可及肿大淋巴结。舌红,苔薄黄,脉滑数。

实验室检查:血分析示白细胞计数为11.3×10^9/L,中性粒细胞计数为8.1×10^9/L。

二、辨证论治思路

1. 主证分析　患者产后20天,左乳红肿疼痛2天,伴发热1天,体查和相关实验室检查均符合乳痈的诊断。西医诊断为急性乳腺炎。

2. 证型分析　患者排乳不畅,左乳红肿疼痛,伴发热,为乳汁郁积,乳络闭阻不畅,郁而化热之故。舌红,苔薄黄,脉滑数与气滞热壅之判断相符。

3. 立法处方　证属气滞热壅,治宜疏肝清热,通乳消肿。方用瓜蒌牛蒡汤加减。

瓜蒌仁15g,牛蒡子10g,黄芩15g,柴胡15g,银花15g,生甘草6g,连翘15g,青皮10g,皂角刺15g,蒲公英20g,路路通15g,王不留行15g。每日1剂,水煎2次,温服。嘱患者清淡饮食,积极排乳,局部外敷双柏油膏。

方中柴胡、青皮疏肝理气,牛蒡子、黄芩、银花、连翘、蒲公英清热解毒,瓜蒌仁、皂角刺消肿排毒,路路通、王不留行活血通络,生甘草调和诸药,共奏清热疏肝、通乳散结之功效。

三、辅 助 检 查

患者血常规检查提示白细胞总数及中性粒细胞比例增高。进一步行 B 超检查有助于判断病变局部是否成脓。

四、转归及对策

本例患者为乳痈初起,经过及时治疗,乳房肿块消失,疼痛症状缓解,热退。乳痈的预后与转归,与病情轻重、治疗迟早以及是否得当等因素有关。郁滞期处理不当或延误时机极易形成脓肿。

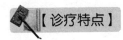【诊疗特点】

一、诊 断 要 点

1. 临床表现

(1)初起:常有乳头皲裂,哺乳时乳头刺痛,伴有乳汁分泌不畅,乳房局部肿痛,皮肤不红不热或微热微红;或伴有恶寒发热,食欲不振,脉滑数。

(2)成脓:患乳肿块逐渐增大,局部疼痛加剧或跳痛,皮肤焮红灼热,触痛明显,肿块中央变软,按之应指有波动感,或穿刺有脓;全身壮热不退,口渴思饮,小便短赤,舌红苔黄腻,脉洪数。

(3)溃后:顺证者,溃后脓出通畅,痛减,热退,肿消,疮口逐渐愈合。逆证者,溃脓不畅,疼痛不减,身热不退,肿势不消,可能形成袋脓,或脓液波及其他乳络形成传囊乳痈。溃后,乳汁亦有溃后乳汁从疮口溢出,久治不愈,形成乳漏者。

2. 实验室及其他辅助检查 血常规检查:白细胞总数及中性粒细胞比例增高。成脓时B 超提示边界不清、不均质无回声区;行脓液细菌培养及药敏试验有助于确定致病菌种类,指导选择抗生素治疗。

二、辨 证 要 点

本病根据炎症发展的不同阶段,分为初起、成脓和溃后 3 个阶段。初起以乳汁分泌不畅、乳房肿大疼痛为特征,此期辨证属气滞热壅。若处理不当或延误时机,易化热成脓,此期辨证为热毒炽盛。溃后脓出通畅,肿消,热退,疮口逐渐愈合则为顺证。若溃后脓出不畅,肿不消,身热不退,可能形成袋脓或脓液波及其他乳络形成传囊乳痈。亦有溃后乳汁从疮口溢出,久治不愈,形成乳漏者。

三、治 疗

1. 内治

(1)气滞热壅证:主要表现为乳汁郁积结块,皮色不变或微红,肿胀疼痛;伴有恶寒发热,周身酸楚,口渴、便秘;舌红,苔薄,脉数。治宜疏肝清胃,通乳消肿。方选瓜蒌牛蒡汤加减。

(2)热毒炽盛证:主要表现为乳房肿痛加剧,皮肤焮红灼热,肿块变软,有应指感;或溃后脓出不畅,红肿热痛不消,身热不退,有"传囊"现象,舌红,苔黄腻,脉洪数。治宜清热解毒,托里透脓。方选透脓散加减。

(3)正虚毒恋证:主要表现为溃脓后乳房肿痛虽轻,但疮口脓水不断,脓汁清稀,愈合缓慢或形成乳漏;全身乏力,面色少华,或低热不退,饮食减少;舌淡,苔薄,脉弱无力。治宜益气和营托毒。方选托里消毒散加减。

2. 外治

(1)初起,宜消法。可局部热敷以温经通络;乳房按摩,手法排乳,以除宿乳,消壅滞;可用双柏油膏或金黄膏外敷以清热消肿,散结止痛。

(2)成脓,应在波动感最明显处行脓肿切开排脓或穿刺抽脓。

(3)溃后,切开排脓后,八二丹或九一丹提脓拔毒。袋脓或乳汁从疮口溢出,可配合垫棉法加快愈合。

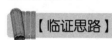【临证思路】

据统计,外吹乳痈占全部乳痈病例的 90% 以上,常发生于产后 1 个月以内的哺乳期妇女,尤以初产妇多见。乳汁郁积、排乳不畅是发病的主要原因。临证时可按乳痈分期的不同特点辨证施治,是中医治疗独具优势的病种之一。

本病关键在于早治,早期治疗以通为用,能否排空郁积乳汁为治疗成功的关键。脓肿成熟后彻底切开排脓,能有效防止“袋脓”和“传囊”的出现,使疾病尽快痊愈。瘘管形成后,当手术彻底切除病变组织,否则瘘管易反复发作。成脓期失于治疗,未能及时控制毒势,以致毒邪扩散,形成脓毒败血症。若在成脓期大量使用抗生素或过用寒凉中药,或素体亏虚,不能吸收消散,则会形成僵块。

岭南外科在乳痈初起的综合治疗方面积累了丰富经验。手法按摩联合双柏水蜜外敷,或联合中药内服等,疗效显著,总有效率可达 90% 以上,使多数患者免受化脓带来的手术之苦。手法按摩直接作用于患处,能疏通乳络、排乳止痛,对乳房结块的消散起到良好的促进作用。双柏散是广州中医药大学第一附属医院传统验方,临床多用水蜜调敷。本方由大黄、侧柏叶、黄柏、泽兰、薄荷 5 味药材组成,方中大黄外用破血瘀,清血热,消肿毒;侧柏叶清热凉血;黄柏清热燥湿,解毒疗疮,祛瘀散积;泽兰活血化瘀,行水消肿;薄荷清风热,消肿痛,止痛。诸药合用共奏活血化瘀、清热解毒、消肿止痛之功,药理实验证实本方具有良好的抗炎作用。

不乳儿乳痈

发生于非哺乳期和非妊娠期的乳痈称“不乳儿乳痈”。本节所讨论的不乳儿乳痈主要是指西医学的肉芽肿性乳腺炎,它是一种局限于乳腺小叶的慢性炎症性疾病。发病初期以肿块为主,中期肉腐成脓,后期破溃流脓渐成瘘管或窦道为主要表现。

不乳儿乳痈的基本病因病机:乳腺内异物郁积,阻滞乳络,气血通行不畅,痰瘀交阻,凝聚成乳房肿块;郁久化热,热盛肉腐成脓。

【病案】

一、病 史 资 料

王某,女,30 岁,个体户,2014 年 11 月 6 日初诊。

主诉:发现右乳肿物伴疼痛 1 个月,流脓 2 天。

现病史:1 个月前出现右乳肿物伴疼痛,局部皮肤红肿,未行诊治,肿物逐渐增大,2 天前肿物溃破、流脓,色黄,量少。无恶寒发热,口干口苦,纳眠可,二便调,舌红,苔微黄腻,脉滑数。

既往史:1个月前出现下肢皮肤红斑,在皮肤病医院住院治疗,诊断为"结节性红斑"。否认高血压、冠心病、糖尿病等慢性病史,否认传染病史。

体检:右乳外上及上方肿块12cm×5.5cm,边界不清,质地偏硬,右乳晕外侧皮肤红肿,范围约3cm×2cm,局部破溃流脓,右腋下可及肿大淋巴结。

实验室检查:B超示右乳9点至2点方向大片状低回声区,范围约15cm×8.2cm,形态不规则,边界不清,内回声欠均匀,部分内见液性暗区,暗区内见密集细小光点浮动,周边及内部见丰富血流信号。右腋下见淋巴结回声,较大者2.6cm×1.1cm,边界清。

血常规:白细胞计数 $8.8×10^9$/L;中性粒细胞计数 $6.1×10^9$/L。

二、辨证论治思路

1. 主证分析　本病发生于非哺乳期和非妊娠期,右乳肿物逐渐增大伴疼痛,局部皮肤红肿,溃破、流脓,1个月前曾出现下肢皮肤结节性红斑,结合体查和相关实验室检查均符合不乳儿乳痈的诊断。西医诊断为肉芽肿性乳腺炎。

2. 证型分析　患者右乳肿物,局部红肿疼痛,流脓,色黄,口干口苦,均为肝郁化热,热盛肉腐之故。舌红,苔微黄腻,脉滑数均为热盛之象。

3. 立法处方　证属肝经郁热,治宜疏肝清热,消痈透脓。方用透脓散合柴胡清肝汤加减。

黄芩15g,柴胡10g,炮山甲10g,皂角刺15g,赤芍15g,当归10g,生甘草6g,连翘15g,栀子10g,蒲公英15g,桔梗10g。每日1剂,水煎2次,温服。嘱患者清淡饮食,局部外敷双柏油膏。并加用肾上腺皮质激素(甲泼尼龙)治疗,缩短治疗过程,缩小手术范围。待肿块缩小,炎症局限,行右乳炎性病灶清除术。

方中柴胡疏肝理气;黄芩、连翘、蒲公英、栀子清热解毒;炮山甲、皂角刺软坚散结,通络透脓;当归、赤芍凉血活血,桔梗引药直达病所,生甘草调和诸药。全方共奏疏肝清热、消痈透脓之功。

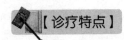【诊疗特点】

一、诊 断 要 点

1. 临床表现

(1)肿块期:主要表现为肿块质硬无痛,皮色不红,或伴胸胁、乳房胀痛,或伴有皮肤红斑,下肢为主,常无发热。

(2)脓肿期:乳房肿块按之应指,皮肤红肿灼热疼痛;或伴发热,胁痛,口干口苦,大便干结,尿黄。

(3)瘘管期:溃后久不收口,脓水淋漓,形成乳漏,时发时敛,或反复红肿溃破,或溃破后形成瘢痕,局部结块僵硬,全身症状不明显。

2. 实验室及其他辅助检查

(1)B超多显示不规则的低回声区,内部回声不均匀,部分可见液性暗区。

(2)乳腺X线检查多显示不规则的高密度肿块影,周围毛糙,常见毛刺,皮肤增厚。

(3)病理检查:病变以乳腺小叶为中心,呈多灶性分布,小叶的末梢导管或腺泡大部分消失,并常见中性粒细胞灶——微脓肿。

(4)血催乳素:部分患者可见血清催乳素水平增高。

二、辨 证 要 点

本病病机复杂,主张辨期辨证相结合。发病初期患乳呈结节状或肿块型,肿块质硬无痛,皮色不红,证属肝郁痰凝;中期热腐成脓,肿块按之应指,皮肤红肿灼热疼痛;后期溃后疮口脓水淋漓,久不收口或成乳漏,证属余毒未清。临床病例常肿块、脓肿、窦道多期并存。

三、治 疗

1. 内治

(1)肝郁痰凝证:肿块质硬无痛,皮色不红,或伴胸胁、乳房胀痛,无发热;舌淡,苔薄白或白腻,脉弦。治宜疏肝解郁,化痰散结,方选逍遥蒌贝散加减。

(2)肝经郁热证:乳房肿块按之应指,皮肤红肿灼热疼痛;或伴发热,胁痛,口干口苦,大便干结,尿黄;舌质红,舌苔黄腻,脉弦数或滑数。治宜疏肝清热,托里透脓。方选柴胡清肝汤合透脓散加减。

(3)余毒未清证:溃后久不收口,脓水淋漓,形成乳漏,时发时敛,或反复红肿溃破,或溃破后形成瘢痕,局部结块僵硬,全身症状不明显或伴有神疲乏力、食欲不振、面色无华,舌质淡红,苔白,脉细缓。治宜扶正托毒。方选托里消毒散加减。

2. 外治 多采用"提脓祛腐"为核心的中医特色疗法治疗,包括中药贴敷、脓肿切开、提脓药捻引流、搔刮、拖线等。可考虑在肿块缩小、炎症局限或疮面干净后,采取手术治疗。

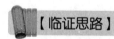【临证思路】

肉芽肿性乳腺炎又称肉芽肿性小叶性乳腺炎,临床较少见,但近年来发病率有增多趋势。目前多数学者认为该病属自身免疫性疾病。因该病与浆细胞性乳腺炎、乳腺癌及乳腺结核等较难鉴别,容易误诊误治,现多依据超声影像学来辅助诊断,病理检查仍是诊断本病的金标准。

肉芽肿性乳腺炎是乳腺炎症性疾病中的疑难病。本病以局限于乳腺小叶内的多发微小脓肿为主要表现,病变广泛,急慢性炎性僵块常此起彼伏相继成脓破溃,迁延难愈。目前本病治疗方法主要有手术治疗和保守治疗两种,保守治疗主要是使用中医综合治疗及西医的口服肾上腺皮质激素、氨甲蝶呤等。

中医学对本病尚无明确记载,结合临床表现,多数学者认为本病应属中医学"乳痈""乳漏"范畴。临床治疗时须按照其发展过程进行辨证、分期论治,而彻底祛腐排脓是治愈本病的关键。以中药贴敷、脓肿切开、提脓药捻引流、搔刮、拖线等多种中医外治法为主,同时辅以内服中药的中医综合疗法治疗本病,具有损伤范围小,复发率低,能保持乳房外形等优点,是临床值得推广的中医特色疗法。

疡科辨证,首辨阴阳,疮疡发病有"寒邪致病论"与"火毒致病论"。临床上部分专家认为本病病程较长,肿块大多皮色不变,溃口久不收敛,病属阴证,治以阳和汤加减。但也有专家认为,本病虽有以上阴证表现,但在疾病全过程中,特别是急性期,乳房红肿疼痛明显,部分患者可伴有发热、下肢泛发结节性红斑、舌红等热证表现,当以疏肝清热为法。因本病病程较长,治疗过程中,疾病在阴证和阳证之间转化,红肿明显时,以清热凉血解毒为法,但治疗时不可一味重下寒药。红肿消退、局部形成僵块,或溃后久不收口,脓水淋漓,慢性迁延期多为阴证,治当以"温阳散寒、通络散结"为法。

粉刺性乳痈

粉刺性乳痈是以乳腺导管扩张、浆细胞浸润为病变基础的慢性非细菌性的乳腺炎症性疾病,相当于西医学的浆细胞性乳腺炎。发生于非妊娠、非哺乳期,以乳头凹陷或溢液,初起肿块位于乳晕部,化脓溃破后脓中夹有脂质样物,易反复发作,形成瘘管,经久难愈,全身炎症反应较轻为主要表现。

粉刺性乳痈的基本病因病机:素有乳头凹陷畸形,加之情志不舒,肝郁气滞,营血不从,气滞血瘀,凝聚成块,郁久化热,蒸酿肉腐成脓肿,溃后成瘘。

【病案】

一、病史资料

张某,女,35岁,工人,2015年3月16日初诊。

主诉:发现右乳红肿疼痛1月余。

现病史:患者1个月前发现右乳肿块并伴有疼痛,未行诊治,自觉肿块增大,伴红肿热痛,遂至外院行抗生素治疗,肿块缩小,停药后症状反复,肿块增大。

刻诊:右乳晕外上红肿疼痛,口干口苦,烦躁易怒,胁痛,纳眠差,大便干结,小便黄,舌红,苔黄腻,脉弦数。

既往史:右乳头凹陷史。否认高血压、冠心病、糖尿病等慢性病史,否认传染病史。

体检:右乳头凹陷,右乳晕部及其外上肿块,大小约5cm×6cm,边界不清,局部皮色暗红,压痛,右腋下可及一肿大淋巴结,质韧,压痛。

实验室检查:B超检查示右乳晕12点到3点方向见片状低回声区,形态不规则,边界不清,范围约5.1cm×3.5cm。右腋下见淋巴结回声,大小约1.5cm×1.0cm,血流丰富。

二、辨证论治思路

1. 主证分析 患者非妊娠哺乳期,右乳头凹陷,肿块位于乳晕区及其外上,局部红肿疼痛,全身炎症反应轻,体查和相关实验室检查均符合粉刺性乳痈的诊断。西医诊断为浆细胞性乳腺炎。

2. 证型分析 患者乳房红肿疼痛,口干口苦,烦躁易怒,胁痛,大便干结,小便黄均为肝郁化热之故。舌红,苔黄腻,脉弦数,与热盛之判断相符。

3. 立法处方 证属肝经郁热,治宜疏肝清热,活血消肿。方用柴胡清肝汤加减。

柴胡10g,赤芍15g,黄芩15g,当归10g,生甘草6g,连翘15g,栀子10g,全瓜蒌30g,桃仁10g,白花蛇舌草30g,山楂15g,桔梗10g。每日1剂,水煎2次,温服,14剂。嘱患者清淡饮食,局部外敷双柏油膏。

柴胡、赤芍疏肝理气,凉血活血;黄芩、连翘、栀子、白花蛇舌草清热解毒,当归、全瓜蒌、桃仁活血消肿、润肠通便;山楂化瘀除脂,桔梗引药直达病所,生甘草调和诸药。全方共奏疏肝清热、活血消肿之功。

三、辅助检查

患者B超检查提示不规则、边界不清的低回声区。可进一步行病理学检查,与炎性乳腺癌、乳房结核相鉴别。

四、转归及对策

粉刺性乳痈为慢性炎性病变,经中医药或手术治疗,预后一般良好。目前尚无资料证实本病会恶变。本病临床可分为肿块期、脓肿期、瘘管期、恢复期,乳房肿块期尚未成脓时,积极治疗可望消散,若肿块未能消散,化脓或瘘管者手术配合祛腐生肌疗法是根治本病的主要手段。本例患者乳房红肿范围较大,疼痛明显,故治疗先以中药内服外敷,使肿势局限以便手术治疗。患者用药后,右乳肿块缩小,局部红肿局限,疼痛减轻,胁痛及口苦明显减轻。予行右乳炎性病灶清除 + 右乳头内陷矫形术。

本病患者素多有乳头凹陷畸形,因此,积极预防和矫正乳头内陷可有效预防浆细胞性乳腺炎。不良精神刺激或过度疲劳均可诱发或加重本病,故应保持心情舒畅。

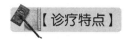【诊疗特点】

一、诊 断 要 点

1. 临床表现

(1)乳头溢液:是本病早期的一种表现,多为间歇性、自发性,并可持续较长时间。溢液多为浆液性,也可为乳汁样、脓血性或血性。先天性乳头凹陷者多为粉刺样或油脂样分泌物,并带有臭味。

(2)乳房肿块:肿块多位于乳晕区,或向某一象限伸展。肿块边界不清,常与皮肤粘连。或伴有患侧腋下淋巴结肿大、压痛。一般无全身发热。

(3)乳漏:脓肿自溃或切开后,脓液中夹有粉渣样物,并形成与乳头相通的漏管,经久不愈,反复发作。

2. 实验室及其他辅助检查

(1)乳腺 X 线摄片:乳晕周围及其他部位可见腺体密度不均匀性增高,边界不清,其中夹杂条索状致密影。

(2)B 超:病灶位于乳晕后或乳晕周围,肿块内部不均匀低回声,边界不清,低回声位置较浅,常突破乳腺皮下脂肪层接近皮肤。

(3)乳头溢液涂片:脓血性和乳汁样涂片中,可见大量的白细胞、吞噬细胞、淋巴细胞及浆细胞,腺上皮细胞可有形态上的改变,但无恶变的表现。

(4)肿块细针穿刺细胞学检查:可发现多种细胞混杂,浆细胞多见,还有其他炎症细胞。

二、辨 证 要 点

粉刺性乳痈基本病机为肝郁化热、热盛肉腐,根据其病期分为肝经郁热证和余毒未清证。本病主张辨期辨证相结合,病变早期乳晕部肿块、红肿疼痛多表现为肝经郁热证;溃后脓水淋漓,久不收口,多表现为余毒未清证。具体病例常多期并存,虚实夹杂,病情缠绵。

三、治 疗

1. 内治

(1)肝经郁热证:乳头溢液或乳头凹陷有粉刺样物,乳晕部结块红肿疼痛;伴发热,头痛,大便干结,尿黄;舌质红,舌苔黄腻,脉弦数或滑数。治宜疏肝清热,活血消肿。方选柴胡清肝汤加减。

(2)余毒未清证:溃后久不收口,脓水淋漓,形成乳漏,时发时敛,或局部有僵硬肿块,舌质淡红,苔薄黄,脉数。治宜扶正托毒。方选托里消毒散加减。

2. 外治

(1)肿块初起时用金黄膏或双柏油膏外敷。

(2)成脓后切开排脓,八二丹药捻引流,红油膏或金黄膏盖贴。

(3)形成瘘管者,可待急性炎症消退后,根据瘘管情况选用切开法、挂线法、拖线法等。

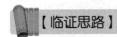【临证思路】

粉刺性乳痈是一种既非感染性炎症,也非肿瘤的乳腺良性疾病,常易误诊误治,急性期的红肿热痛,易误诊为细菌性乳腺炎;慢性期的乳头内陷、乳房肿块,易误诊为乳腺癌。

中医药对本病的治疗具有良好效果,宜首选。本病基本病机为肝郁化热、热盛肉腐。在分期辨证论治的同时,注意内治与外治相结合,未溃偏重内治,已溃偏重外治。而且药物外治、手术外治及其他外治方法应根据具体情况配合使用。

外治法是治愈本病的必要手段,包括敷贴、药捻引流、切开、拖线、冲洗、垫棉绑缚及乳头矫形法等,上述诸法的选用,必须依据疾病分期以及病灶的范围、部位、数目等灵活配合使用。对于病变范围大的患者,先行中药内服外敷,待炎症控制局限后再行手术治疗。对于溢液期患者,应寻找原因及时预防疾病向前发展。另外,本病病灶均与乳头、乳晕有关,正确处理好乳晕、乳头部为本病外治法的关键,可减少术后的复发。

第二节　乳　核

以乳中结核,形如丸卵,边界清楚,表面光滑,推之活动为主要表现的疾病,称为"乳核"。历代文献将其归为"乳疬""乳中结核"等范畴。

乳核的基本病因病机为情志内伤,肝气郁结,或忧思伤脾,运化失司。痰湿内生,气滞痰凝;或冲任失调,气滞血瘀痰凝,积聚于乳房胃络而成。

【病案】

一、病史资料

成某,女,35岁,教师。初诊日期:2016年5月12日。

主诉:发现双乳肿物1年,右乳肿物增大2个月。

现病史:患者1年前自己触及右乳有一肿物约绿豆大小,质韧,推之可活动,无明显疼痛,近1个月来肿物明显增大。乳头无溢血、溢液,乳房皮肤无红肿、溃烂。刻诊:右乳可触及一肿物,无压痛,自诉平素工作压力大,心情抑郁,双侧乳房时有胀痛,纳可,眠欠佳,二便调。

既往史:患者2年前双乳多发肿物病史,行手术治疗,术中切除双乳较大肿物,术后病理:(双乳)纤维腺瘤。否认慢性病史、传染病史及外伤、输血史等。

经带胎产史:G1P1A0,哺乳史(+);既往月经规律;LMP(末次月经):2016年4月22日。

家族史:母亲有乳腺癌家族史。否认家族性遗传病史。

专科体检:双乳对称,外观正常,双乳皮肤无红肿、脱屑、溃烂,无皮下结节,无浅表静脉扩张,无酒窝征、橘皮样变。双侧乳头无抬高、内陷,无溢血溢液。右乳内上可触及一大小约2cm×1.5cm肿物,质韧,边界清,活动度好。左乳未触及明显肿物。双腋下及双侧锁骨上窝

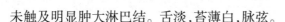

未触及明显肿大淋巴结。舌淡,苔薄白,脉弦。

实验室检查:乳腺彩超示双乳可见多个低回声区(左乳 >5 个,右乳 >3 个),较大,位于右乳 2 点钟(大小约 20cm×16cm)、左乳 10 点钟(大小约 15cm×10cm)、左乳 6 点钟(大小约 12cm×8cm),所见低回声区均边界尚清,内回声不均。双腋下未见淋巴结回声。结论:双乳多发低回声结节,考虑纤维腺瘤可能。

二、辨证论治思路

1. 主证分析　患者乳房肿物,无疼痛,质韧,边界清,活动度可。彩超报告符合乳核的诊断。西医诊断为双乳纤维腺瘤。

2. 证型分析　患者乳房肿物质韧,伴乳房胀痛,心情抑郁,为肝气郁结之象。肝气郁结则乳房胀痛,肝郁克犯脾胃则痰湿内生,气滞痰凝结于乳房而成乳中结核;肝主情志,心情抑郁、睡眠欠佳亦为肝气郁结、情志不舒的表现。舌淡,苔薄白,脉弦与肝气郁结之判断相符。

3. 立法处方

(1)右乳较大肿物行手术切除。

(2)患者证属肝气郁结,治宜疏肝解郁,化痰散结,以期控制较小肿瘤的生长,减少疾病复发。方用逍遥散加减。

柴胡 15g,当归 10g,芍药 230g,茯苓 30g,白术 15g,甘草 15g,生姜 10g,薄荷 6g,浙贝 15g,皂角刺 20g,猫爪草 30g。每日 1 剂,水煎 2 次,温服。嘱患者畅情志,节起居,调饮食。不可生闷气、熬夜,以免肝郁气滞,肿瘤增大或复发。

方中柴胡疏肝解郁,使肝气得以条达,为君药;归、芍与柴胡同用,补肝体而助肝用,使血和则肝和,血充则肝柔,共为臣药;木郁不达致脾虚不运,故以白术、茯苓、甘草健脾益气,既能实土以御木侮,且使营血生化有源,浙贝、皂角刺及猫爪草化痰软坚散结,薄荷疏散郁遏之气,透达肝经郁热,共为佐药;生姜辛温,醒胃行气,与甘草同用尚能调和诸药,兼为使药。

三、辅助检查

患者彩超提示乳腺纤维腺瘤可能性大,确诊需切除肿物行病理检查。目前需完善术前检查,排除手术禁忌。

四、转归及对策

本患者手术切除双乳较大肿物,后长期门诊中药调理,观察半年,未再出现乳房胀痛,睡眠情况持续改善。半年后复查乳腺彩超,提示双乳房肿物无明显变化,病情稳定。

乳核的预后与转归:大部分乳核病灶会逐渐增大,妊娠期增大会比较快。约 1.5‰ 会发生恶变,恶变的方向可以是乳腺癌,也可以是肉瘤。对于单发肿物,手术切除效果较好,术后复发率一般不高。对于多发肿物,手术通常无法完全切除,需配合中药治疗,以期控制肿物的生长,减少复发。

乳核多发肿物的患者,因疾病具有反复发作的特点,且手术无法完全治愈,患者常因忧虑带来精神症状,如焦虑、睡眠障碍。除常规治疗外,心理疏导也同样重要。在本病的治疗过程中,配合心理治疗及饮食起居调护,包括作息规律,不服用雌激素含量高的食物,才能使病情长期稳定。

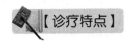【诊疗特点】

一、诊断要点

1. 临床表现　主要临床表现是乳房无痛性肿物,单发或多发,形如丸卵,边界清楚,表面光滑,推之活动。生长速度通常较缓慢,个别肿物妊娠期间可迅速增大。

2. 实验室及其他辅助检查　行乳腺彩超检查可见乳房内低回声结节,边界清,内回声不均,后方回声无明显改变,肿物内部血流信号不丰富。钼靶可见边缘整齐的圆形或椭圆形致密肿块影,边缘清楚,偶可见粗大钙化点。必要时可以选择磁共振检查。

二、辨证要点

乳核病初多属肝气郁结,病久多属血瘀痰凝。病初肿块较小,质地韧,活动度好,伴胸闷、善太息等,是为肝气郁结的表现;病久未及时治疗,肿块较大,坚硬木实,重坠不适,伴胸胁牵痛、烦闷急躁,或月经不调、痛经等,是为肝郁日久,痰凝血瘀的表现。

三、治法方药

1. 肝气郁结　主要表现为肿块较小,发展缓慢,不红不热,不觉疼痛,推之可移;伴胸闷、喜叹息;苔薄白,脉弦。治宜疏肝解郁、化痰散结。方选逍遥散加减。

2. 血瘀痰凝　主要表现为肿块较大,坚硬木实,重坠不适;伴胸胁牵痛,烦闷急躁,或月经不调、痛经等症;舌质暗红,苔薄腻,脉弦滑或弦细。治宜疏肝活血、化痰散结。方选逍遥散合桃红四物汤,加山慈菇、海藻。月经不调者加仙茅、仙灵脾。

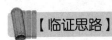【临证思路】

乳核是临床最常见的乳房良性肿瘤,好发于 20~25 岁青年妇女。本病主要表现为乳房内单发或多发质韧肿物,边界清,活动度好;部分患者合并有乳房胀痛、胸胁胀闷、喜叹息、睡眠障碍等肝气不舒的其他表现。不论单发或多发,本病恶变的风险均较低,但发生于老年患者需与乳岩相鉴别。

本病宜采用中西医结合的治疗方法,根据病情采取不同的治疗方案。手术治疗主要针对乳核增大较快、有乳腺癌家族史或乳核体积较大的患者。对于乳中结核不超过 3 个者,手术切除效果较好;对于乳中结核超过 3 个,或反复发作的乳核,单靠手术往往无法达到治愈的目的,一般建议对有高危因素的患者可以手术切除较大的肿瘤,术后长期中药调理,以期控制其余较小肿瘤的生长,减少复发,甚至起到消除肿块的作用。

乳核常见病机以肝郁、痰凝、血瘀为主,而肝郁为其根本。根据病机不同,治疗各有偏重,但都应配合疏肝理气。中医治疗的优势除了控制多发性、复发性乳核的生长,又可一并改善乳房胀痛、睡眠障碍等合并症状。此外,对于多发性、复发性乳核,因疾病反复发作难以根治,患者常因忧虑伴随一定的精神症状,除常规治疗外,还需注意心理疏导。

岭南外科医家在诊疗乳核方面积累了丰富经验。对于多发性、复发性乳核,除了中药内服调理,同时配合针灸拔罐、耳穴、中药熏洗浴足及膏方。耳穴选用肝、皮质下、交感,起到疏肝理气,散结通络的作用。广州中医药大学第一附属医院乳腺科开创了一系列中药浴足方,采用"上病下治"的原理,对于乳核一病,采用"疏肝方"浴足,可增强疏肝解郁的效果,并可促进血液循环,帮助患者放松精神,改善睡眠。此外,科室各位教授协商配方制成的膏方"疏肝消癖方",以逍遥散为基本组成加减,包含 27 味中药熬制而成,功用疏肝理气、活血祛瘀、化痰散结,适用于多发性、复发性乳核的长期调理,又可有效改善乳房胀痛等合并症状,且患者服用方便、快捷,深受广大患者欢迎。

第三节 乳 衄

以乳窍不时溢出少量血液为主要表现的疾病,称为"乳衄"。

乳衄的基本病因病机为忧思郁怒,肝气不舒,郁久化火,灼伤血络,迫血妄行;或思虑伤脾,脾不统摄,血不循经,溢于乳窍。

乳衄是以症状命名的一类疾病。引起乳衄的疾病很多,如乳腺导管内乳头状瘤、乳腺癌、乳腺增生病等。本节主要讨论大导管内乳头状瘤,乳腺癌及乳腺增生引起的乳衄分属乳岩及乳癖章节。临床对于乳衄考虑乳腺导管内乳头状瘤的病例,应建议患者行乳管镜检查,以明确病灶部位及出血导管走行,必要时行手术治疗。

【病案】

一、病 史 资 料

李某,女,43 岁,职员。初诊日期:2016 年 3 月 20 日。

主诉:发现左乳头血性溢液 5 天。

现病史:患者 5 天前淋浴时发现左乳头有血性液体溢出,色暗红。刻诊:挤压左乳头可见血性溢液,色暗红,量较多,平素性情急躁,时有乳房胀痛,口苦,纳可,睡眠梦多,大便干,小便调。

既往史:否认慢性病史,否认传染病史,否认手术、外伤及输血史等。

经带胎产史:G2P2A0。既往月经规律。LMP:2016 年 3 月 5 日。

家族史:否认家族性遗传病、肿瘤病史。

专科体检:双乳对称,外观正常,双乳皮肤无红肿、脱屑、溃烂,无皮下结节,无浅表静脉扩张,无洒窝征、橘皮样变。双侧乳头无抬高、内陷。挤压左乳头可见 9 点钟单孔血性溢液,色暗红,量较多,挤压右乳头无溢血溢液。左乳 9 点钟乳晕下可触及一大小约 0.5cm × 0.5cm 肿物,质韧,边界清,活动度好,按压肿物可见 9 点钟乳孔溢血增多。右乳未触及明显肿物。双腋下及双侧锁骨上窝未触及明显肿大淋巴结。舌红,苔薄黄,脉弦。

实验室检查:乳腺彩超示左乳 9 点钟乳晕后方可见导管扩张,内透声欠佳,见一囊实性回声区,大小约 0.6cm × 0.5cm。结论:左乳囊实性回声区,考虑导管内占位性病变。

患者拒绝接受乳管镜检查、手术等有创诊疗措施。

二、辨证论治思路

1. 主证分析　患者乳头血性溢液,伴乳晕区肿物,彩超考虑导管内占位性病变。本病符合乳衄的诊断。西医诊断考虑为导管内乳头状瘤。

2. 证型分析　患者乳头血性溢液,色暗红,伴乳房胀痛,性情急躁,口苦,睡眠梦多,大便干,为肝火偏旺的表现。患者平素性情急躁,肝火偏旺,女子乳头属肝,肝火灼伤血络,迫血妄行,则表现为乳头血性溢液,色暗红;口苦、梦多、大便干亦为肝火偏旺,伤津扰神的表现。舌红,苔薄黄,脉弦与肝火偏旺之判断相符。

3. 立法处方　乳衄原则上以手术治疗为主。鉴于患者拒绝接受乳管镜检查、手术等有创诊疗措施,先尝试予中药治疗。

患者证属肝气偏旺证,治宜疏肝解郁,凉血止血。方用丹栀逍遥散加减。

牡丹皮 15g,栀子 10g,柴胡 10g,当归 10g,芍药 15g,茯苓 20g,白术 10g,甘草 10g。每日 1 剂,水煎 2 次,温服。嘱患者畅情志,不可急躁动怒,以免肝火旺炽,加重乳头溢血。

方中柴胡疏肝解郁,使肝气得以条达为君药。归、芍与柴胡同用,补肝体而助肝用,使血和则肝和,血充则肝柔;丹、栀凉肝血、散肝热,共为臣药。木郁不达致脾虚不运,故以白术、茯苓、甘草健脾益气,既能实土以御木侮,且使营血生化有源,共为佐药。甘草尚能调和诸药,兼为使药。

三、辅 助 检 查

建议患者行乳管镜检查,以明确乳头溢血的原因,明确出血导管内是否有占位性病变。

四、转归及对策

本患者经中药治疗,调畅情志,乳头溢血较前明显减少,仅有少量咖啡色分泌物溢出。3 个月后复查彩超,提示左乳 9 点钟乳晕后方囊实性回声区较前无明显变化,患者乳头仍有少量咖啡色分泌物。与患者沟通后,患者同意接受乳管镜检查。发现左乳 9 点钟溢血导管距开口 1.5cm 处,导管壁上见一大小约 0.5cm×0.6cm 肿物,质脆易出血,考虑为导管内乳头状瘤。后行左乳病变导管区段切除术,术后石蜡病理示:(左乳)导管内乳头状瘤。术后随访至今,左乳头无血性溢液。

对于乳衄一病,若考虑为导管内乳头状瘤引起,一般建议患者先行乳腺导管镜检查,明确导管病变后尽早行手术治疗,以达到根治性治疗的目的。对于病理确诊为导管内乳头状瘤病者,因属癌前病变,需加强术后随访。中药治疗本病或可起到减少乳头溢血的作用,但一般无法消除肿瘤,故本病原则上仍以手术治疗为主。

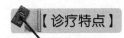【诊疗特点】

一、诊 断 要 点

1. 临床表现　主要临床表现是乳头血性溢液,伴或不伴乳晕区肿物;压迫肿物可见乳头溢血增多。

2. 实验室及其他辅助检查　乳腺彩超可见病变导管扩张,扩张导管内见低回声肿物,或见囊实性回声区。乳腺导管镜检查可见导管壁上肿物,质脆易出血。

二、辨 证 要 点

乳衄乳头溢血的原因不外乎虚实两端。实则为肝火迫血妄行,虚则为脾虚不能统摄。根据出血的颜色、伴随症状及舌脉予以鉴别。肝火偏旺者出血鲜红或暗红,伴胸胁胀闷、口中干苦、失眠多梦等肝火旺盛的表现,舌红、苔薄黄,脉弦;脾虚失统者血色淡红或淡黄,伴面色少华,神疲乏力,多思善虑,纳少等脾虚表现,舌淡、苔薄白,脉细。

三、治 法 方 药

1. 肝火偏旺　主要表现为乳窍溢血,色鲜红或暗红,乳晕部可扪及肿块,压痛明显;伴性情急躁,乳房及两胁胀痛,胸闷嗳气,口中干苦,失眠多梦;舌质红,苔薄黄,脉弦。治宜疏肝解郁、凉血止血。方选丹栀逍遥散加减。

2. 脾虚失统　主要表现为乳窍溢液色淡红或淡黄,乳晕部可扪及肿块,压痛不甚;伴多思善虑,面色少华,神疲倦怠,心悸少寐,纳少;舌质淡,苔薄白,脉细。治宜健脾养血止血。

方选归脾汤加减。

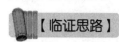
【临证思路】

乳衄是指乳窍不时溢出少量血液,故是以症状命名的一类疾病。溢血多发生于单侧乳房,也可发生于双乳;可为单孔或多孔,自溢性或挤溢性。引起乳衄的疾病有多种,包括乳腺导管内乳头状瘤、乳腺癌、乳腺增生等。乳腺导管内乳头状瘤包括大导管内乳头状瘤和多发性导管内乳头状瘤,前者发生在大乳管近乳头的壶腹部,后者发生在乳腺的中小导管内。本节讨论的主要是大导管内乳头状瘤,好发于40~50岁经产妇女,主要表现为乳头血性溢液,或伴有乳晕区肿物,压迫肿物可见乳头溢血增多。

本病的治疗原则以手术为主。术前需正确定位,明确病变导管的走行及肿物位置,行病变导管区段切除术,对切除组织常规做病理检查。对于乳管镜检查未发现明确肿物或患者拒绝接受手术等有创诊疗措施者,可先尝试予中药治疗。

若术后病理诊断为导管内乳头状瘤病,这是一种癌前病变,存在一定恶变风险,需术后密切复查。门诊长期服用中药、中成药治疗,或可在预防疾病复发、防止癌变方面起到一定作用,并可有效改善乳房胀痛、睡眠障碍、神疲乏力等合并症状。"疏肝消癖方"等岭南特色膏方协定方、疏经方片等院内制剂对本病的术后调理亦可发挥良好作用,且患者服用方便、快捷。

第四节 乳 癖

以单侧或双侧乳房疼痛并出现肿块,乳痛和肿块与月经周期及情志变化密切相关为主要表现的疾病,称为"乳癖"。

乳癖的病因病机分为虚实两端。因于实者,多为情志不遂,郁久伤肝,或受到精神刺激,急躁易怒,导致肝气郁结,气机阻滞于乳房,经脉阻塞不通,不通则痛,引起乳房疼痛;肝气郁久化热,热灼津液为痰,气滞、痰凝、血瘀,即可形成乳房肿块。因于虚者,则以虚为本,因虚致实;或因肝肾不足,冲任失调,使气血瘀滞;或因脾肾阳虚,痰湿内结,经脉阻塞致乳房结块、疼痛、月经不调。

【病案】

一、病 史 资 料

黄某,女,42岁,自由职业。初诊日期:2015年8月8日。

主诉:反复乳房疼痛半年余。

现病史:患者自半年余前开始出现经前乳房疼痛,伴神疲乏力,腰膝酸软,月经来潮后乳房疼痛自行缓解。刻诊:双侧乳房疼痛,疼痛不甚,疲倦乏力,腰酸,纳可,眠欠佳,二便调。

既往史:既往体健。否认高血压、糖尿病等慢性病史,否认传染病史,否认手术、外伤、输血史等。

经带胎产史:G3P2A1,哺乳史(+)。平素月经欠规律,周期25~40天不等,6~7天才净,量少色淡,淋漓不尽,LMP:2015年7月5日。

家族史:否认家族性遗传病、肿瘤病史。

专科体检:双乳对称,外观正常,双乳皮肤无红肿、脱屑、溃烂,无浅表静脉扩张,无酒窝征、橘皮样变。双侧乳头无抬高、内陷,无溢血、溢液。双乳腺体增厚,可触及散在结节,质韧,边界欠清。双腋下及双侧锁骨上窝未触及明显肿大淋巴结。舌淡,苔白,脉沉细。

实验室检查:乳腺彩超示双乳腺体组织排列紊乱,欠均质,回声稍增粗增强。双乳乳腺导管扩张,内透声尚好。双乳未见明显低、无回声区。双腋下未见明显淋巴结。结论:考虑双侧乳腺增生症。

二、辨证论治思路

1. 主证分析　患者反复乳房疼痛半年余,经前加重,经后缓解。查体可触及双乳散在结节。彩超报告符合乳癖的诊断。西医诊断为双侧乳腺增生症。

2. 证型分析　患者为中年女性,乳房疼痛伴散在结节,伴神疲乏力,腰膝酸软,月经不调,量少色淡,是为肝肾不足、冲任失调之象。冲任失调,气血瘀滞,凝结于乳房而成乳中结节。神疲乏力,腰膝酸软,月经不调,量少色淡亦为肝肾不足、冲任失调的表现。肝肾阴亏,相火扰神,故睡眠欠佳。舌淡,苔白,脉沉细与冲任失调之判断相符。

3. 立法处方　患者证属冲任失调,治宜调摄冲任,方用二仙汤合四物汤加减。

仙茅 15g,仙灵脾 15g,巴戟天 12g,熟地 12g,白芍 9g,当归 9g,川芎 6g,知母 6g,黄柏 6g。每日 1 剂,水煎 2 次,温服。嘱患者畅情志,节起居,调饮食。不可过劳、熬夜,以免进一步损耗肝肾阴精,加重病情。

方中仙茅、仙灵脾温补肾阳,熟地滋阴养血、补肾填精,三药相合,既可温肾助阳,又可滋阴养血填精,共为君药。巴戟天温肾壮阳,白芍养血益阴,当归补血兼活血,共助君药补肾阳、益阴血,为臣药。黄柏泻相火以坚阴,知母苦寒而润,滋清肾水,川芎行气活血,三药共为佐药。

三、辅助检查

患者彩超考虑乳腺增生,诊断基本明确。患者超过 40 岁,应继续完善钼靶检查,以排除其他病变。

四、转归及对策

本例患者经过治疗,乳房疼痛消失,乳房结节较前消散。神疲乏力、腰膝酸软及月经不调均较前改善。乳癖一病恶变风险不高,经积极治疗配合适当饮食起居调摄,乳痛及乳房结节可很快得到缓解或改善。

该病易于反复,尤其是情绪波动、起居作息不规律或过多摄食激素类食品、保健品时,受激素波动的影响,乳房疼痛及肿块可反复发作。患者因此而产生的焦虑情绪,又可加重本病,并带来一定的心理负担。因此本病的治疗除常规药物治疗及饮食起居调摄外,还需注意心理疏导。综合治疗才能得到长久的改善。

 【诊疗特点】

一、诊 断 要 点

1. 临床表现　主要临床表现是单侧或双侧乳房疼痛并出现肿块,乳痛和肿块与月经周期及情志变化密切相关。乳房肿块质韧,大小不等,形态不一,边界不清,活动度好,可伴有压痛。根据肿块形态不同可分为片块型、结节型、混合型及弥漫型。部分患者仅以乳房疼痛为主,而无明显的肿块。

2. 实验室及其他辅助检查　乳腺彩超检查见乳腺腺体组织排列紊乱,欠均质,回声稍增粗增强;或可见乳腺导管扩张。钼靶检查无特异性表现。对于乳癖乳房肿块较大、质硬,或短期内增长迅速者,必要时应做病理活检明确诊断,以排除恶变可能。

二、辨 证 要 点

乳癖的病因病机分为虚实两端。因于实者,以肝气郁结为发病之本。肝郁经脉不通,不通则痛;气滞、痰凝、血瘀结于乳房而成肿块。因于虚者,则以虚为本,因虚致实。或因肝肾不足,冲任失调,气血瘀滞;或因脾肾阳虚,痰湿内结,经脉阻塞,终致乳房结块、疼痛。临证首辨虚实,再辨标本。注意辨别肝郁、肝肾不足、脾肾阳虚之不同病机。

三、治 法 方 药

1. 肝郁痰凝　多见于青壮年妇女,乳房肿块,质韧不坚,胀痛或刺痛;症状随息怒消长;伴有胸闷胁胀,善郁易怒,失眠多梦,心烦口苦;苔薄黄,脉弦滑。治宜疏肝解郁、化痰散结。方选逍遥蒌贝散加减。

2. 冲任失调　多见于中年妇女,乳房肿块月经前加重,经后缓解,乳房疼痛较轻或无疼痛;伴有腰酸乏力,神疲倦怠,月经失调,量少色淡,或闭经;舌淡,苔白,脉沉细。治宜调摄冲任。方选二仙汤合四物汤加减。

 【临证思路】

乳癖是乳腺组织既非炎症也非肿瘤的良性增生性疾病。本病好发于25~45岁中青年妇女,是临床最常见的乳房疾病。本病有一定的恶变倾向。乳腺不典型增生患者乳腺癌的风险明显增多,约为正常人群的4~8倍,尤其是有乳癌家族史不典型增生的患者更应引起重视。

临床治疗本病以中医为主,西医为辅。中医治疗本病独具优势。根据肝郁、肝肾不足、脾肾阳虚之病机不同,辨证处方,配合饮食起居调摄及必要的心理疏导,患者乳痛及乳房肿块可很快得到改善。乳癖是一种与月经周期相关的疾病,随月经周期的不同,该病易反复。为减少复发,对于乳癖证属肝郁者,应格外注重心理疏导,保持情绪平和、作息规律;对于肝肾不足及脾肾阳虚者,需连续中药调补至少2~3个月经周期,以固本培元,巩固疗效。

岭南外科在治疗乳癖方面积累了丰富的经验。结合乳癖发病与月经周期的关系,创造了"周期疗法"治疗乳癖:根据女子经前经络气血充盈,易于瘀阻;经后经络气血空虚的特点,研制了行气活血、通络散结的中成药"疏经方片"和健脾补肾、益气养血的"调经方片",让患者根据月经周期的不同阶段有针对性地用药,取得了良好效果。同时,配合耳穴、中药熏洗浴足及膏方治疗乳癖效果更佳。耳穴选用肝、皮质下、交感或内分泌、皮质下、肾,起到疏肝理气或调摄冲任的作用。广州中医药大学第一附属医院乳腺科采用"上病下治"的原理,开创了"疏肝方""补肾方"中药熏洗浴足方,可增强疏肝解郁或补肾培元的效果,并可促进血液循环,使患者放松精神,改善睡眠状况。此外,针对乳癖制订了一系列膏方协定方,即"疏肝消癖方""补肾消癖方""温阳散结方",分别针对肝郁、肝肾不足、阳虚痰凝的不同病机选择使用,服用方便、快捷,疗效确切,深受广大患者的青睐。

此外,在乳癖的治疗过程中,除了脏腑辨证之外,我们应该灵活应用六经辨证,才能取得良好效果。例如,小柴胡汤对于部分具有少阳经症状的乳癖患者也能有很好的效果。部分患者除了乳痛之外,还合并痛经等厥阴肝经寒滞的症状,我们可以选择当归四逆汤、乌梅丸等治疗,除了缓解乳痛之外,还能够改善痛经、头痛、失眠等症状,充分体现中医整体调治的优势。"气一元论"在乳癖的治疗中也有很广泛的应用。例如,在气机的圆运动中,脾胃为枢,当脾胃功能失调时,会导致气机升降无序,气机不畅,就会出现包括乳房疼痛在内的很多临床表现,这时候,我们辨证治疗的重点就在调整脾胃枢机的功能,使气机的运动恢复正常,乳痛自然就可以消失。

第五节 乳 岩

以乳房肿块坚硬、凹凸不平、边界不清、推之不移、按之不痛,或伴有乳头溢血,晚期溃烂、凸如泛莲或菜花为主要表现的疾病,称为"乳岩"。

乳岩的基本病因病机为情志失调、饮食失节、冲任不调或先天禀赋不足,引起机体阴阳平衡失调、脏腑失和,气滞痰凝血瘀结于乳房,而成乳岩。

乳岩目前以综合治疗为主,包括手术、化疗、放疗、内分泌治疗、靶向治疗等治疗手段。中医药治疗在乳腺癌治疗中全程参与,其优势主要体现在:围手术期可以提高患者免疫力,促进创面愈合、促进康复;围化疗期应用可以起到减毒增效等作用;围放疗期可以减轻放疗皮损;在内分泌治疗期间,可以减轻内分泌治疗相关毒副作用,提高患者耐受性;对于部分高复发转移风险的患者可以提高无病生存;晚期乳腺癌患者可以延长生存,改善生活质量。

【病案:阶段一】

一、病史资料

刘某,女,51岁,会计。初诊日期:2016年5月19日。

主诉:发现左乳肿物1周。

现病史:患者1周前沐浴时偶然发现左乳外上有一肿物,质地较硬,无明显疼痛,乳房皮肤无红肿、溃烂,乳头无溢血、溢液。刻诊:左乳外上肿物,无疼痛,时有胸胁胀闷,善叹息,纳可,眠欠佳,二便调。

既往史:既往体健。否认慢性病史、传染病史及手术、外伤、输血史等。

经带胎产史:G2P1A1,哺乳史(+)。已停经2年,既往月经规律。

家族史:否认家族性遗传病、肿瘤病史。

体检:神清,发育正常,营养中等。双乳对称,外观正常,双乳皮肤无红肿、脱屑、溃烂,无皮下结节,无浅表静脉扩张,无橘皮样改变。双侧乳头无抬高、内陷,无溢血、溢液。左乳外上可触及一大小约2.5cm×2cm肿物,质硬,边界欠清,活动度欠佳,肿物表面皮肤凹陷,可见酒窝征。右乳未触及明显肿物。左腋下可触及一大小约1.5cm×1cm淋巴结,质硬,边界清,活动度尚可。右腋下及双侧锁骨上窝未触及明显肿大淋巴结。舌淡,苔薄白,脉弦。

实验室检查:①乳腺彩超:左乳2点钟方向可见一低回声区,大小约23mm×19mm,边界欠清,可见成角及"蟹足样"改变,后方回声衰减。低回声区内可见丰富血流信号。左腋下可见淋巴结回声,大小约15mm×10mm,皮髓质欠清,可见淋巴门结构。结论:左乳低回声结节,考虑乳腺癌可能。②钼靶:左乳外上象限可见一小结节,边界不清,可见毛刺征,结节内见较多细密针尖样钙化,左腋下可见肿大淋巴结。结论:考虑左乳癌可能性大。

二、辨证论治思路

(一) 主证分析

患者左乳肿物,质硬,边界欠清,活动度欠佳;伴左腋下淋巴结肿大,质硬。彩超及钼靶均符合乳岩的诊断。西医诊断为左乳腺癌。

(二) 证型分析

患者左乳肿物质硬,胸胁胀闷,善叹息,眠欠佳,均为肝郁痰凝之象。肝气郁结,气滞痰凝结于乳房,形成乳房结块;肝主情志,肝气郁结,情志不畅导致睡眠欠佳。舌淡,苔薄白,脉弦与肝郁痰凝之判断相符。

(三) 立法处方

1. 根据查体及辅助检查结果,患者目前诊断考虑为乳腺癌可能性大。目前首要诊疗方案为完善术前检查,排除手术禁忌证,尽快行手术治疗。

2. 同时术前配合中医药治疗

(1) 证属肝郁痰凝,治宜疏肝解郁,化痰散结。方用逍遥蒌贝散加减。

柴胡 15g,白芍 10g,茯苓 15g,白术 15g,半夏 15g,瓜蒌皮 15g,浙贝母 15g,当归 6g。每日 1 剂,水煎 2 次,温服。嘱患者调畅情志,放松心情,作息规律,饮食清淡。

方中柴胡疏肝解郁,使肝气得以条达为君药。归、芍与柴胡同用,补肝体而助肝用,使血和则肝和,血充则肝柔;瓜蒌皮、浙贝母、半夏化痰散结,五药共为臣药。木郁不达致脾虚不运,故以白术、茯苓健脾益气,既能实土以御木侮,且使营血生化有源,共为佐药。

(2) 中药熏洗浴足。疏肝方:延胡索 30g,金铃子 30g,青皮 30g,薄荷 10g。每日 1 剂,水泡 1 000ml,热熏、温浴。

(3) 耳穴治疗。选穴:皮质下、交感、肝。

三、辅 助 检 查

1. 常规术前检查,是否存在手术禁忌证　血分析,生化检查,凝血功能,肝炎、梅毒、艾滋病等感染病检查,心电图,胸片。

2. 结合辅助检查排除远处转移　乳腺癌常见转移部位为肺、肝、骨、脑。可以选择彩超、X 线或 CT、MR、骨扫描等检查。

3. 对后续治疗可能有指导意义的检查　性激素检查、子宫附件彩超、骨密度。

4. 如有保乳意愿,建议行乳房 MR 检查。

四、转归及对策

完善术前检查,排除手术禁忌证,患者于 2016 年 5 月 26 日行左乳癌改良根治术,病理明确诊断为:左乳浸润性导管癌。术后第一天患者出现食欲不振,面色萎黄,乏力,神疲懒言,咽中痰多,腹胀,排便无力,舌质淡胖,舌边有齿痕,苔薄白,脉细弱。辨证为脾虚痰湿证。遂予以中医药综合调理,促进术后恢复。

1. 中药内服以健脾益气化痰为法,方以参苓白术散加减。

人参 15g,茯苓 15g,白术 15g,白扁豆 15g,山药 15g,砂仁 10g,薏苡仁 20g,炙甘草 10g,陈皮 10g,莲子 15g,桔梗 15g。每日 1 剂,水煎 2 次,温服。嘱患者清淡饮食,忌食肥甘厚味,以免滋腻碍胃,加重痰湿。

方中人参、白术、茯苓益气健脾渗湿为君。配伍山药、莲子助君药健脾益气,白扁豆、薏苡仁助白术、茯苓健脾渗湿,均为臣药。砂仁醒脾和胃,行气化湿,陈皮燥湿化痰,为佐药。

桔梗宣肺利气,通调水道,又可载药上行,培土生金;甘草健脾和中,调和诸药,共为佐使。

2. 另予中药熏洗浴足,方选用和胃方。干姜30g,陈皮20g,肉桂6g,香附15g。每日1剂,水泡1 000ml,热熏、温浴。

3. 穴位敷贴 采用中药进行穴位敷贴达到疏通经络、健脾和胃的目的。常用足三里、中脘。

4. 耳穴治疗 取穴脾、胃、直肠下段、大肠、便秘点、神门、皮质下、交感,起到调和肠胃,通经活血的作用。

5. 中药封包 以通络宝加益气和胃中药热敷于腹部,以温经通络、温脾和胃。

经处理后,患者精神好转,面色转红润,痰少,胃纳、腹胀改善,大便通畅。

手术是乳岩最重要的治疗手段,如无明显手术禁忌证,应尽早行根治性手术治疗。本病如发现早、诊治早,往往可获得较高的治愈率。然而或因素体不足,或因术中耗伤阴津气血,或因术前禁食过久,或麻药反应,患者术后常常呈现气血两亏、肝肾亏虚或脾虚痰湿的病理状态。中医药在乳岩围手术期的调理中可发挥巨大优势,通过中药内服、熏洗浴足、穴位贴敷、耳穴、中药封包等多种多样的中医特色治疗方式,可促进机体恢复、提高免疫力,显著提高患者生活质量。

【病案:阶段二】

一、病史资料

刘某,女,51岁,会计。就诊日期:2016年6月10日。

主诉:恶心纳差3天。

现病史:因"发现左乳肿物1周"于2016年5月26日行左乳癌改良根治术。术后病理示:①左乳浸润性导管癌,Ⅱ级,肿物大小约24mm×20mm,脉管内癌栓(-),神经侵犯(-);②根治标本底切缘、皮肤切缘及乳头均未见癌浸润;③淋巴结可见癌转移(3/18);④癌组织免疫组化标记:ER(++),约50%细胞强阳性,PR(+++),约80%细胞强阳性,HER-2(-),Ki-67(+)约30%。术后拟行EC→T方案化疗8次。患者2016年6月7日完成第1次EC方案化疗,化疗后出现恶心呕吐,经止呕处理后好转出院。出院后一直恶心欲呕,纳差,左上腹满闷不适,疲倦乏力。

刻诊:面色萎黄,神疲乏力,恶心欲呕,纳差,左上腹满闷不适,睡眠一般,大便量少,小便调。

既往史、经带胎产史及家族史同前。

体检:神清,发育正常,营养中等。腹软,左上腹轻压痛,无反跳痛;余腹部无压痛、反跳痛。墨菲征(-),麦氏点无压痛。左乳缺如,左胸壁伤口愈合良好,未见明显红肿及渗液,皮下未扪及积液。右乳外观正常,皮肤无红肿、脱屑、溃烂,无皮下结节,无浅表静脉扩张,无橘皮样变。右乳头无溢血溢液。右乳未触及明显肿物。右腋下及双侧锁骨上窝未触及明显肿大淋巴结。舌质淡,苔腻,脉细弱。

实验室检查:暂无。

二、辨证论治思路

(一) 主证分析

患者既往病理明确诊断为乳腺癌,术后行化疗。化疗后出现恶心纳差,左上腹满闷不适,考虑为化疗引起的副作用。中医诊断为：①乳岩；②痞满。西医诊断为：①左乳腺癌；②胃肠功能紊乱。

（二）证型分析

患者化疗后出现恶心纳差，左上腹满闷不适，伴神疲乏力、面色萎黄，为脾胃不和之象。化疗药物损伤脾胃，导致脾胃运化功能失常。脾失运化，故见左上腹满闷不适，纳差；胃失和降，故见恶心欲呕；脾气虚弱，气血生化乏源，故见神疲乏力、面色萎黄；舌质淡、苔腻，脉细弱亦与脾胃不和之判断相符。

（三）立法处方

证属脾胃不和，治宜益气健脾，和胃降逆。

1. 内服中药方用陈夏六君子汤加减。人参 15g，茯苓 15g，白术 15g，甘草 5g，陈皮 6g，法半夏 10g。每日 1 剂，水煎 2 次，温服。嘱患者清淡饮食，少食多餐，适当活动，注意休息。

方中人参甘温益气，健脾养胃为君。配伍白术苦温健脾燥湿，加强益气助运之力；茯苓甘淡渗利，健脾渗湿，两药相配，则健脾祛湿之功益著，共为臣药。佐以陈皮理气和胃，法半夏燥湿化痰，降逆止呕。使以甘草，益气和中，调和诸药。

2. 配合中药熏洗浴足，选方和胃方。干姜 30g，陈皮 20g，肉桂 6g，香附 15g。每日 1 剂，水泡 1 000ml，热熏、温浴。

3. 采用中药穴位贴敷达到健脾和胃、调理气血的目的，选穴足三里、中脘、内关。

4. 另予耳穴治疗，采用围化疗期辅助和胃法，选穴胃、神门、皮质下、交感、脾。

三、辅 助 检 查

完善生化检查了解有无低钾、低钠等电解质紊乱。

四、转归及对策

经处理后，患者恶心、纳差好转，精神、面色好转，左上腹满闷消失，食欲逐渐恢复至正常。

化疗是乳腺癌治疗的重要手段。化疗可导致一系列毒副作用，如胃肠道反应、骨髓抑制、肝功能损害、脱发等。中医药在减轻化疗毒副作用方面发挥着重要作用。在围化疗期针对患者具体病机辨证施治，通过中药内服、熏洗浴足、穴位贴敷、耳穴等多种中医特色治疗方式，可有效减轻患者化疗相关毒副作用，促进化疗后机体恢复，改善不适症状，在保证疗效的同时提高患者生存质量。

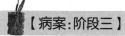【病案：阶段三】

一、病 史 资 料

刘某，女，51 岁，会计。就诊日期：2016 年 12 月 7 日。

主诉：放疗后胸壁皮肤潮红溃烂 1 周。

现病史：患者于 2016 年 5 月 26 日行左乳癌改良根治术，术后行 EC→T 方案化疗。患者于 2016 年 11 月 28 日开始接受放疗。1 周前患者出现左胸壁皮肤潮红，局部溃烂，遂于今日来我院门诊就诊。

刻诊：神清，精神一般，胸壁皮肤潮红、干燥，局部溃烂，咽干，无发热恶寒，纳可，眠一般，二便尚调。

既往史、经带胎产史及家族史同前。

体检:神清,发育正常,营养中等。左乳缺如,左胸壁见一长约12cm陈旧性手术瘢痕,伤口愈合良好。左胸壁皮肤潮红、干燥,局部皮肤溃烂。右乳外观正常,未触及明显肿物,挤压右乳头无溢血溢液。右腋下及双侧锁骨上窝未触及明显肿大淋巴结。舌红,苔薄黄,脉细。

二、辨证论治思路

(一) 主证分析

患者既往明确诊断为乳腺癌,目前接受放疗。放疗后出现胸壁皮肤潮红、溃烂,考虑为放疗引起的放射性皮炎。中医诊断为:①乳岩;②烧伤。西医诊断为:①左乳腺癌;②放射性皮炎。

(二) 证型分析

患者放疗后出现皮肤潮红、溃烂,伴咽干,为热毒伤津证。放射线为热毒之邪,伤于体表皮肤则出现皮肤潮红干燥,甚至溃烂;咽干亦为热毒伤津,咽部失于濡润的表现。舌红,苔薄黄,脉细亦与热毒伤津之判断相符。

(三) 立法处方

证属热毒伤津,治宜清热解毒、养阴生津。

1. 本病热毒从外直接伤及体表肌肤、咽部等部位,故治疗皮肤潮红溃烂应以中药外用为主,以自创橄榄药油加减(冰片、黄芩、黄连、黄柏、白矾等)。

嘱患者清淡饮食,保持胸壁皮肤干洁,不可进食辛辣刺激食物,伤口不可沾水,以免助长热毒之邪,导致红肿溃烂加重,或引起创面感染。

方中黄芩、黄连、黄柏清热解毒燥湿;冰片清热消肿止痛;白矾酸涩性寒,可解毒清热、敛疮收湿。橄榄油可滋润皮肤,防止皮肤干燥皲裂,现代医学认为橄榄油尚有抗氧化、防辐射、抗感染等作用。

2. 患者咽干不适,配合咽喉饮内服养阴清热、利咽生津。咽喉饮为广州中医药大学第一附属医院院内制剂,主要成分为麦冬、浙贝母、桔梗、玄参等,其中麦冬养阴生津,玄参养阴清热,桔梗、浙贝母清热利咽、化痰散结,适用于阴津不足、失于濡润的咽部诸症。

三、辅助检查

完善血分析检查,了解是否存在骨髓抑制,以及皮损有无合并感染。

四、转归及对策

经处理后,患者胸壁皮肤潮红减轻,干燥好转,溃烂面逐渐收敛愈合,咽干明显改善,顺利完成放疗。

放射性皮炎是乳腺癌放疗最常见的副作用,轻者表现为皮肤潮红、干燥,重者皮肤溃烂、创面渗液,给患者造成极大的困扰。中医认为放射线是一种热毒之邪,可直接烧伤皮肤,导致皮肤潮红干燥甚至溃烂;并可波及咽喉、肺、心脏等邻近器官组织,导致咽炎、放射性肺炎、心肌炎等相应并发症。对于放射性皮炎,热毒止于体表皮肤,故治疗以外用药物为主。橄榄药油为广州中医药大学第一附属医院乳腺科黄梅主任经验方,已通过临床研究证实治疗放射性皮炎疗效确凿,配合院内制剂咽喉饮养阴清热,利咽生津,使咽干症状很快好转。

【病案:阶段四】

一、病史资料

刘某,女,52岁,会计。就诊日期:2017年1月6日。

主诉:晨起双手关节僵硬疼痛1周。

现病史:患者于2016年5月26日行左乳癌改良根治术,术后已完成EC→T方案化疗及放疗。患者于2016年11月25日开始口服阿那曲唑(每次1片,每日次)行内分泌治疗,1周前患者自觉晨起后双手关节僵硬疼痛,近1周来逐渐加重,每次晨僵活动半小时后可改善。

刻诊:神清,精神一般,诉晨起双手关节僵硬疼痛,活动半小时可改善,就诊时双手关节仍稍有疼痛,自觉僵硬不灵活,伴腰膝酸软,潮热,心烦,纳可,眠欠佳,二便尚调。

既往史、经带胎产史及家族史同前。

体检:神清,发育正常,营养中等。四肢关节无畸形,活动正常,肌力、肌张力正常。手指关节轻微压痛,余关节无明显压痛。左乳缺如,左胸壁见一长约12cm陈旧性手术瘢痕,伤口愈合良好。右乳外观正常,未触及明显肿物,挤压右乳头无溢血溢液。右腋下及双侧锁骨上窝未触及明显肿大淋巴结。舌质稍红,苔少,脉细。

二、辨证论治思路

(一) 主证分析

患者既往明确诊断为乳腺癌,已完成化疗、放疗,目前行内分泌治疗。内分泌治疗期间出现手指关节僵硬疼痛,考虑为乳腺癌内分泌治疗引起体内雌激素水平降低,导致的骨关节症状。中医诊断为:①乳岩;②痹证。西医诊断为:①左乳腺癌;②骨质疏松。

(二) 证型分析

患者双手关节僵硬疼痛,伴腰膝酸软,潮热,心烦,眠欠佳,为肝肾亏虚之象。《黄帝内经》有云:"七七任脉虚,太冲脉衰少,天癸竭。"患者已过七七,肝肾不足,冲任虚衰,加之药物影响,导致肝肾阴精进一步亏损。

肾主骨,肝主筋,肝肾不足,故见手指关节僵硬疼痛,屈伸不利,膝软;腰为肾之府,肾虚腰府失养,故见腰酸;阴精不足,虚热内扰,故见潮热、心烦、睡眠欠佳。舌质稍红,苔少,脉细亦与肝肾亏虚之判断相符。

(三) 立法处方

证属肝肾亏虚,治宜补益肝肾,益气除痹。方用独活寄生汤加减。

独活15g,桑寄生20g,杜仲10g,牛膝15g,细辛6g,秦艽10g,茯苓20g,肉桂6g,防风10g,川芎10g,人参10g,甘草6g,当归6g,白芍15g,干地黄15g。每日1剂,水煎2次,温服。嘱患者适当加强锻炼,注意保暖,规律作息,清淡饮食,调畅情志,避免关节感受风寒湿邪,以免加重痹痛。晨僵时不可强行掰拉手指,应缓慢活动至僵硬缓解。

方中独活辛苦微温,擅除痹痛,并可祛筋骨间的风寒湿邪,重用为君。臣以秦艽、肉桂、细辛、防风,秦艽祛风湿,舒筋络而利关节;肉桂温经散寒,通利血脉;细辛入少阴肾经,长于搜剔阴经之风寒湿邪,又除经络留湿;防风祛一身之风而胜湿,君臣相伍,可舒筋络而利关节,祛风湿而止痹痛。佐以桑寄生、杜仲、牛膝以补肝肾而强筋骨,且桑寄生兼可祛风湿,牛膝尚能活血以通利肢节筋脉;当归、川芎、地黄、白芍养血和血,人参、茯苓、甘草健脾益气除痹,以上诸药合用,具有补肝肾、益气血之功,且芍药与甘草相合,尚能柔肝缓急,以助舒筋。甘草调和诸药,兼使药之用。

三、辅 助 检 查

行骨密度检测以明确骨量丢失的严重程度,指导后续治疗方案。

四、转归及对策

服药七剂再诊,患者晨起双手关节僵硬疼痛到缓解的时间缩短,疼痛程度减轻,心烦、潮热及睡眠情况好转,腰膝酸软稍改善。上方加减服用1个月后,患者晨起双手关节仅有轻微僵硬疼痛,无明显心烦潮热,偶有多梦,腰膝酸软明显改善。后续长期予补益肝肾的膏方调理以巩固疗效。

芳香化酶抑制剂用于绝经后乳腺癌行内分泌治疗的患者,骨关节症状是该类药物常见的副作用之一,其机制主要与体内雌激素水平降低有关。一方面绝经后卵巢功能衰竭,不再产生雌激素,体内雌激素水平明显降低;另一方面芳香化酶抑制剂抑制了雄激素向雌激素转化,进一步减低了体内雌激素水平。中医认为芳香化酶抑制剂治疗过程中出现骨关节症状是肝肾不足的表现。患者年过七七原本肝肾不足,加之药物影响,肝肾阴精进一步损伤,肝主筋、肾主骨,故关节僵硬疼痛。通过中医补益肝肾,关节症状往往可以较快得到改善。

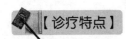

【诊疗特点】

一、诊　断　要　点

1. 临床表现

(1)一般类型乳腺癌:主要临床表现是乳房无痛性肿块,边界不清,质地坚硬,表面不光滑,不易推动;个别可伴乳头血性溢液;肿瘤侵犯乳房悬韧带导致牵拉固定,或肿瘤与皮肤粘连,可见酒窝征,或乳头抬高、内陷。后期癌肿继续增大,侵犯皮下淋巴管网,导致淋巴回流障碍,可见橘皮样变;侵及病变周围皮肤形成散在小肿块,即卫星结节。晚期肿块突破皮肤溃烂,渗流血水,恶臭难闻。

初起腋下淋巴结通常无肿大;随病情进展,肿瘤转移至腋下淋巴结可触及腋下肿大淋巴结,质硬,初可活动,后逐渐固定融合;并可进一步转移至锁骨上、颈部淋巴结,导致肿大、固定、融合成团,患者逐渐出现形体消瘦、面色苍白等恶病质貌。也有少数以腋下淋巴结肿大为首要表现,后发现乳房肿块者;或仅表现为腋下淋巴结肿大而乳房无明确肿物可循。

(2)特殊类型乳腺癌

1)炎性癌:少见,多发于青年妇女,半数发生在妊娠期及哺乳期。起病急骤,乳房迅速增大,皮肤肿胀,色红或紫红,发热,无明显肿块。对侧乳房往往不久即被侵及,很早出现腋窝、锁骨上淋巴结肿大。较快出现远处转移,且转移甚广。恶性程度极高,病程短,常于1年内死亡。

2)湿疹样癌:少见,发病率约0.7%~3%。早期临床表现似慢性湿疮,乳头及乳晕皮肤发红,轻度糜烂、渗液。病变皮肤甚硬,与周围分界清楚。患者多感奇痒,或轻微灼痛。早期乳房内多未形成明确肿块。后期乳头蚀落,溃烂出血,乳房内也可出现肿块。

2. 实验室及其他辅助检查

(1)B超:可见乳房内实质性占位性病变,边界不清,形态不规则。若见到"蟹足样"改变,成角改变,肿物纵横比失调,肿块内部血流信号丰富杂乱,肿块后方回声衰减等,往往是乳腺癌比较特征性的改变。

(2)钼靶:致密肿块阴影,形态不规则,边缘呈毛刺状或结节状,可见细密针尖样钙化点。有时可见邻近病灶皮肤增厚或凹陷,或乳头回缩呈漏斗征。

(3)病理检查:肿物粗针穿刺活检等病理学检查,可作为确诊的依据。

二、辨 证 要 点

本病初起多属实,或实中夹虚,病机多为气滞、痰凝、血瘀,或冲任失调;病情继续发展,邪气益盛、正气渐衰,病情呈现虚实夹杂;后期疾病失治,邪盛正衰,以正气虚衰为突出表现。

三、治 法 方 药

(一) 术前

1. 肝郁痰凝 主要表现为乳房部肿块皮色不变,质地韧硬或坚硬,边界不清;情志抑郁,或性情急躁,胸闷胁胀,或伴经前乳房作胀或少腹作胀;舌淡红,苔薄,脉弦。治宜疏肝解郁,化痰散结。内服方选逍遥蒌贝散加减。中药熏洗浴足选用疏肝方(延胡索、金铃子、青皮、薄荷等)。耳穴治疗选穴皮质下、交感、肝。

2. 冲任失调 主要表现为乳房结块坚硬,经期紊乱前后不定,素有经前期乳房胀痛;或婚后从未生育或有多次产史;舌淡,苔薄,脉弦细。治宜调摄冲任、滋补肝肾。内服方选二仙汤加减。中药熏洗浴足选用补肾方(桑寄生、杜仲、乌药、旱莲草等)。耳穴治疗选穴皮质下、内分泌、肾。

3. 正虚毒盛 主要表现为乳房肿块扩大,溃后愈坚,渗流血水,不痛或剧痛,精神萎靡,面色晦暗或㿠白。饮食少进,心悸失眠;舌紫暗或有瘀斑,苔黄,脉弱无力。治宜调补气血,清热解毒。内服方选八珍汤加减。中药熏洗浴足选用气血方(黄芪、黄精、熟地、当归等)。耳穴治疗选穴皮质下、交感、肾上腺。

(二) 术后

1. 气血两亏 主要表现为形体消瘦,面色萎黄或㿠白,头晕目眩,神倦乏力,少气懒言;术后切口皮瓣坏死糜烂,时流渗液,皮肤灰白,腐肉色暗不鲜;舌质淡,苔薄白,脉沉细。治宜益气养血、健脾补肾。内服方选八珍汤加减。中药熏洗浴足选用气血方(黄芪、黄精、熟地、当归等)。

2. 肝肾亏虚 主要表现为腰膝酸软,五心烦热,头晕目眩,月经失调,面色晦暗,耳鸣健忘,消瘦。舌质红绛,舌苔少,脉细数或细弦。治宜补益肝肾。内服方选左归丸加减。中药熏洗浴足选用补肾方(桑寄生、杜仲、乌药、旱莲草)。

3. 脾虚痰湿 主要表现为食欲不振,食后腹胀,面色萎黄,精神萎靡,体倦乏力,神疲懒言,痰多清稀,大便溏薄或排便无力,小便清长。浮肿或消瘦。舌质淡或胖大,舌边有齿痕,舌苔薄,脉细弱。治宜健脾益气化痰。内服方选参苓白术散加减。中药熏洗浴足选用和胃方(干姜、陈皮、肉桂、香附)。耳穴治疗选穴胃、神门、皮质下、交感、脾,便秘者选直肠下段、大肠、便秘点、皮质下、脾。穴位敷贴选穴足三里、中脘、内关。

(三) 围化疗期

1. 脾胃不和证 主要表现为痞满纳呆,食后腹胀或腹痛,恶心欲呕或呕吐,舌胖大、边有齿痕。嗳气频作,面色淡白或萎黄,疲倦乏力,大便溏薄或排便无力,舌质淡,苔腻,脉细弱。治宜益气健脾,和胃降逆。内服方选陈夏六君子汤加减。中药熏洗浴足选用和胃方(干姜、陈皮、肉桂、香附)。和胃止呕,耳穴治疗可选胃、神门、皮质下、交感、脾,便秘者选直肠下段、大肠、便秘点、皮质下、脾。又可以通络宝加益气和胃中药热敷于腹部,以温经通络、温脾和胃,尤其用于化疗后胃脘不适、呕吐、腹泻等胃肠道反应的患者。穴位敷贴选穴足三里、中脘、内关。

2. 气血两虚证 主要表现为神疲懒言,声低气短,活动后上述诸证加重,面白无华或萎黄,舌淡,脉细弱无力。自汗,口唇、眼睑、爪甲色淡白,月经量少色淡、延期或闭经,苔薄白。治宜益气养血,健脾补肾。内服方选八珍汤加减。中药熏洗浴足选用气血方(黄芪、黄精、熟地、当归等)。

3. 肝肾亏虚证　主要表现为头晕目眩,耳鸣,口燥咽干,腰膝酸软,五心烦热,舌红,苔少,脉细而数。失眠多梦,脱发,爪甲变黑或不泽,形体消瘦,盗汗。治宜补益肝肾。内服方选左归丸加减。中药熏洗浴足选用补肾方(桑寄生、杜仲、乌药、旱莲草)。睡眠不佳者可加耳穴治疗,选穴神门、心、交感、皮质下、内分泌。

4. 脾肾两虚证　主要表现为食欲不振或食后腹胀,面色㿠白,气短乏力,形寒肢冷,腰膝酸软,脱发,头晕目眩,泄泻,完谷不化,粪质清稀,小便频数而清,或夜尿频。舌质淡胖,苔白滑,脉沉无力。治宜补益脾肾。内服方选四君子汤合右归丸加减。肾虚为主者,中药熏洗浴足选用补肾方(桑寄生、杜仲、乌药、旱莲草),脾虚胃脘不适者选用和胃方(干姜、陈皮、肉桂、香附)。

(四) 放射性皮炎(热毒伤津)

主要表现为放疗后出现胸壁皮肤潮红、干燥,或溃烂、渗液,可伴咽干;舌红,苔薄黄,脉细。治宜清热解毒、养阴生津。治以中药外用为主,方选自创橄榄药油加减。咽干者可配合养阴清热,利咽生津中药、中成药。

(五) 骨关节症状(肝肾亏虚)

尤其常见于绝经后乳腺癌患者内分泌治疗过程中,出现晨起双手关节僵硬疼痛,伴形体消瘦,腰膝酸软,五心烦热,口燥咽干,耳鸣,盗汗,失眠多梦等。舌红瘦,苔少,脉细数。治宜补益肝肾,益气除痹。方用独活寄生汤加减。

需注意的是,本病尤其是到晚期,病证复杂,证型不拘泥于以上几种。临床需严格四诊合参,辨证施治。

 【临证思路】

乳岩,是指乳房部的恶性肿瘤,最常见即西医学乳腺癌。与大多数癌症不同的是,乳腺癌如发现早、诊治早,往往可获得较高的治愈率。

对于本病的治疗,目前主要参照国际指南对其进行规范性综合治疗,治疗方式包括手术、化疗、放疗、内分泌治疗、靶向治疗等。手术是乳腺癌治疗最重要的手段,如无明显手术禁忌证,应尽早行根治性手术治疗。化疗是乳腺癌治疗的重要手段,可缩小原发肿瘤及转移灶,并可作用于亚临床转移灶,有效提高治愈率,降低复发转移率,改善患者生存预后。放疗对减少局部复发率有重要作用。内分泌治疗阻断了雌激素对激素敏感型乳腺癌细胞生长的促进作用。靶向治疗则针对乳腺癌细胞增殖过程中的某些靶点,阻断癌细胞增殖代谢,抑制癌肿生长。

乳腺癌治疗过程中,不可避免地会出现一系列毒副作用,如术后麻药反应、肩关节功能障碍、化疗导致的胃肠道反应、骨髓抑制、围绝经期综合征,放疗导致的放射性皮炎,内分泌治疗导致的骨关节症状等。中医认为各种毒副作用均是人体气血阴阳失衡的表现,针对具体病机,通过中药内服、外用、针灸、穴贴等多种多样的中医特色治疗方式,促进机体恢复气血阴阳平衡的状态,从而消除毒副作用。

岭南外科在中医药全程参与乳腺癌治疗方面积累了丰富经验。广州中医药大学第一附属医院乳腺科制定了乳岩围术期、围化疗期优势病种管理,开展了中药内服配合中药熏洗浴足、耳穴、穴位贴敷等一系列中医特色疗法,并开创了中药药油治疗放射性皮炎。在临床研究方面,我科研究生通过试验证实了耳穴压贴治疗乳腺癌合并围绝经期综合征疗效确切、无明显毒副作用;电针疗法可有效改善术后肩关节功能障碍患者肩关节活动范围,并减轻疼痛;引火归原法中药内服可有效治疗化疗相关口腔黏膜炎,并改善全身症状;针对放射性皮炎,黄梅教授自创中药药油,经临床研究证实可有效缓解红斑、瘙痒,促进溃疡收湿、愈合,疗效确切,获得患者一致好评。此外,还有基础研究证实中药的参与可提高乳腺癌化疗的疗效,减轻化疗毒副作用。总的来说,通过中药调理,扶正补虚,祛除病邪,改善机体气血阴阳失衡状态,可有效减轻患者治疗过程中的毒副作用,改善不适症状,在保证疗效的同时提高患者生存质量。

第四章 瘿 病

瘿是甲状腺疾病的总称。古人云："瘿，婴也，在颈婴喉也。"婴有缠绕之意，是指颈前结喉两侧肿大的一类疾病。其特点是：发于甲状腺部，或为漫肿，或为结块，或有灼痛，多数皮色不变。临床常见的有气瘿、肉瘿、石瘿及瘿痈四种。

瘿病的病因病机是在情志失调、水土因素、禀赋遗传、外感六淫等致病因素的作用下，导致脏腑经络功能失调，气滞、血瘀、痰凝结于颈部，形成瘿病。

【病案】

一、病 史 资 料

张某，女，32岁，记者。初诊日期：2013年6月15日。

主诉：颈前左侧肿痛5天。

现病史：患者5天前感冒后出现颈前左侧肿胀疼痛，并放射至同侧颌下、耳后及头枕部，伴发热、咽痛及吞咽不适感，偶有呼吸不畅，胸闷，急躁易怒，善太息，无声音嘶哑，无心慌心悸，无手足麻木等，纳少眠差，小便黄，大便干。

既往史：既往体健。否认高血压、冠心病、糖尿病等慢性病史，否认传染病史。否认输血及手术史。平素工作较忙。

体查：患者神清，发育正常，营养中等。颈前左侧可触及一大小约3cm×3cm肿物，质韧，压痛，边界不清，可随吞咽动作上下移动，舌红，苔薄黄，脉滑数。

实验室检查：白细胞总数略高于正常，红细胞沉降率增快，T_3、T_4升高。

二、辨证论治思路

1. 主证分析　患者颈前左侧肿胀疼痛，并放射至同侧颌下、耳后及头枕部，伴发热、咽痛及吞咽不适感，偶有呼吸不畅，胸闷，急躁易怒，善太息，纳少眠差，小便黄，大便干。体查颈前左侧可触及一大小约3cm×3cm肿物，质韧，压痛，边界不清，可随吞咽动作上下移动，结合相关实验室检查均符合瘿痈的诊断。西医诊断为亚急性甲状腺炎。

2. 证型分析　患者平素工作较忙，压力大易致肝郁气滞，郁热内生，加之5天前外感风热，循经入里，热灼津液为痰，痰热互结于颈前肝经循行部位，故出现颈前肿痛，并放射至颌下、耳后及头枕部，发热、咽痛、吞咽不适感、呼吸不畅，胸闷，急躁易怒，善太息，舌红，苔薄黄，脉滑数均为风热痰凝之征。

3. 立法处方　证属风热痰凝，治宜疏风清热，化痰散结。方用牛蒡解肌汤合柴胡清肝汤加减。牛蒡子 10g,柴胡 20g,黄芩 10g,连翘 10g,荆芥 10g,薄荷 10g,猫爪草 30g,菊花 15g,栀子 10g,夏枯草 30g,甘草 6g。每日 1 剂,水煎 250ml,分次温服。嘱患者保持心情舒畅,饮食有节,起居有常,不可过食辛辣肥甘,以免痰浊积聚较多,加重病情。

方中牛蒡子、连翘、荆芥、薄荷、菊花疏风清热以解表,柴胡、黄芩、栀子、夏枯草、猫爪草疏肝清热,化痰散结以消肿,甘草调和诸药,全方共奏疏风清热,化痰散结之效。

外敷金黄膏以消肿止痛,每日 2 次。

三、辅 助 检 查

甲状腺彩超检查示甲状腺左叶炎症性改变。

四、转归及对策

二诊:2013 年 6 月 18 日。

主要症候:患者颈前肿痛明显好转,已无放射痛,热退,呼吸平顺,纳眠可,舌红苔薄黄,脉弦滑。体查颈前左侧肿物较前缩小,轻度压痛,可随吞咽动作上下移动。

病机:风热之证已十去其九,患者肿消痛减热退,但余热未清,故肿痛虽减,但仍拒按。证属表证已去,里热未清。

治法:疏肝清热,化痰散结。

方药:方用柴胡清肝汤加减。牛蒡子 10g,柴胡 20g,连翘 10g,黄芩 10g,当归 10g,猫爪草 30g,赤芍 15g,生地 10g,夏枯草 30g,甘草 6g。3 剂,水煎成 250ml 分次温服。继续金黄膏外敷,每日 2 次。

三诊:2013 年 6 月 21 日。

主要症候:患者颈前疼痛已消失,无发热,述口干欲饮,呼吸平顺,纳眠可,二便调,舌淡红苔少,脉弦细。体查颈前左侧肿物较前明显缩小,无压痛,可随吞咽动作上下移动。

病机:余热已去,但热退阴伤,故患者虽肿消痛止热退,但出现口干欲饮,苔少,脉细等阴虚之证。

治法:养阴清热,化痰散结。

方药:方用增液汤加减。玄参 15g,生地 15g,麦冬 15g,沙参 15g,玉竹 10g,石斛 10g,夏枯草 30g,猫爪草 30g,甘草 6。7 剂,水煎成 250ml 分次温服。

服完 5 剂后,患者来电,诉诸症皆消,纳眠均好。嘱其继续服完剩下 2 剂中药。

【诊疗特点】

一、诊 断 要 点

1. 临床表现　主要临床表现是颈部肿物,皮色不变,或痛或不痛,结节较小者,多无明显不适,结节较大者,可出现呼吸不畅、吞咽不适、声音嘶哑等;查体:颈前肿物可随吞咽动作上下移动。

2. 实验室及其他辅助检查　甲功七项及甲状腺彩超检查以明确诊断。

二、辨 证 要 点

气滞痰凝壅结颈前是瘿病的基本病理,日久引起血脉瘀阻,以致气、痰、瘀三者合而为患。由于痰气郁结化火,火热耗伤阴津,而导致阴虚火旺的病理变化,瘿病初起多实,病久则由实致虚,尤以阴虚、气虚为主,以致虚实夹杂之证。临床应注意区分辨证,辨虚实,抓住主次轻重。

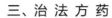

三、治 法 方 药

1. **气滞痰凝** 主要表现为颈前一侧或两侧肿块呈圆形或卵圆形,不红、不热,随吞咽动作上下移动;伴急躁易怒、善太息;舌淡红,苔薄白,脉弦滑。治宜理气解郁,化痰软坚。方选逍遥散合海藻玉壶汤加减。

2. **气阴两虚** 主要表现为颈部肿块柔韧,随吞咽动作上下移动,伴有急躁易怒、汗出心悸、失眠多梦、消谷善饥、月经不调、手部震颤等;舌红、苔薄、脉弦。治宜益气养阴、软坚散结。方选生脉散合海藻玉壶汤加减。

3. **风热痰凝** 主要表现为颈部局部结块,疼痛明显,伴有恶寒发热、头痛、口渴、咽干;舌红、苔薄黄、脉滑数或浮数。治宜疏风清热化痰。方选牛蒡解肌汤加减。

4. **脾肾阳虚** 主要表现为颈部肿大,伴有疲乏无力、面色苍白、手足清冷、腰膝酸软,舌淡,苔白,脉细弱,辨证为脾肾阳虚兼气虚证,治宜温阳补气健脾,方选附桂理中丸加减。

5. **痰瘀内结** 主要表现为颈部结块迅速增大,坚硬如石,高低不平,推之不移,全身症状不明显;舌暗红、苔薄黄、脉弦。治宜解郁化痰、活血消坚。方选海藻玉壶汤合桃红四物汤加减。

6. **瘀热伤阴** 主要表现为石瘿晚期,或溃破流血水,或颈部他处发生转移性结块,或声音嘶哑、形倦体瘦,舌紫暗,或见瘀斑,脉沉涩。治宜和营养阴。方选通窍活血汤合养阴清肺汤加减。

7. **气虚痰凝** 主要表现为甲状腺切除术后,患者声音低沉,疲乏,全身无力,纳差,喉中痰多,难以咳出,舌淡、苔薄白、脉弦滑,治宜健脾和胃,益气化痰。方选四君子汤加减。

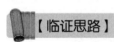

【临证思路】

一、瘿病当以辨病为先,合理选择手术时机

瘿病是甲状腺疾病的总称,相当于西医的单纯性甲状腺肿、甲状腺腺瘤、甲状腺囊肿、甲状腺癌、甲状腺炎等。近年来,随着超声检查技术的发展,甲状腺结节的检出率明显升高,受检者中 20%~76% 可有结节,其中女性较男性多见(比例约为 4∶1);中老年较青少年多见,其中不乏早期甲状腺癌患者。因此,甲状腺彩超是确诊瘿病的首选检查方法。对于有明显压迫症状或合并甲亢及高度怀疑癌变的甲状腺患者,应及时选择手术治疗。

二、辨证与辨病相结合,合理应用中医中药

近年来采用中西医结合方法治疗本病,发挥中医中药的治疗特色,即辨证与辨病相结合,疗效显著。岭南外科在治疗瘿病方面积累了丰富的经验及临床诊治心得。对于瘿痛,早期的气瘿、肉瘿,及晚期石瘿不能手术者,采用正确的中医辨证施治,如常见瘿病多以气滞、痰凝、血瘀证为主,因而治疗常以理气解郁、清热化痰、活血化瘀为法,常用药物有柴胡、延胡索、木香、陈皮、郁金、桃仁、红花、丹参、贝母、黄芩、栀子、法半夏等;还可运用中成药,如橘荔散结片和甲肿消片口服以散结消肿。对于行手术治疗的患者,要注重围手术期的中医药运用,以促进患者术后尽早康复。对于瘿痛患者,临床中多采用内治法与外治法相结合,尤其是桥本甲状腺炎患者较多见,此类患者临床常见颈部弥漫性肿大、疲乏无力、面色苍白、手足清冷、腰膝酸软,纳眠一般,舌淡,苔白,脉细弱,辨证为脾肾阳虚兼气虚证,治宜温阳补气健脾,方选附桂理中丸加减,制附子、肉桂、干姜、当归、党参、黄芪、熟地黄、山萸肉、神曲等中药,若脾虚湿阻,加茯苓、泽泻、薏苡仁,若痰瘀互结加川芎、赤芍、法半夏;外治初期脓未成

时,用金黄散或双柏散外敷患处以散结消肿,后期脓已成需切开排脓,放置胶片引流,待脓尽后外用生肌散以促进疮口愈合。同时还可采用食疗法以预防和治疗瘿病,如对于肝郁气滞人群,可用合欢花50g、玫瑰花50g,泡水喝,可疏肝行气解郁,对于桥本甲状腺炎合并结节者,可多食富含硒的食物如大豆、番茄、芦笋、芝麻、蘑菇等,对于甲亢合并结节患者,可食用甲鱼沙参玉竹汤(甲鱼300g、沙参30g、玉竹20g、麦冬20g)以补肾滋阴散结,也可用菊花、莲子心泡水以清热泻火,对于甲状腺功能减退患者,可食用黄芪薏米赤小豆汤(排骨500g、黄芪30g、薏苡仁20g、赤小豆20g、枸杞15g)以补气健脾利水,通过采用综合疗法,达到治愈疾病的目的。

三、重视生活饮食调护

1. 具有甲状腺疾病家族史的人群及青少年,应定期检查甲状腺功能及甲状腺彩超,有助于早期发现甲状腺结节并早期治疗。

2. 保持心情舒畅,良好的心态。避免紧张、焦虑、恼怒等不良情绪刺激。

3. 适当休息,避免过度劳累;注意劳逸结合,防止过度疲劳而加剧疾病发展。

4. 适当运动,提高机体免疫力。适当做太极拳、瑜伽、八段锦、慢跑等。

5. 宜吃食物。含碘高的食物,如海带、紫菜等(甲亢忌用);具有消结散肿的食物,如油菜、芥菜、猕猴桃等;具有增强免疫力的食物,如香菇、蘑菇、木耳、核桃、薏米、红枣、山药等。

6. 忌烟、酒,肥腻、煎炸食物及辛辣刺激性食物,如葱、花椒、辣椒、桂皮等。

第五章 急 腹 症

第一节 概 述

急腹症是以急性腹痛为首发或最突出的症状,需要早期诊断和紧急处理的腹部急性疾患的总称。其特点是发病急,进展快,变化多,病情重,一旦诊断延误、治疗方针不当,将会给患者带来严重危害,甚至死亡。外科常见的急腹症包括急性阑尾炎、肠梗阻、胃十二指肠急性穿孔、胆道感染胆石症、急性胰腺炎等。

自20世纪50年代末开始进行中西医结合治疗外科急腹症的研究工作以来,我国的医学工作者不论在临床实践,还是实验研究、理论创新等方面,都取得了不少举世瞩目的成果。如吴咸中院士及其团队是实验研究的杰出代表,而岭南中医外科大家黄耀燊教授所领导的外科团队则是中西医结合治疗急腹症忠实的临床践行者。

一、中医治疗外科急腹症的意义

手术虽然是治疗外科急腹症的重要方法,但手术毕竟是一种创伤,并不是理想的或唯一的治疗方法。

病变部位发生不可逆的缺血坏死,是手术治疗的病理基础与依据,然而,如果能在病变部位未发展至缺血坏死时,就给予有效控制,则就有可能避免手术。中医治疗急腹症的特点,是提高非手术治疗外科急腹症的病种范围及权重,降低手术率或急诊手术率,但并非盲目追求非手术率,从而降低外科急腹症的并发症,提高治疗水平。由于中西医结合临床研究的成果与进展,使我国在胃十二指肠溃疡急性穿孔、急性胰腺炎、胆石症、胆道感染、胆道蛔虫、粘连性肠梗阻的临床疗效等处于世界领先地位。

中医治疗外科急腹症的意义可归纳为以下几方面:

1. 减少器官、组织的切除率,维护正常的免疫机制及功能。

(1)维护免疫功能,如保留阑尾,近年来,多位学者的研究表明阑尾是一发育很好的淋巴器官,具有B淋巴细胞和T淋巴细胞,尤其在儿童及青年时期有重要的免疫功能。有学者认为"阑尾切除术"增加了以后恶性肿瘤发生的危险性,值得进一步研究。

(2)保留有可能康复的器官与组织,维护人体的正常结构与生理,如胆囊与肠管。

2. 降低急诊手术率,提高综合疗法的疗效。如单纯性溃疡病穿孔的急性穿孔修补术、急诊胃次全切除术与非手术治疗或非手术治疗后 3~6 个月的胃次全切除术的疗效比较;肝内外胆管多发结石并胆管炎的急诊探查手术与非手术控制急性炎症后的探查术的安全性及疗效的比较;急胜胰腺炎的手术与中西医结合非手术治疗安全性的疗效比较。

3. 增加手术治疗效果不理想的危重和疑难外科急腹症的治疗方法。如腹腔结核引起的不全性肠梗阻、重症胰腺炎、重症胆管炎等。

4. 围手术期结合中医中药辨证治疗,可提高患者对手术创伤的耐受能力,促进术后功能的恢复,减少并发症的发生,提高手术治疗的效果。

5. 提高非手术治疗外科急腹症的应用率,降低手术可能引起的并发症。

6. 适合大多数患者的心理要求。

二、外科急腹症的中医病位

1. 六腑的生理病理特点　六腑的正常生理功能是受纳、传递水谷,消化、吸收水谷精微,排泄废料积毒。其功能特点是泻而不藏,实而不满,动而不静,降而不升,以通为用。

胃主受纳水谷,也有腐熟水谷的作用,为"水谷之海";小肠接受从胃输送来的饮食,继续消化,分别清浊,吸收水谷之精微;大肠的主要功能是传送糟粕,排泄大便,胆为中清之腑,具有贮藏胆汁等作用;膀胱主要功能是储存和排泄尿液。

2. 外科急腹症的中医病位　外科急腹症的病位在六腑。任何原因所引起的六腑通降失常、滞塞不通,都可导致外科急腹症的发生,临床上大多表现为腹痛、腹胀、大便不通或秘结、恶心呕吐等症状。但不同的脏腑部位可有不同的临床表现,如胃腑滞塞不通,则有上腹胀满疼痛、食欲减退、恶心呕吐等症状;小肠有病时,除影响消化吸收外,还会出现小便异常;大肠滞塞不通,则影响排便,可出现腹痛、腹胀、便秘或腹泻等症状;胆腑滞塞不通则出现胁痛、黄疸、口苦、呕吐等症状;膀胱滞塞不通则影响排尿,出现尿频、尿急或排尿疼痛等症状。

根据中医的传统认识,五脏与六腑通过经络互相联系,在功能上互相配合,所以六腑的病变也会影响到五脏的功能。

三、外科急腹症的中医病因病机

(一) 病因

1. 外因

(1)无形之六淫,如寒、热、湿、火、燥。

(2)有形之食滞、虫、石。

(3)外伤,如《素问·缪刺论》所言:"人有所堕坠,恶血留内。"(包含手术创伤)

2. 内因

(1)内在局部的解剖生理特点:如肝胆道的多分支、弯曲,阑尾终束血管的血供,乙状结肠游离性较大等。

(2)个体因素:气血虚弱,或禀赋不耐。

3. 不内外因　饮食不节,如《素问·痹论》:"饮食自倍,肠胃乃伤。"

(二) 病机

外科急腹症多属阳证、里证、实证、热证。因腑气壅塞不通,不通则痛;热盛肉腐则化脓;正邪相搏,其势相当则形成局限性脓肿;脓毒化火,火邪伤络则出血、瘀斑;脓毒内陷则出现厥证、脱证。

四、外科急腹症的中医辨证分型

（一）炎症性疾病

1. 瘀滞型　体温正常或低热，腹部胀痛或阵发性疼痛，部位弥散，或定位不甚准确，腹膜刺激征在一个象限内，白细胞计数在 $10 \times 10^9/L$ 以内，分类中性粒细胞无明显左移，舌质淡红或红，苔薄白或微黄，脉弦或弱而滑数。

2. 蕴热型　发热，持续性腹痛，疼痛固定，腹膜刺激征在 2 个象限以上，白细胞计数在 $(10\sim15) \times 10^9/L$ 之间，分类中性左移，但未出现中毒症状，舌质红绛，苔黄干，脉弦数或滑数有力。

3. 毒热型　高热，持续性腹痛，阵发加剧，全腹压痛、反跳痛、肌紧张，白细胞计数在 $15 \times 10^9/L$ 以上，分类中性左移，甚至出现中毒颗粒。舌质红绛，苔黄燥，脉弦数。

（二）梗阻性疾病

1. 痞结型　阵发性疼痛，缓解时如常，为肠梗阻者，在阵发性疼痛时伴有肠蠕动音亢进，体温正常，无明显的腹膜刺激征，未发现腹部肿块，白细胞及中性粒细胞无异常，舌如常。

2. 瘀结型　发热、持续性腹痛，阵发性加剧，有轻度腹膜刺激征，白细胞计数可能增高，或分类核左移，舌质暗红，薄黄苔或有瘀斑，脉弦数或紧数。

3. 疽结型　高热、腹胀，全腹压痛、反跳痛，轻度肌紧张。为肠梗阻者，则肠蠕动音减弱，白细胞计数升高，并有分类核左移，舌质暗红，苔黄燥，脉弦细数。

（三）空腔器官穿孔性疾病

1. 气机郁闭期　急性化学性腹膜炎期，腹痛如刀割，全腹压痛、反跳痛、腹肌板硬，肠鸣音消失，白细胞计数分类正常或反应性一时增高，核左移，舌象正常，脉紧数但有力。

2. 蕴热期　腹痛程度减轻，肠蠕动音已开始恢复，但有发热，腹部有局限性压痛区，或发现有腹部包块，白细胞计数增高，分类中性左移，舌质红，薄黄苔，脉滑数。

五、外科急腹症的主要中医治疗法则

（一）通里攻下法

广泛地应用于炎症性、梗阻性及血运障碍性外科急腹症。具有荡涤肠胃、攻实祛瘀、泻热逐邪的作用。举凡寒热、痰饮、瘀血、宿食等邪实郁滞六腑或邪热相搏，皆可应用。通里攻下法主要可分为寒下、温下、润下。

1. 寒下法　代表方为大承气汤、通腑泻热灌肠合剂（院内制剂）。因为急腹症多属实证、热证，故临床上大多采用寒下法，其中以大黄应用最广。动物实验证明：大承气汤对离体肠管的兴奋效应是直接对肠管平滑肌兴奋的结果。通腑泻热合剂的作用具有促进肠蠕动，缩短肠道排气时间，同时抗自由基损伤而起到抗炎作用。两方中均含有的大黄对肠管的紧张性显示为双向调节作用，即既可使紧张性高、处于收缩状态的肠管张力降低，出现舒张；又可使紧张性低，处于舒张状态的肠管提高张力，引起收缩作用。实验表明，大黄对多种细菌有抑菌作用，可增加肠血流量，促进肠运动，而肠节律收缩增加，还可增加肠静脉血流，从而有利于血液循环，增加肠壁或腹腔脏器的血氧供应，借此改变肠腔内腐败物质分解及细菌学状态,保护肠壁的生理功能。此外,大承气汤还可降低腹腔血管床毛细血管通透性。

2. 温下法 代表方为三物备急汤(巴豆、干姜、大黄)及大建中汤,适用于寒证的腑气郁闭。如无热象的肠麻痹,腹腔结核引起的不全性肠梗阻,无并发症的胆道蛔虫、胆绞痛等。

3. 润下法 代表方为麻子仁丸,适用于肠燥津乏、气血虚弱的腑气涩滞。

通里攻下法的方药具有调整与加强消化器官的功能,抑菌抗炎、促进炎症消退及改善血液循环等多方面的药理作用。这些药效及由此引起机体发生的一系列抗病反应,又可互为因果,进一步体现了下实扶正之效,以及"六腑以通为用"作为治疗外科急腹症重要治则的合理性与科学性。不能简单地把"通里攻下法"理解为单纯的"泻下",更不能把通里攻下治疗急腹症简单地与西药泻药相提并论。

(二) 清热解毒法

热是致病因素不能排解,郁久而蕴生,也是急腹症病程发展的必经阶段,热盛才能肉腐,肉腐方能成脓。致病因素或病理产物对机体的损害称为毒。热可生毒,毒又可使热加重。急腹症在病因的权重与疾病阶段的性质归属上都与热关系密切,故清热解毒法也是急腹症的重要治则。临床可分为泻火解毒、清营凉血及燥湿清热,其代表方的选择可参照以下原则:

1. 泻火解毒 代表方为黄连解毒汤、五味消毒饮,适用于热渴。

2. 清营凉血 代表方为犀角地黄汤(其中犀角用水牛角代替)、清营汤,适用于谵语、出血。

3. 燥湿清热 代表方为龙胆泻肝汤,适用于黄疸、不渴、舌苔厚腻等。

从国内目前研究现状来看,清热解毒方药的体外抗菌能力不如抗生素。但清热解毒方药的作用方式不同于一般抗生素,它常常是起到提高机体免疫功能,调动机体清除致病因素的作用。如促进中性粒细胞游走与趋化作用,从而有助于增强机体的抗感染能力;而抗生素多数仅能抑制中性粒细胞的趋化能力,而无促进中性粒细胞游走功能,这就好像打仗中对待俘虏的处理方法不同,一个是消灭、关闭,另一个是改造、利用。此外,不少清热解毒方药抑菌抗菌的可能机制是干扰致病细菌对维生素的利用,抑制维生素的糖代谢和细菌蛋白合成,或影响细胞的 DNA(核糖核酸)复制,达到抑菌与抗菌的作用,或能直接降解内毒素,或通过溶酶体膜的稳定作用方式发挥其抗毒素的作用,等等。而一般来说,目前抗生素对细菌释放的内毒素几乎无作用。从清热解毒方药的动物研究结果来看,也体现了中医治法扶正祛邪的观点。

(三) 活血化瘀法

急腹症的病理过程中,在腑气郁滞、功能障碍阶段以气滞为主。如气滞不通导致严重的血瘀,病久不愈就会向热、脓发展。可见"瘀"是急腹症发展过程中的重要环节。同时,成瘀之后,还可能导致"瘀血作痛""瘀聚成块"的疼痛与肿块证候。活血化瘀是针对血瘀而设的治则,临床上可分为行气活血、清热消瘀与破血消癥。其代表方及选择可参照以下原则:

1. 行气活血 代表方为金铃子散(延胡索、金铃子、赤芍)加味或活血化瘀方(丹参、桃仁、红花、当归),适用于:①急腹症早期;②痛无定处;③功能性疾患;④肝胆道疾患或肝功异常倾向;⑤预防复发。

2. 清热消瘀 代表方为黄连解毒汤合桃红四物汤或行气活血汤(大黄、红藤、赤芍、郁金、桃仁、厚朴、蒲公英、白花蛇舌草等),适用于:①痛有定处;②热象明显;③出血倾向或 DIC(弥散性血管内凝血)倾向;④合并多脏器功能损害倾向;⑤有外伤史或术后;⑥厥(中毒性休克倾向)。

3. 破血消癥　代表方为大黄䗪虫丸(大黄、黄芩、甘草、桃仁、杏仁、白芍、生地、干漆、虻虫、水蛭、蛴螬、䗪虫),适用于:①肿块;②硬结。

从国内从事中西医结合治疗外科急腹症的临床单位及动物研究的现状来看,及时准确地应用活血化瘀法是治疗外科急腹症重症、难症的关键,也可能是减轻病变部位病理遗留、降低复发率的重要环节。因此,这是急腹症治法中研究的热门与重点。我们在探索外科急腹症导致休克、DIC、多器官功能不全等危重难症方面的实践中,体会到口服或灌肠应用活血化瘀方药均可增加肠血流,改善肠系膜微循环,增强腹膜吸收能力,有预防术后肠粘连的作用。增加肠血流量,改善腹腔脏器的血运状态,是急腹症治疗中一个具有关键意义的药理学特征,对机体血液的分布、血流动力学、血液流变学有较关键的影响。现代生理学表明:腹腔内脏中贮存与流动着大量血液,在安静状态下,腹腔脏器每分钟的血流量约为 1 400ml,占心输出量的 24%,因此腹腔的循环障碍或组织充血水肿,毛细血管渗出等微循环瘀滞,可以引起整个血液分布及血流动力学紊乱、血液流变学的改变,这些变化很可能就是外科急腹症呈现"血瘀证"的病理基础。

第二节　肠　痈

肠痈是指发生于肠道的痈肿,属内痈范畴,相当于西医学之急慢性阑尾炎。其特点是腹痛起于胃脘或脐周,数小时后转移至右下腹,伴发热、恶心、呕吐,右下腹持续性疼痛,或起病即为右下腹疼痛。其基本病因病机为气机不畅,气滞血瘀,瘀久化热,积热腐肉而成。

【病案】

一、病史资料

吴某,男,33 岁,医务人员,初诊日期:2016 年 10 月 28 日。

主诉:右下腹痛 1 天。

现病史:患者 2016 年 10 月 27 日下午 5 时许无明显诱因出现右下腹阵发性疼痛,呈绞痛样,可忍,初发时每次持续时间约 3 分钟,自行缓解,无恶心呕吐,无腹泻,无发热,今日中午进辛辣食物后疼痛加剧,来诊。现症见:右下腹部疼痛,阵发性绞痛,难忍,行走及弯腰时疼痛甚,无恶心呕吐,无恶寒发热,无腹泻,今日大便未解,有排气,口干,喜冷饮,无口苦,纳可,小便黄,易出汗,昨晚因腹痛眠差。

既往史:平素嗜烟酒,2013 年曾患肺结核,经抗结核治疗后痊愈。否认高血压、冠心病、糖尿病等慢性病史,否认肝炎等传染病史。

专科检查:神清,痛苦面容,发育正常,营养良好,全腹软,右下腹麦氏点内上方,距麦氏点约 5cm 处压痛明显,麦氏点轻压痛,轻反跳痛,结肠充气试验阳性,闭孔内肌征及腰大肌征阴性,双侧肾区叩击痛阴性,双侧阑尾穴触压痛明显,舌质淡红偏暗,苔黄厚腻,脉弦滑略数。

实验室检查:尿组合正常;血分析示 WBC(白细胞)为 $17.6 \times 10^9/L$,NEU(中性粒细胞)%为 91%。

二、辨证论治思路

1. 主证分析　患者因右下腹痛 1 天来诊,呈阵发性绞痛,难忍,行走及弯腰时疼痛甚,无恶心呕吐、恶寒发热、腹泻,今日大便未解,有排气,口干,喜冷饮,易出汗,体查及实验室检查均符合肠痈病,西医诊断为急性阑尾炎。

2. 证型分析　患者为青壮年男性,平素嗜烟酒,本属湿热体质,湿热郁蒸,气血凝聚,热结不散,故发为本病。湿热邪毒内结肠腑,气血凝滞,则右下腹疼痛拒按,热结在内,迫津外出则易出汗,耗伤阴液则口干喜冷饮,小便黄,本病尚属早期,热虽盛但肉未腐、脓未成,故少腹尚无肿痞之征,舌质淡红偏暗,苔黄厚腻,脉弦滑略数皆为湿热瘀滞之征。

3. 立法处方　证属湿热瘀滞,治当泻热破结,活血利湿为法,方选大黄牡丹汤加味:大黄15g(后下),牡丹皮15g,桃仁15g,冬瓜仁30g,芒硝10g(冲服),败酱草30g,蒲公英15g,金银花15g,川楝子10g,延胡索10g,木香10g。2剂,水煎成250ml分次温服。

另用加味双柏散调水蜜膏外敷腹部痛处,加味双柏散为我院名方,具有清热凉血、活血止痛之功,对本病甚为合拍,针刺双侧阑尾穴,直刺1.5寸,留针30分钟,间断泻法行针,阑尾穴为经外奇穴,位于足阳明胃经,足三里穴直下2寸,为急慢性阑尾炎、消化不良及下肢痿痹治疗要穴,对于阑尾炎急性发作期,止痛效果相当理想,常能起到针起痛止之神效,针刺30分钟后患者疼痛已去十之八九,继以中药内服。

上方中大黄苦寒,气味雄厚,归脾、胃、大肠经,功能泻下攻积,清热解毒,活血化瘀,后下则清热泻下之力更强,牡丹皮苦辛微寒,归心、肝、肾经,功能清热凉血,活血散瘀,二者相须为用,共泻肠中湿热瘀结,共为君药。芒硝咸苦寒,归胃、大肠经,能清热泻下软坚,助大黄荡涤实热,使内蕴之邪热从大便泻下而出,桃仁苦甘平,性善破血,散而不收,泻而无补,二者助君药通瘀滞,为臣药。冬瓜仁甘微寒,功善利湿排脓,是为佐药,方中加败酱草、蒲公英、金银花加强清热解毒之力合金铃子散、木香理气止痛,诸药合用,共奏泻热逐瘀,清热解毒,理气止痛之功。

三、辅 助 检 查

患者血分析提示白细胞明显增多,为急性阑尾炎诊断之佐证,可进一步完善右下腹及双侧彩超检查,鉴别右侧输尿管结石,必要时可行腹部CT检查以进一步明确诊断。

四、转归及对策

二诊:2016年10月29日16:00。

主要症候:诉昨日晚餐后服用第一剂药后未解大便,右下腹持续性绞痛,一宿未眠,今晨空腹即服第二剂药,药后半小时腹中雷鸣,即泻下大量腐臭烂便,继而多次水样便,腹痛若失,现症见:未觉腹部疼痛,口干,尿少,乏力,时有头晕,困顿,鼻塞流黄涕,咳嗽,咳黄痰,无恶心呕吐,无恶寒发热,汗出好转,胃纳一般,体查:神疲,腹软,右下腹无压痛及反跳痛,舌淡红,苔黄腻滑,较前明显变薄,脉弦细略浮。

病机:湿热瘀滞之证已十去其九,患者空腹服药,泻下过度,气津两伤,故见口干、尿少、乏力,清阳不升则见头晕,流涕咳嗽为兼并外感之症,证属表里同病,湿热内蕴,湿重于热,脾气虚弱,气化不利,兼有外感。

治法:温中健脾,解表利湿。

方药:方用五苓散合桂枝人参汤加味。方药如下:茯苓15g,猪苓15g,桂枝10g,泽泻30g,白术15g,生晒参10g,熟大黄10g,车前子15g,桔梗15g,炙甘草10g,干姜10g,柴胡12g,虎杖15g。2剂,水煎成250ml分次温服。

2剂药后,患者来电告知,大便成形,诸症皆解。

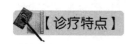【诊疗特点】

一、诊断要点

1. 临床表现

（1）初期：腹痛多起于脐周或上腹部，数小时后腹痛转移并固定在右下腹部，疼痛呈持续性，进行性加重，约80%的患者有典型的转移性右下腹痛特点，少部分病例发病开始即为右下腹痛，体查可见右下腹麦氏点压痛，伴或不伴反跳痛，阑尾穴压痛明显，舌苔白腻，脉弦滑。

（2）酿脓期：腹痛加剧，发热，恶心呕吐，口干，便秘或腹泻，体查见右下腹局限性腹肌紧张，压痛反跳痛明显，可伴发热，舌红苔黄腻，脉弦滑数。

（3）溃脓期：腹痛可扩散至全腹部，可有恶心呕吐，便秘或似痢不爽，壮热自汗，体查可见全腹肌紧张，全腹压痛，反跳痛，舌质红，苔黄燥，脉洪数或细数。

（4）变证：慢性肠痈（慢性阑尾炎），腹部包块（阑尾周围脓肿），湿热黄疸（门静脉炎），内外瘘形成等。

2. 实验室检查 血分析可见白细胞及中性粒细胞比例升高，右下腹 B 超时可见增粗的阑尾征象。对不典型的病例可行腹部 CT 检查。若后位阑尾炎症刺激输尿管，尿分析可见少量红细胞，需与泌尿系疾病鉴别。

二、辨证要点

肠痈病多数起病急，初期多属实证为主，总由气机不畅，气滞血瘀，积热腐肉而成，早期以瘀滞为主，症见转移性右下腹痛，呈持续性，进行性加剧，可伴恶心纳差，舌苔白腻，脉弦滑；随腹痛进一步加剧，甚至出现发热，舌苔变为黄腻，脉弦滑数，此时则为湿热之候；病情进一步加剧，则为全腹痛，高热，舌苔黄厚，脉细数，此为热毒兼伤正之征；素体阳虚之患者，虽有右下腹痛，但其脉沉，舌淡苔白腻，此为阳虚夹湿之征。

三、治法方药

（一）辨证治疗

1. 瘀滞证 主要表现为转移性右下腹痛，呈持续性、进行性加剧，右下腹局限性压痛或拒按，伴恶心纳差，苔白腻，脉弦滑，治当行气活血，通腑泄热，方用大黄牡丹汤合红藤煎剂加减。

2. 湿热证 主要表现为腹痛较前加剧，可伴发热，恶心纳差，便秘或腹泻，右下腹压痛反跳痛明显，腹肌略紧张，舌红苔黄腻，脉弦数或滑数，治当通腑泄热，利湿解毒，方用大黄牡丹汤合红藤煎剂加败酱草、蒲公英、白花蛇舌草。

3. 热毒证 主要表现为腹痛剧烈，高热，便秘或腹泻，全腹压痛反跳痛，腹肌紧张，舌红苔黄厚，脉洪数或细数，治当通腑排毒，养阴清热，方用大黄牡丹汤合透脓散加减。

4. 阳虚证 主要表现为右下腹疼痛，便秘或腹泻，可有低热，右下腹压痛，轻反跳痛，舌质淡，苔白或黄腻，脉沉，治当温中通腑，兼以利湿，方用薏苡附子败酱散合大黄牡丹汤加减。

5. 瘀结证 主要表现为发病4~5日后，右下腹出现压痛性包块，舌红苔黄腻，脉弦滑或数，治当清热利湿，破瘀散结，方可用大黄牡丹汤加穿山甲、三棱、莪术、皂角刺等。

6. 虚实夹杂证 主要表现为右下腹反复隐痛，程度轻，右下腹轻压痛，舌淡红，苔薄白或腻，脉弦滑，治当补虚泻实，可用大黄牡丹汤合四逆散、四君子汤加减。

（二）其他疗法

1. 外治法 双柏散适量以水蜜调成糊状热敷右下腹部，每日 2 次。

2. 针刺 取双侧阑尾穴为主,可配合双足三里、上巨虚及腹部阿是穴,强刺激,每次留针 30 分钟,加用电针可提高疗效。

3. 中药灌肠 严重病例可采用通里攻下、清热化瘀的中药煎成 200ml 或通腑泄热灌肠合剂 250ml 保留灌肠,每日 2 次。

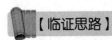
【临证思路】

肠痈病(急性阑尾炎)为普外科常见的急腹症之一,临床常表现为转移性右下腹痛,或始发即为右下腹痛(约占 10%~20%),伴或不伴恶心呕吐、腹泻,发热等,血分析检查见白细胞增高,体查可见右下腹麦氏点压痛,反跳痛,阑尾穴压痛,严重时可有腹肌紧张,常见舌质红,苔黄腻,脉滑数,典型表现者即可投用大黄牡丹汤,可加用败酱草、蒲公英、金银花加强清热解毒之功,合用金铃子散以理气止痛,临床疗效十分确切;亦有小部分急性阑尾炎患者因素体阳气虚弱,虽有右下腹疼痛,压痛反跳痛等典型表现,但其舌质淡,苔白,脉沉等一派阳虚之征,此类患者往往白细胞水平不高,或略高于正常水平,治当寒温并用,常用薏苡附子败酱草加味,亦可用大黄牡丹汤加减,常去芒硝,以熟大黄同煎,加用附子、干姜等温阳化湿,效果显著。

而岭南已故中医外科名家黄耀燊教授认为急腹症是六腑的病变,舌苔对病邪的反应很敏感,能反映出病症的变化、病邪的深浅、病情的轻重,尤其是急性阑尾炎的舌苔变化,可反映出治疗效果和判断病情预后,他总结出"舌苔一日未净,邪热一日未清"的规律,并指出即使患者自觉症状消失,只要舌苔不化,极易反复,因此治疗必须彻底,尤其是对一些湿滞黏腻之邪,不能过早停药,可在清热解毒、活血化瘀、通里攻下的药物中适当佐使芳香化湿之品,如藿香、佩兰、石菖蒲,或苦温燥湿的苍术、厚朴等,对阑尾炎病变的后期,临床上常可碰到难以消散的包块,黄耀燊教授认为是由于初病在腑,久病入络之故,提出"久则通络"的治疗原则,在清热解毒的方药中选用有较强活血散瘀、软坚散结作用的药物,如桃仁、赤芍、穿山甲、乳香、没药、三棱、莪术等。

在治疗过程中必须严格掌握手术与非手术治疗及中转手术的适应证,才能够正确合理地使用有效的治疗措施,达到最佳治疗效果,在非手术治疗过程中,应动态观察患者的病情变化,如腹痛、体温、白细胞计数、腹肌紧张程度的变化等,作为判断炎症发展和消退的参考,以及是否中转手术的依据。对小儿、老年、孕妇阑尾炎患者,一旦确诊,原则上均应手术治疗,更应严格把握非手术治疗指征。

第三节 肠 梗 阻

肠梗阻,是指由多种原因引起的肠内容物不能正常运行或通过发生障碍的病证,以腹痛、腹胀、呕吐、肛门停止排便排气为主要临床表现,简称痛、胀、呕、闭四大症状,其病变部位在小肠或结肠,具有病因复杂、病情多变、发展迅速等特点,中医学对肠梗阻的认识,多归纳在"关格""肠结""结胸""腹痛"等病症之中。

如《伤寒论》中描述"吐逆,水谷不化……食不得入,名曰关格",《医贯》中有"关者下不得出也,格者上不得入也""关格者,急然而来,乃暴病也,渴饮水浆,少顷即吐,又饮又吐"的记载,《医学衷中参西录》中"饮食停于肠中,结而不下作疼,故名肠结"。中医学认为,本病多因饮食不节,寒邪凝滞,热邪郁闭,气血瘀阻,燥屎内结等种种因素,导致肠道通降功能失常,滞塞上逆而引起。

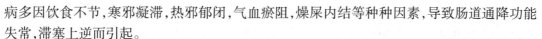【病案】

一、病 史 资 料

梁某,男,75岁,初诊日期:2017年1月13日。

主诉:上腹部疼痛5小时,伴呕吐4次。

现病史:患者2016年12月22日于我院行腹腔镜下乙状结肠癌根治术,术后恢复良好出院,5小时前无明显诱因下出现上腹部胀痛,呈阵发性隐痛,无放射痛,伴恶心呕吐,呕吐胃内容物4次,无恶寒发热,少量矢气,大便3日未解,略有口干口苦,纳呆,眠差。

既往史:既往有吉兰-巴雷综合征病史多年,2016年12月22日于我院行腹腔镜下乙状结肠癌根治术,术后病理为乙状结肠管状绒毛状腺瘤高分化腺癌变(T4aN0M0 ⅡB期),否认糖尿病、高血压、冠心病等慢性病史,否认肝炎等传染病史。

专科检查:神清,精神疲倦,下腹正中可见一长约7cm手术瘢痕,愈合良好,未见明显胃肠型及蠕动波,上腹略胀,轻压痛,无反跳痛,肝脾区无叩击痛,肠鸣音减弱,约2次/min,未闻及明显气过水音及高调金属音,舌质红,苔薄白,脉沉弦。

辅助检查:腹平片提示肠郁张,少量液气平面,结合临床考虑不全性肠梗阻可能。

二、辨证论治思路

1. 主证分析　患者因上腹痛伴呕吐来诊,现症见上腹部阵发性隐痛,无放射痛,伴恶心呕吐,呕吐胃内容物4次,无恶寒发热,少量矢气,大便3日未解,略有口干口苦,纳呆,眠差。近期有腹部手术病史,结合体格检查及腹平片,符合肠结病,西医诊断考虑不完全性肠梗阻。

2. 证型分析　患者为老年男性,五脏皆虚,近期行结肠癌手术,元气大伤,复因饮食不节,劳累过度,导致肠腑气机不畅,胃肠为六腑之官,以通降下行为顺,滞塞上逆为病,气滞气虚则见疲倦、腹痛、腹胀,气机上逆则有呕吐诸症,本病尚属梗阻早期,为痞结型,结合患者伴有口干口苦,舌质红,脉沉弦,与肝气郁滞,胆火上扰有关,治当从肝论治为宜。

3. 立法处方　六腑以通为用,治当行气通下,降逆止呕,选用大柴胡汤加味。

柴胡12g,大黄10g,枳实15g,黄芩10g,法半夏15g,赤芍15g,生姜30g,厚朴15g,降香6g(后下),芒硝5g(冲),大枣10g。2剂,水煎成200ml,分次少量温服。

另用加味双柏散调水蜜膏外敷腹部痛处,加味双柏散为我院名方,具有行气活血止痛之功,对本病甚为合拍,针刺双侧足三里、上巨虚、下巨虚、太冲,直刺1~1.5寸,以连续波加电轻刺激各穴,足三里、上下巨虚均为足阳明胃经穴,且分别为胃、小肠、大肠之下合穴,临床用来治疗腹胀腹痛、呕吐下利等胃肠疾病疗效极佳,足三里还为强壮要穴,具有补中益气、健脾助运之功,太冲为足厥阴肝经穴,具有疏肝理气之效,诸穴合用,可起疏肝健脾,理气止痛止呕之效。

大柴胡汤为《伤寒论》中名方,论中云:"呕不止,心下急,郁郁微烦者,为未解也,与大柴胡汤下之则愈。"患者主症为上腹痛与呕吐,口干口苦,舌红脉弦,与本条所论证治甚为相符,故以原方用之,稍加厚朴、降香、芒硝,方中柴胡苦辛微寒,归肝、胆经,功善疏肝解郁,疏解少阳之邪,是为君药;黄芩苦寒,归肺、胃、胆、大肠经,善清中上焦之湿热,与柴胡合用,具有和解清热,疏肝利胆之效,是为臣药;配大黄、枳实,内泻阳明热结,行气消痞,因患者年老体弱,故大黄并未后下,以减缓其泻下之力,考虑患者舌质较红,大便3日未解,故方中再加厚朴,少量芒硝,以加强清泻阳明内热之效,四药合之即为大承气汤,亦为臣药,芍药柔肝缓急止痛,与大黄相配可治腹中实痛,与枳实相伍可理气和血以除心下满痛,本方选用赤芍者,还能具有清热凉血之效,半夏和胃降逆,配伍大量生姜,以治呕逆不止,加入降香,以加强降逆之功,共为佐药,大枣与生姜相配,能和营而行津液,并调和脾胃,功兼佐使,本方亦可视为大承气汤加味,诸药合用,共奏疏肝行气,通腑泻热,降逆止呕之功。

三、辅 助 检 查

患者腹部平片提示肠郁张,少量液气平面,结合临床考虑不全性肠梗阻可能,血液分析及生化未见明显异常,必要时可进一步完善腹部CT或MR检查,以明确梗阻原因及部位。

四、转归及对策

二诊:2017年1月15日。

患者服用上方两剂后,腹痛及呕吐皆有好转,矢气量增多,每日解大便一次,质烂,已无明显口干、口苦,现上腹部稍觉阵发性隐痛,无呕吐,有嗳气,无反酸,舌质偏红,舌苔薄白,脉沉弦,现阳明之热结十已去其八,上方去芒硝、厚朴,减大黄用量,继服3剂。柴胡12g,大黄5g,枳实15g,黄芩10g,法半夏15g,赤芍15g,生姜30g,降香6g(后下),大枣10g,3剂,水煎成200ml,分次少量温服。

三诊:2017年1月18日。

患者现无明显腹痛及呕吐,精神尚可,大便每日一解,质烂,胃纳可,眠稍差,舌淡红,苔薄白,脉沉弦。目前诸症均解,肝郁脾虚,以柴胡四君汤善后。柴胡12g,黄芩10g,法半夏10g,党参10g,大枣10g,炙甘草10g,干姜10g,茯苓15g,白术15g。3剂,水煎成200ml,分次少量温服。

四诊:2017年1月21日。

现诸症若失,饮食如常,二便调,舌淡红,苔薄白,脉弦,以六君子丸长期服用,缓补脾胃之气。

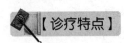

【诊疗特点】

一、诊 断 要 点

(一) 临床表现

1. 症状

(1)腹痛:多位于以脐周为中心的腹中部,呈阵发性绞痛,甚可渐进性加重,可伴有肠鸣,自觉有"气块"在腹中窜动,若患者偏瘦者,或可见到肠型和肠蠕动波,听诊可闻及连续高亢的肠鸣音或气过水音或金属音,若阵发性腹痛间歇期缩短,或变为持续性疼痛,程度加重,一般解痉药物无效,则应警惕绞窄性肠梗阻的表现。

(2)呕吐:梗阻早期为反射性呕吐,呕吐物为食物或胃液,此后随梗阻部位高低而有所不同,一般是梗阻部位愈高,呕吐出现愈早、愈频繁。如高位小肠梗阻者呕吐频繁,吐出大量胃液、十二指肠液及胆汁,低位小肠梗阻时呕吐出现较迟且少,可呕出粪样物,结肠梗阻时,呕吐到晚期才出现,若出现绞窄性梗阻,呕吐物可为血性或棕褐色。

(3)腹胀:一般在梗阻发生一段时间后出现,其程度与梗阻部位有关,高位肠梗阻腹胀不明显,时可见胃型,低位梗阻与麻痹性肠梗阻则腹胀显著,遍及全腹。

(4)肛门停止排便、排气:急性完全性肠梗阻者无排便、排气,不完全性肠梗阻或早期高位小肠梗阻,梗阻以下有残留的粪便和气体,仍可自行或灌肠后少量排出,但不能因此而否定肠梗阻的存在,部分绞窄性肠梗阻则可能排出血性黏液样粪便或果酱样便。

(5)舌苔与脉象:早期舌质淡红,苔多薄白,脉多滑数有力;晚期舌质红绛,苔黄燥厚腻,或焦黑而干,脉多细弱无力或细数。

(6)体温:单纯性肠梗阻的早期一般体温正常或有低热,晚期或绞窄性肠梗阻由于毒素吸收体温常有升高,伴有严重休克时体温可低于正常。

(7)全身情况:单纯性肠梗阻早期全身情况无明显变化,后期则出现脱水,电解质、酸碱平衡紊乱,可表现唇干口燥、眼窝内陷、尿少或无尿等缺水征,绞窄性肠梗阻可出现神志萎靡、淡漠,并有腹膜炎及全身感染中毒现象。

2. 体征

(1)腹部检查:需反复多次进行,以便比较病程的发展变化。

视诊:机械性肠梗阻常可见肠型和蠕动波,肠扭转时腹胀多不对称,麻痹性肠梗阻腹胀多均匀,多次测量腹围,有助于判断腹胀的增减。

触诊:单纯性肠梗阻因肠管膨胀,可出现轻度压痛,但无腹膜刺激征,绞窄性肠梗阻时可有固定压痛和明显腹膜刺激征,痛性包块,常为绞窄肠襻。

叩诊:绞窄性肠梗阻,腹腔有渗液,移动性浊音可呈阳性。

听诊:机械性肠梗阻时可闻及肠鸣音亢进,有气过水声或金属音,麻痹性肠梗阻肠鸣音减弱或消失。

(2)直肠指检:正常时直肠是空虚的,如直肠或乙状结肠下端有病变则可能触及肿块,如触及腹腔的痛性肿块,可能为低位受绞之肠段,当肠套叠极度发展,套头部可能在直肠腔内触及;腹膜炎时,直肠前壁可有触痛或有炎性浸润块;如指套染血,常提示为急性绞窄性肠梗阻。

(二)辅助检查

1. 血分析 白细胞在单纯性肠梗阻时一般在 $15 \times 10^9/L$ 以下,绞窄性肠梗阻时可在 $15 \times 10^9/L$ 以上,并有中性粒细胞增加,血液浓缩时血红蛋白及红细胞计数升高。

2. 尿分析 脱水时尿量减少,尿比重升高,pH 偏酸性。

3. 血生化 脱水,可见电解质及酸碱平衡紊乱,酸中毒时全血二氧化碳结合力下降,血钾可稍升高。

4. 腹腔穿刺 患者经治疗后不见缓解,可考虑行腹腔穿刺,一般用 7 号针头局麻下于双下腹部或包块穿刺,若包块考虑为绞窄肠襻应慎重或禁忌。如腹水暗红或淡红说明肠坏死可能性大,血性腹水提示绞窄性肠梗阻;淡黄色、清亮腹水说明肠坏死可能性小。

5. X 线检查 单纯性机械性肠梗阻站立位腹平片可见多个气液平面,均匀分布于中上腹,呈阶梯状。小肠扭转时可见气液平面大小平等,分布不均,其中可能有一固定阴影或一大的液平面,空、回肠的正常分布起变化,回肠移至左上腹而空肠移至右下腹。

6. 腹部CT检查 若保守治疗无效或病情进展较快或起病急重,可考虑行腹部CT检查,可进一步明确梗阻原因及部位,有助于评价手术指征以及术中定位。

(三)鉴别诊断

1. 急性胃肠炎 有饮食不洁史,多以吐泻为主,吐泻先于腹痛,腹部压痛不固定,腹部 X

线检查多无异常。

2. 胃、十二指肠溃疡穿孔　多有溃疡病史,突发上腹部刀割样疼痛并迅速波及全腹,呈板状腹,腹部 X 线检查可见游离气体。

3. 胆绞痛　为右下腹阵发性绞痛,伴右肩部放射痛,墨菲征阳性,腹部 X 线检查无异常。

4. 肾绞痛　多为突发腰腹部绞痛,多放射至会阴部大腿内侧,症状与体征不相符,有肾区叩击痛或伴有尿频尿痛,肉眼或镜下血尿。

5. 急性阑尾炎　多为转移性右下腹痛,麦氏点压痛、反跳痛,腹部 X 线检查无异常。

6. 卵巢囊肿扭转　多为阵发性绞痛,但位置偏低,可出现轻度休克现象,盆腔检查可发现囊肿,对诊断有决定性意义。

二、辨 证 要 点

本病是以痛、呕、胀、闭为主证的梗阻性疾病,以肠腑阻结为其关键,早期多为气机痞塞,肠腑不通,表现以气滞腑实的症状为主,属正盛邪轻阶段;病情进一步发展则因气滞而致血瘀,瘀而化热,热结肠间,表现以阳明实热和湿热蕴结的症状为主,属正盛邪实阶段;若病情再进一步发展,则因热毒炽盛,热深厥亦深,热盛于内,阳脱于外,表现以热厥症候为主,属正衰邪陷阶段,若治疗不及时,往往因阴阳离决而死亡,临床必须仔细审察。

三、治 法 方 药

(一) 辨证治疗

1. 痞结型　主要表现为阵发性腹痛,腹稍膨胀,时见肠型,腹软,轻度压痛,无腹膜刺激征,恶心呕吐,大便秘结,或间有排气,不发热或低热,小便少或黄,舌质红,苔薄白,脉沉弦。治当通里攻下,行气止痛,方选大承气汤加味或大柴胡汤加减。

2. 瘀结型　主要表现为腹痛剧烈,腹部中度膨胀,可见明显肠型并有明显定位性压痛、反跳痛及轻度腹肌紧张,常可扪及包块,肠鸣音亢进,有气过水声,轻度腹膜刺激征,恶心呕吐,无大便,不排气,发热,小便黄赤,舌质红甚至绛紫,舌苔黄腻,脉弦数或洪数,治当通里攻下,行气活血,方用桃核承气汤加味。

3. 疽结型　主要表现为脘腹胀痛、痞满,腹胀如鼓,全腹压痛、反跳痛和腹肌紧张,肠鸣音减弱或消失,有明显腹膜刺激征,全身有不同程度的中毒现象或休克,舌质红赤紫绛,苔黄腻,黄糙或灰黑少津,脉沉细数,治当清热解毒,开闭固脱,可用清营汤或安宫牛黄丸,必要时手术治疗。

4. 寒凝型　主要表现为腹中突发绞痛,脘腹怕冷,腹胀便秘,腹部轻压痛或反喜按,无或轻反跳痛,肠鸣音偏弱,面色青晦,舌淡,苔薄白,脉弦紧。治当寒温并用,温中通下,可用温脾汤加减。

5. 缓解期

(1)脾虚气滞:表现为阵发性腹部胀痛,气短乏力,纳差,大便不畅,舌淡红,苔薄白,脉弱,治当健脾行气,可用陈夏六君汤加味。

(2)津亏肠燥:主要表现为大便干结,经常便秘,腹痛阵作,口干,舌淡红,少苔,脉细。治当润肠通便,方选五仁汤加味。

(二) 其他疗法

1. 灌肠法　复方大承气汤(大黄、芒硝、枳实、厚朴、莱菔子、大腹皮各 30g)加水 1 000ml 煎至 250ml 低压保留灌肠,每日 2 次;或用通腑泄热灌肠合剂(大黄、龙胆草、山栀子各 30g,

芒硝、莱菔子各 20g,忍冬藤、虎杖、地胆头各 60g)250ml 保留灌肠,每日 2 次。

2. **热熨法** 加味双柏散 500g 加水蜜调成膏药热敷全腹或腹部痛处,每日 2 次;或加用吴茱萸、粗盐各 125g 共炒热,用纱布包裹,外敷腹部,上药用热者,均取其药性辛温加热后性味更烈,刺激肠管,协调胃肠蠕动。

3. **针刺法** 体针取足三里、上巨虚、下巨虚、天枢、中脘、内庭、合谷、太冲为主穴,呕吐加上脘、下脘,腹痛重者加内关、气海等,得气后强刺激,或加用电针,留针 30 分钟,每日 2~3 次至症状缓解,恢复排气、排便。

4. **耳针** 可取大肠、小肠、神门、交感等穴位作为辅助性治疗。

5. **穴位注射** 可用新斯的明 0.25~0.5mg 或垂体后叶素 5~10U 交替注射双侧足三里穴内,适用于单纯麻痹性肠梗阻而无器质性病变者。

6. **推拿按摩** 患者仰卧位,术者双手涂上滑石粉,轻而有力地紧贴腹壁按摩。先顺时针或逆时针方向进行,然后按患者自觉舒服、乐于接受的方向继续进行,如疼痛反而加剧,应立即改变推拿方向或停止推拿。

7. **手术治疗** 凡是绞窄性肠梗阻,有弥漫性腹膜炎的各型肠梗阻,非手术治疗时出现下列情况应立即手术:腹胀腹痛加重,肠鸣音逐渐减弱或消失;脉搏加快,血压下降;出现较重的腹膜刺激征。

【临证思路】

肠梗阻是普通外科常见的急腹症之一,临床上以痛、胀、呕、闭为四大特点,根据其临床特点结合腹平片,诊断难度不大,治疗上常需中西医结合,其中把握好手术指征尤为关键。

肠梗阻,其病位在肠道,而肠道的生理功能是:泻而不藏,降而不升,实而不满。即所谓"胃满则肠虚,肠满则胃虚,更虚更满,故气得上下,五脏安定,血脉和利"的生理特点,故肠梗阻的首要治疗目的便是恢复肠道以通为用的生理功能,通里攻下必然是肠梗阻最重要的治疗原则,再结合临床辨证,寒热虚实,应用温通、泻热、补虚、祛实等大法。然临床病证错综复杂,需仔细审察,或寒温并用,或攻补兼施,本例患者,年老休弱,所患应为轻症不全性肠梗阻,应用通里攻下大法,选用大柴胡汤合大承气汤,攻下之药量偏小,且大黄同煎,仔细辨证后合用大柴胡汤以疏肝利胆,通之后二诊再减攻下之力,后以四君汤、六君子丸善后,治疗过程中结合外敷双柏散,电针阳明胃经诸穴,中成药保留灌肠,充分发挥中医各种治疗手段,取得满意的临床疗效,说明中医用药,必须辨证施药,因人制宜,充分体现个性化治疗方案。

岭南已故中医外科名家黄耀燊教授对于肠梗阻的辨证施治亦是从六腑以通为用的生理特点出发,应用大承气汤通里攻下,并着重指出证治要点"舌黄未下者,下之黄自去",这是黄老前辈临床经验的结晶,说明舌苔黄者,病者肠腑蕴热未消,须攻下,攻下程度以黄苔消退为准。而临床上正是根据这一宝贵经验结合临床体征来考虑是否应用通里攻下法。大承气汤能增加大肠的收缩幅度,缓解肠管的过度紧张,又产生有效的推进作用而使肠管蠕动。但是肠梗阻的原因各式各样,病者体质各异,寒热虚实,尤当审辨,张仲景的大承气汤是针对阳明腑实证、热证而设,至于虚证、寒证并非适用。而《金匮要略》对此尚有详细的论述:"腹中寒气,雷鸣切痛,胸胁逆满、呕吐,附子粳米汤主之""病者腹满,按之不痛为虚,腹满时减,复如故,此为寒,当与温药""心中大寒痛,呕不能饮食,腹中寒,上冲皮起,出现有头足,上下痛而不可触近,大建中汤主之"。以上描述可谓对虚寒性肠梗阻患者的临床表现、辨证要点以及治法方药均有全面的论述。在临床上,有一些年老体弱的肠梗阻患者并不表现为痞、满、燥、实、坚、舌红、苔黄腻、脉弦滑等一派实热征象,而表现为心腹冷痛,手足不温,舌淡苔薄白,脉沉弦而紧,这主要是体弱阳虚,寒邪内结所致,这类患者若应用寒下法与大承气汤往往无法奏效,而改用温下法则见效甚捷。

临床上,对于绝大多数肠梗阻患者均可采用中医中药辨证治疗,如单纯性粘连性肠梗阻、麻痹性肠梗阻、蛔虫团或粪便堵塞性肠梗阻、腹腔结核引起的肠梗阻,均可应用保守治疗,对于早期轻度肠扭转、早期肠套叠、病期长、膨胀明显的单纯性肠梗阻,有绞窄趋势的粘连性肠梗阻、高位肠梗阻轻者,应在积极进行术前准备和严密观察下试用非手术治疗,如病情继续发展或6~12小时后症状无明显缓解时,应考虑手术治疗;对于绞窄性肠梗阻、腹胀明显并伴有腹膜炎的各种肠梗阻、先天性畸形、肿瘤及内疝所致的肠梗阻,一旦诊断明显,均应手术治疗。另外,在肠梗阻的治疗过程中,胃肠减压是极其重要的治疗措施,既可减轻腹胀,减少呕吐,又可通过胃管注入药物,但胃肠减压的同时可使胃肠消化液丢失过多,必须同时补充液体及电解质、能量合剂等,以免造成脱水,甚至出现休克。

总之,对于肠梗阻患者,应用中西医结合治疗,尤其是侧重中医治疗手段,如中药辨证内服、中药中成药灌肠及热敷腹部、针刺疗法、按摩推拿、穴位注射等,常可治愈诸多肠梗阻患者,使其避免手术之苦,临床上常获确切之疗效。

第四节 胃、十二指肠溃疡急性穿孔

胃、十二指肠溃疡急性穿孔是指在原有溃疡基础上,由于各种诱因导致溃疡穿透肠壁,胃、十二指肠内容物进入腹腔,表现为突发上腹部刀割样剧烈疼痛的急性腹部外科疾病,属中医"心下痛""腹痛""胃脘痛"等范畴,其基本病因病机为中焦不运,脾胃气机突然壅滞,而气血骤闭。

【病案】

一、病 史 资 料

欧某,男,47岁,教师,初诊日期:1997年9月25日。

主诉:胃脘部疼痛2周,突发加剧全腹疼痛2小时。

患者2周前出现胃脘痛,伴恶心呕吐,纳差,只能进食少量粥,自行服药治疗后症状未见明显缓解,2小时前进食少量粥后突然出现上腹部疼痛,呈刀割样剧痛,无腰背部及肩部放射痛。1小时后腹痛弥漫至全腹痛,腹痛剧烈,难以忍受,伴恶心呕吐,呕吐物为胃内容物,急来我院急诊就诊,急诊以"腹痛待查"收入住院。入院症见:全腹剧烈疼痛,难以忍受,恶心呕吐,大汗淋漓,无恶寒发热,无胸闷心慌,近日进食少量粥,今日未解大便。

既往史:十二指肠溃疡病史20余年,10年前有消化道出血病史;结肠炎病史,经治已痊愈。否认高血压、冠心病、糖尿病等慢性病史,否认肝炎等传染病史。

专科检查:神清,痛苦表情,面色苍白,发育正常,营养中等,腹部平坦,未见胃肠型及蠕动波,未见腹壁静脉曲张,腹式呼吸消失。全腹呈板状,全腹压痛阳性,反跳痛阳性,以上腹部压痛明显,肝脾肋下未触及,墨菲征阴性。全腹叩诊呈鼓音,移动性浊音阴性,肠鸣音消失。舌质淡暗,苔薄黄,脉弦滑。

辅助检查：血常规(1997 年 9 月 25 日)示白细胞为 24.9×10⁹/L,中性粒细胞为 96.0%,淋巴细胞为 4.0%,血红蛋白为 137g/L。X 线透视:双膈下可见游离气体影。

二、辨证论治思路

1. 主证分析　患者因胃脘部疼痛 2 周,突发加剧全腹疼痛 2 小时来诊,呈刀割样剧痛,无腰背部及肩部放射痛。腹痛剧烈,难以忍受,伴恶心呕吐,呕吐物为胃内容物,无恶寒发热,无腹泻,今日未解大便,肛门有排气,体查及辅助检查均符合腹痛病,西医诊断为胃十二指肠溃疡急性穿孔。

2. 证型分析　患者为中年男性,起病急,既往有十二指肠溃疡病史 20 余年,2 周前出现胃脘痛,伴恶心呕吐,纳差,2 小时前进食少量粥后突然出现上腹部疼痛,呈刀割样剧痛,逐渐弥漫至全腹痛,腹痛剧烈,伴恶心呕吐,大便未解,起病急,气血骤闭,不通而痛,舌质淡暗,苔薄黄,脉弦滑,均属气血骤闭、气滞血瘀,证属实证。

3. 立法处方　证属气血骤闭,治当疏通气血,缓急止痛为法,选用通腑泻热合剂灌肠以行气通腑:大黄 10g,龙胆草 15g,栀子 15g,忍冬藤 15g,虎杖 15g,苦地胆 15g,莱菔子 15g,芒硝 10g,2 剂,水煎成 250ml,保留灌肠,每日上、下午各 1 次。

另用加味双柏散调水蜜膏外敷腹部痛处,加味双柏散为我院名方,由侧柏叶、大黄各 60g,黄柏、泽兰、薄荷各 30g,共研细末组成,诸药合用共奏活血化瘀、清热解毒、消肿止痛之功,尤为适宜本病治疗。

针刺双侧足三里穴,缘于该穴为胃经合穴,又是强壮要穴,是治疗胃肠病之要穴,具有理气止痛、调节胃肠功能的作用,直刺 1.5 寸,留针 30 分钟,间断泻法行针,止痛效果理想,常能起到针起痛止之功效。

通腑泻热合剂方中大黄苦寒泻下,攻积逐瘀,荡涤肠胃,清热解毒,为君药;芒硝咸寒泻下,软坚润燥,助大黄荡涤之功,为臣药;莱菔子下气导滞,消痞除满助腑气通降,虎杖、龙胆草、栀子、忍冬藤、苦地胆清利湿热、泻火解毒,共为佐药。诸药配伍共奏行气导滞、通腑泻浊、清热解毒之功效。双柏散方中大黄外用破血瘀、清血热、消肿毒;侧柏叶清热凉血、止血敛疮;黄柏清热燥湿、解毒疗疮、祛瘀散积;泽兰活血化瘀、行水消肿;薄荷清风热、消肿痛、止痛痒;水调专取药性,蜜调助其透皮吸收。

三、辅助检查

患者血分析提示白细胞明显升高,X 线透视双膈下可见游离气体影,诊断胃十二指肠溃疡急性穿孔已基本明确,需进一步完善生化、血淀粉酶、尿分析等实验室检查,必要时完善腹部彩超及 CT 检查,以鉴别急性胰腺炎、消化道肿瘤穿孔、急性阑尾炎等急腹症。

四、转归及对策

二诊:1997 年 9 月 29 日。

主要症候:患者留置胃管,引流出淡绿色胃液,腹痛较前明显减轻,但仍觉腹部胀满而拒按,口干,仍未解大便,小便短赤,舌质暗红,苔黄腻,脉弦滑数。

病机:本次发病初期起病急,气滞血瘀,急则治其标,但缘于患者平素胃脘痛,脾胃虚弱,运化失调,内生湿热,湿热郁蒸,气血凝聚,热结不散,湿热邪毒内结肠腑,气血凝滞,则腹胀拒按,热结在内,耗伤阴液则口干、小便短赤、大便秘结,舌质暗红,苔黄腻,脉弦滑数皆为湿热瘀滞之证。

治法:和胃通里,清热活血。

方药:方用凉膈散合大柴胡汤加味。大黄 10g(后下),芒硝 10g,栀子 10g,连翘 10g,黄芩 10g,甘草 6g,竹叶 10g,柴胡 12g,芍药 10g,半夏 10g,枳实 10g。2 剂,水煎成 250ml 分次胃管注入。

2 剂药后解大便 3 次,成形,后诸症皆解,于 1997 年 10 月 2 日拔除胃管,10 月 5 日痊愈出院。

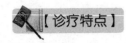

【诊疗特点】

一、诊断要点

1. 有溃疡病史,近期加重。

2. 突发上腹部剧烈疼痛,瞬时波及右下腹,继而遍及全腹,伴面色苍白、大汗淋漓、恶心呕吐等。

3. 腹式呼吸减弱或消失,腹肌强直,全腹压痛及反跳痛,肠鸣音消失或减弱。

4. X 线立位腹部透视或者摄片有半月形的膈下游离气体影。

5. 腹腔穿刺有乳白色或微黄色酸性液体。

二、辨证要点

本病属中医“心下痛”“腹痛”“胃脘痛”“厥心痛”等范畴,临床上以气血骤闭为主要症候特征,如突发腹部剧痛,面白肢冷,汗出气促等,如病情进一步发展,气血郁闭,郁久化热,则出现中焦实热的症状,如发热、口干、尿黄便结、苔黄脉数等,此时若治疗不当或不及时,往往出现一些变证或危证,如热结于肠腑,腑气不通则见痛、呕、胀、闭等阳明腑实证,如瘀热互结,血肉腐败而成脓则成肠痈之证,热郁于内,不能外达,热甚伤阴,阴损及阳,终致热深厥深,出现亡阴亡阳之证,甚至出现阴阳离决之危象。

三、治法方药

(一) 辨证论治

1. 气血骤闭　骤然胃脘当心剧痛难忍,迅速扩及全腹,痛如刀割,动则痛剧,全腹拒按,成板状腹,伴恶心呕吐,甚至四肢厥冷,面色苍白,冷汗气短,舌苔薄白,脉弦紧。治法:疏通气血,缓急止痛。方用血府逐瘀汤加减。

2. 中焦实热　腹痛较前明显减轻,但仍觉腹胀满而拒按,发热、口干,大便秘结,小便短赤,舌质暗红,苔黄腻或者黄燥,脉弦滑数或者洪数。治法:和胃通里,清热解毒。方用凉膈散合大柴胡汤加味。

3. 内闭外脱　高热、腹胀,大便秘结,恶心呕吐,四肢厥冷,精神萎靡,舌质红绛,苔黄,脉沉细而数。治法:清热养阴,开闭固脱。方用清营汤、安宫牛黄丸加减。

(二) 其他疗法

1. 外治法　双柏散适量,以水蜜调成糊状热敷右侧或全腹部,每日 2 次。

2. 针刺　取足三里、中脘穴,强刺激,每次留针 30~60 分钟,加用电针可提高疗效。

3. 中药灌肠　通腑泄热灌肠合剂 250ml 或者大黄灌肠液 200ml 保留灌肠,每日 2 次。

【临证思路】

胃、十二指肠溃疡急性穿孔为普外科常见的急腹症之一,起病急、病情重、变化快,需要紧急处理,若诊治不当可危及生命。临床常表现为突发上腹部剧烈疼痛,瞬时波及右下腹,继而遍及全腹,伴面色苍白、出冷汗、恶心呕吐等;腹式呼吸减弱或消失,腹肌强直,全腹压痛及反跳痛,肠鸣音消失或减弱;X线立位腹部透视或者摄片有半月形的膈下游离气体影;临床上以气血骤闭为主要症候特征,治疗上应当疏通气血、缓急止痛,如病情进一步发展,气血郁闭,郁久化热,则出现中焦实热的症状,如发热、口干、尿黄便结、苔黄脉数等,治疗上应予和胃通里,清热解毒等。

岭南已故中医外科名家黄耀燊教授认为胃、十二指肠溃疡急性穿孔初期属于急腹症范畴,急则治其标,选用通腑泻热合剂灌肠以行气通腑,双柏油膏外敷配合针刺足三里以调理气机,疏通气血经络,针刺治疗不仅具有缓急止痛及促进溃疡穿孔闭合的作用,而且可以调整全身功能状态及抗炎,同时可以促进胃肠蠕动及内分泌功能。在中期和后期,主要表现为中焦实热或者肝胃不和、湿热瘀阻等证,治疗上应当以清热解毒,通里攻下,疏肝和胃,化瘀通络等为法,根据不同的临床表现辨证治疗。同时,黄老还强调,对于胃、十二指肠溃疡急性穿孔的治疗,最重要的是防止胃肠内容物溢入腹腔,同时促进穿孔的闭合,因此,禁食、胃肠减压是重要措施。

在治疗过程中,必须严格掌握手术与非手术治疗及中转手术的适应证,才能正确合理地使用有效的治疗措施,达到最佳治疗效果。在非手术治疗过程中,应动态观察患者病情变化,如腹痛有否减轻、腹肌紧张程度的变化、肠鸣音是否恢复,肛门是否有排气、排便等,一旦非手术治疗无效,症状甚至加重时,应立即中转手术治疗。对体质差、腹腔污染严重、中毒症状明显的患者,出现了内闭外脱之证,应立即配合西药治疗,必要时中转手术治疗。

第五节　胆道感染与胆石症

胆道感染与胆石症是以右上腹疼痛、恶寒发热和黄疸为主要临床表现的胆道系统疾病。慢性发病者多以上腹胀闷、嗳气恶心、厌食油腻及大便不调为主要表现。根据发病部位的不同,可分为胆囊炎、胆囊结石、胆道感染、胆管结石等,胆管结石又可分为胆总管结石病和肝内胆管结石。本病属中医"胁痛""胆胀""黄疸""胆瘅""结胸发黄""热厥""腹痛"等证的范畴。

本病的基本病因病机是肝郁气滞。中医学认为胆为"中清之府",与肝相表里,输胆汁而不传化水谷,以通降下行为顺。由于精神因素、湿热外袭、饮食不节、蛔虫上扰等因素,均可导致肝胆失于疏泄,湿热蕴结,气血不和,胆汁壅滞而发病。

【病案】

一、病史资料

张某,男,34岁,工人。初诊日期:2015年7月28日。

主诉:右上腹部隐痛半年余,加重伴发热2天。

现病史:患者半年余前因进食油腻饮食及饮酒后出现右上腹部隐痛不适,自服胃药后症状稍有缓解,后单位体检,肝胆彩超提示:胆囊内泥沙样结石。患者平素工作劳累,三餐饮食不规律,每次进食油腻饮食及饮酒后出现上述表现,同时伴有餐后腹部饱胀感、嗳气反酸、晨起口干口苦。3天前再次饮酒后出现右上腹疼痛加重,呈阵发性绞痛,伴发热恶寒,恶心呕吐。来诊时右上腹绞痛不解,恶寒发热,恶心欲呕,纳呆,小便黄,大便难解。

既往史:既往体健。否认高血压、冠心病、糖尿病等慢性病史,否认传染病史。

体检:神清,精神疲倦,强迫体位,发育正常,营养中等。体温:38.5℃。右上腹压痛、反跳痛明显,腹肌稍紧张,墨菲征(+),肝区叩击痛(+),上腹部稍有压痛、反跳痛,舌淡红,苔黄腻,脉弦紧。

实验室检查:血分析示白细胞为 16.24×10^9/L、中性粒细胞为 13.93×10^9/L、中性粒细胞百分比为 85.8%、红细胞为 2.94×10^{12}/L、血红蛋白为 72g/L。血清淀粉酶无异常。肝胆脾胰彩超提示:胆囊增大,胆囊壁增厚,胆囊内见多发细沙样结石,较大者约 1.0cm×0.7cm,可随体位移动。

二、辨证论治思路

1. 主证分析 患者右上腹隐痛半年余,既往有饮食不规律及进食油腻饮食病史,体检胆囊结石病史,此次为酒后发病,伴有右上腹绞痛、发热恶寒、恶心欲呕,体查和相关实验室检查均符合胆石症的诊断。西医诊断为胆囊结石并急性胆囊炎。

2. 证型分析 患者胁肋部隐痛,急性发病为胁肋部绞痛均为肝郁气滞致使气血运行不畅,经络受阻之故。岭南发病多夹湿邪,气血运行不畅,气郁化热,湿热郁结于肝胆而发病。小便黄,大便难解亦为湿热之象。舌质红,苔黄腻,脉弦数与湿热蕴结之判断相符。

3. 立法处方

(1)抗感染、解痉止痛、营养支持治疗,必要时手术治疗。

(2)证属肝胆湿热,治宜清热利湿,利胆排石。方选四逆散合大柴胡汤加减。

柴胡 15g,黄芩 10g,龙胆 10g,法夏 15g,生姜 10g,白芍 15g,枳实 10g,茵陈 15g,栀子 15g,大黄 10g(后下),大枣 10g。每日 1 剂,水煎 2 次,温服。嘱患者饮食有节,起居有常,不可过量饮酒,过食肥甘,以免湿热内生,加重病情。

方中柴胡、茵陈为君药,并与黄芩合用,能和解清热,利湿退黄,以除少阳之邪,柴胡疏畅肝经之气,引诸药归肝经;龙胆既能清利肝胆实火,又能清利肝胆湿热;大黄、枳实泻阳明热结,通利大便;黄芩合栀子苦寒泻火,通利三焦,导湿热下行,引湿热自小便出,共为臣药。白芍缓急止痛,与大黄相配可治腹中实痛,与枳实相伍可治气血不和的腹痛,法夏降逆止呕,配合生姜重用,以治呕逆不止,合为佐药,大枣与生姜同用,能调和营卫与诸药,为使药。

三、辅 助 检 查

患者血分析检查提示白细胞及中性粒细胞明显增多,且患者伴发热,必要时进一步完善血液细菌培养+药敏试验,可以指导临床抗生素实用。注意复查血分析、肝功能、血清淀粉酶和肝胆脾胰彩超,及时发现继发性胰腺炎并对症治疗。

四、转归及对策

本例患者经过治疗,右上腹绞痛及发热恶寒症状明显缓解。胆石症的预后与转归,与病情轻重、治疗迟早及是否得当,生活与饮食调理等因素有关。

胆石症的主要危害是结石引起的胆道梗阻、胆道感染。胆囊结石及小的胆管结石患者一般预后较好。大的胆总管结石或合并严重胆道感染者,不及时手术,往往容易导致严重的肝功能损害或中毒性休克,甚至因抢救不及时而死亡。在本病的治疗过程中,需配合中医中药等其他调护手段,尤其是饮食和生活方式的改变,提倡合理饮食,不宜过饱,忌食生冷及难消化饮食,忌烟酒,规律生活,避免熬夜;另外,避免精神刺激,保持心情舒畅、乐观,树立战胜疾病的信心,多方面积极配合才能获得症状的持久改善。

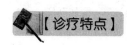【诊疗特点】

一、诊 断 要 点

1. 临床表现　本病急性发作时,以右上腹疼痛、恶寒发热和黄疸为主要症状,并可伴有恶心呕吐和腹胀便秘等。慢性病过程表现为上腹胀闷,恶心嗳气,厌食油腻和大便不调等。

2. 实验室及其他辅助检查　急性发病时血象升高;彩超检查可发现胆囊或胆管内结石。

二、辨 证 要 点

中医学认为胆为"中清之府",与肝相表里,输胆汁而不传化水谷,以通降下行为顺。由于精神因素、湿热外袭、饮食不节、蛔虫上扰等因素,均可导致肝胆失于疏泄,郁久化热,湿热蕴蒸于肝胆,日久而成砂石,阻塞胆道;若胆汁上逆,溢于皮肤,或湿热熏蒸肌肤而发黄疸;热毒炽盛,深入营血而致热扰营血,出现神昏谵语。由于胆石系胆汁瘀久,经久煎熬而成,砂石又可阻塞胆道,从而由病理产物转为致病因素,使胆石为病缠绵反复,难以治愈。

三、治 法 方 药

(一) 辨证论治

1. 肝郁气滞　主要表现为右胁肋部疼痛、胀痛,常呈阵发性加剧;胸闷嗳气,恶心呕吐,口干咽苦,大便秘结。舌淡红,苔薄白或微黄,脉弦。治宜疏肝利胆,理气止痛。方选大柴胡汤合金铃子散加减。

2. 肝胆湿热　主要表现为右上腹持续性胀痛,阵发性加剧或绞痛时发;胸脘胀满,口苦咽干,恶心呕吐,不思饮食,发热恶寒或寒热往来,身目发黄,大便秘结,尿赤如茶。舌红,苔黄或黄腻,脉弦数。治宜清热利湿,利胆通下。方选茵陈蒿汤合大柴胡汤加减。

3. 肝胆火毒　主要表现除具有肝胆湿热症候外,尚有右上腹持续性疼痛不解,痛引肩背,拘急拒按,高热寒战,口干唇燥,尿黄便结,甚则神昏谵语。舌红绛,苔黄干或黄燥,脉细数。治宜疏肝解郁,泻火解毒。方选茵陈蒿汤合黄连解毒汤加减。

(二) 外用药物治疗

可用双柏散水蜜调敷右上腹部,每日 2 次。

(三) 针灸疗法

1. 针刺　取阳陵泉、胆囊区、中脘、太冲、胆俞等穴,每次 2~3 穴,用泻法或平补平泻法,每次留针 30 分钟,每日 2 次。

2. 耳穴压豆法　用耳穴探测仪探查,在耳穴压痛点上敷贴王不留行籽,每日按压数次。

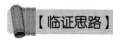【临证思路】

胆石症发作时往往同时伴有胆道系统感染,二者具有相似的临床表现。因此,对胆石症的诊断必须结合必要的辅助检查,如彩超、CT 检查等,其中彩超检查对胆囊结石的诊断正确率可达 95% 以上。

近几十年来,胆石症的治疗方法有了飞跃发展。体外震波碎石技术,腹腔镜胆囊切除术,经皮胆囊镜取石术,中西药和排石仪的排石疗法,口服及灌注溶石药物的出现等,使胆石症的治疗走向多样化。现在临床常用的方法可概括为排石、溶石、碎石、取石四种方法。原则上胆囊的小结石、肝外胆管结实直径 <1cm,或泥沙样结石;无并发症的较大胆管结石;广泛

的肝管或肝内胆管结石;胆总管切开取石后的残存结石,特别是已做内引流者,均可用上述方法治疗。

岭南外科大家黄耀燊在诊疗胆石症方面积累了丰富经验,根据其处方研制生产的舒胆胶囊一直在临床应用,效果良好。黄老认为胆石症部位在肝、胆,病机主要由气郁、血瘀、湿壅、食滞与虫积相合为石。应顺肝脏条达之性,疏畅气机,理气解郁为治。胆为六腑之一,通利为顺,其中所积宜通腑攻下,且大肠一通,肝胆气机自能舒展通达,六郁自解,结石即使不能排下,亦可溶解。胆石症与尿石病一样,临床有静止期和发作期之分,静止期唯以攻石或通腑泻法,或化石溶石;发作期,一方面因势利导促进结石排出,可综合多种排石措施;另一方面又易兼他症,如疼痛、发热、黄疸等。

中医学认为急性胆管炎乃因肝胆气郁,郁久化热,热毒炽盛所致,因此治疗上必须强调清热解毒、通里攻下为第一大法,临床上应重用清热解毒与通里攻下药,保持大便在每日3~4次以上,并在祛邪同时不忘扶正,酌情选用生脉散、参附汤或四逆汤等。

对于不完全性梗阻的肝外胆管结石患者,如系初发而全身感染和局部症状均严重时,宜早期手术治疗。如症状轻,经支持治疗病情又较快好转时则可择期手术。

在中西医结合非手术治疗过程中,若患者出现以下情况,宜尽早行手术治疗:①出现脓毒症休克;②胆道感染严重不易控制,出现精神症状或预示出现脓毒症休克;③弥漫型腹膜炎,如肝脓肿破裂、胆管穿孔等。

第六节　急性胰腺炎

急性胰腺炎是常见的外科急腹症。具有发病急骤、病因复杂、病机多变、易生变证的特点。其基本病因病机为精神因素、虫扰石阻、风寒湿邪、创伤、手术、妊娠、禀赋不足和饮食不节等致肝胆气滞血瘀,横逆脾胃,郁而化热;脾胃骤伤,胃失和降,脾失运化,致使湿从内生,湿阻亦能蒸热而呈脾胃湿热或脾胃实热之候。若热伤经络,可迫血妄行而伴出血,热血相搏,瘀血腐脓或血瘀成块。如热邪炽盛,还可深入营血,甚至发生亡阴、亡阳;热重伤阴,可阴虚风动而伴抽搐;脾病及胆可迫使胆液外溢而见黄疸。热去湿留,则湿邪困脾。邪去正伤,脾阳虚衰。肝胆与脾胃既可同病,也可相互转化。

古代中医学无胰腺炎这一病名,但在"胁腹痛""心脾痛""胃脘痛""结胸膈痛"等门类中却有相似记载。如《素问·六元正纪大论》曰:"木郁之发……民病胃脘当心而痛,上支两胁,膈咽不通,食饮不下。"隋代《诸病源候论》对此证的病因及发病机制作了较为全面的阐述:"心腹痛者,由脏腑虚弱,风寒客于其间故也。邪气发作,与正气相击,上冲于心则心痛,下攻于腹则腹痛,上下相攻,故心腹绞痛,气不得息。"在治疗方面,汉代就提出用下法为主的治疗见解,《伤寒论》指出:"……从心下至少腹,硬满而痛,不可近者,大陷胸汤主之。"

【病案】

一、病史资料

赖某,女,60岁,2012年1月2日初诊。

主诉:腹痛伴恶心呕吐5天。

现病史:因"腹痛伴恶心呕吐4小时"于2011年12月28日入住某医院治疗,诊断为急性胰腺炎,经呼吸机辅助通气、床边 CRRT(连续性肾脏替代治疗)、腹腔穿刺引流、泰能抗感染、输血及对症支持治疗,病情未得到缓解,于 2012 年 1 月 2 日转入我院治疗。入院时腹部呈持续性胀痛,伴恶心呕吐,大便 5 日未解,无排气,尿少色黄。APACHE Ⅱ 评分大于 12 分,Ranson 评分大于 3 分,Balthazar CT 评分为Ⅳ级。

既往史:平素嗜烟酒。否认高血压、冠心病、糖尿病等慢性病史,否认肝炎等传染病史。

专科检查:患者气管插管中,药物镇静状态,右下肺呼吸音消失,左下肺可闻及散在湿啰音,心率 144 次 /min,颜面、腰骶、四肢水肿明显,腹部膨隆,腹肌紧张,全腹压痛、反跳痛,移动性浊音(+),肠鸣音消失。气管插管中,舌象未观,脉沉细滑数。

实验室检查:血尿淀粉酶明显升高。

二、辨证论治思路

1. 主证分析　患者因腹痛伴恶心呕吐 5 天由外院转诊而来。呈持续性胀痛,伴恶心呕吐,无恶寒发热,大便 5 日未解,无排气,尿少色黄,脉沉细滑数。体查:气管插管中,颜面、腰骶、四肢水肿明显,腹部膨隆,腹肌紧张,全腹压痛、反跳痛,移动性浊音(+),肠鸣音消失。血尿淀粉酶明显升高。四诊合参,中医诊断符合脾心痛,西医诊断为重症急性胰腺炎、多器官功能障碍综合征。

2. 证型分析　患者平素喜嗜烟酒,本属湿热体质,湿热郁蒸,气血凝聚,热结不散,故发为本病。湿热邪毒内结,气血凝滞,不通则痛,故腹部出现持续性胀痛拒按;热结于肠,腑气不通则 5 日无排气、排便,腹部膨隆;湿热熏蒸,耗伤阴液则尿少色黄;脉沉细滑数皆为湿热瘀滞之证。

3. 立法处方

治法:泄热逐水。

选方:①"甘遂末"胃管注入;②大承气汤灌肠通腑,大柴胡汤胃管注入清热解毒、通腑泄热;③四黄水蜜外敷腹部,芒硝外敷腰部。

治法与用药分析:岭南名医蔡炳勤教授对于重症急性胰腺炎急性反应期,提出要按"水热互结"之结胸证论治,牢牢抓住"腹胀 - 腹内高压"这一"土症",采用"泄热逐水同施,前后腹腔并重"的治疗思路,并以"大便的次数是否增多(次数、量),腹胀有无加重或减轻"作为用药后病情观察的重要指标。

三、转归及对策

二诊:2012 年 1 月 9 日。

主要症候:患者经上述处理,有效控制了"腹内高压",病情处于稳定状态,未继续加重,但也未出现快速好转之象,药物难以速愈。患者突出的临床表现是:大便次数增多,腹胀未有持续性加重。病情得到了有效控制。舌象未见(气管插管中),脉浮滑数,沉取无力。

病机:蔡教授提出此时当从"邪伏膜原"理论认识病情,吴又可《温疫论》中提到:"邪自口鼻而入,所客内不在脏腑,外不在经络,舍于伏脊之内,去表不远,附近于胃,乃表里之分界,是为半表半里,即内经所谓横连募原是也。"《重订通俗伤寒论》说:"膜者,横膈之膜;原者,空隙之处。外通肌腠,内近胃腑,即三焦之关键,为内外交界之地,实一身之半表半里也。"邪伏膜原,具有病位深,药物难以速达病灶,邪亦难速出病灶。

治法:透达膜原之邪。

方药:柴胡 15g,黄芩 20g,槟榔 15g,厚朴 30g,草果 10g,青皮 10g,桔梗 10g,郁金 15g,白

芍 10g。

方解:草果、槟榔、厚朴为"达原饮"主要组成药物,《温疫论》:"槟榔能消能磨,除伏邪,为疏利之药,又除岭南瘴气;厚朴破戾气所结;草果辛烈气雄,除伏邪盘踞,三味协力,直达其巢穴,使邪气溃败,速离膜原,是以为达原也。"方中再加柴胡和黄芩,取小柴胡汤和解半表半里之意,开通膜原之邪外出之路,青皮、桔梗开宣肺气,肺气宣,则腑气易通,寓"提壶揭盖"之意,郁金清热解烦,在宣通之药中反佐白芍,起敛阴之功,一方面可减草果、槟榔、厚朴类温燥药物伤阴之弊,也可缓和柴胡劫阴之弊。

三诊:2012 年 1 月 12 日。

主要症候:服前方后,大便次数多,且大便从初始的腥臭逐渐变为酸腐,臭味减轻,腹胀逐渐减轻。2012 年 1 月 20 日拔除气管插管,见舌干红无津、略短缩,脉细数,沉取无力。

病机:久病伤阴。

治法:滋补肾阴,解毒散结。

方药:前方加鳖甲、玄参。柴胡 15g,黄芩 20g,槟榔 15g,厚朴 30g,草果 10g,青皮 10g,桔梗 10g,郁金 15g,白芍 10g,鳖甲 30g(先煎),玄参 20g。

经过上述治疗,病程出现重大转机,表现在:感染控制,腹胀明显减轻,成功拔除气管插管,恢复自主呼吸,肾功能恢复正常,疾病进入残余感染期。

四诊:2012 年 1 月 30 日。

主要症候:神清,疲倦,乏力,面色萎黄无华,半坐卧位,气促、气短懒言,语音低微,欲饮食,但食后易腹胀,恶心欲呕,夜烦,眠不安。胃脘部按之饱满不适。舌淡红略胖,中少许微黄苔,脉浮中取两关部以上微浮而滑,沉取无力。

病机分析:正虚邪恋。"神疲、气促、气短懒言、语音低微"等为气虚征象,"食后易腹胀,恶心欲呕,舌淡红略胖"提示脾胃气虚。苔微黄提示少许内热。腹腔引流液仍有引出提示内有余邪未尽。当前整个病机符合大病之后(严重感染)出现的"寒热错综,虚实夹杂,阴阳不调"的特点,抓住"食后易腹胀"主症,对应《伤寒论》"心下满而硬痛者,为结胸;但满而不痛,名为痞,宜半夏泻心汤"。

治法:和胃降逆,健脾化湿。

方药:半夏泻心汤合黄芪建中汤加减。法半夏 15g,黄连 5g,黄芩 10g,干姜 10g,甘草 10g,红枣 15g,黄芪 30g,桂枝 10g,白芍 15g,鸡内金 10g,旋覆花 10g(包煎),赭石 30g(先煎)。

方解:脾虚湿阻中焦明显,气机进而受阻,脾阳不升,浊阴不降,故可取半夏泻心汤辛开苦降,化湿和胃降逆,调和阴阳,同时加用黄芪建中汤扶助脾阳,内含芍药、甘草,酸甘化阴,柔养胃阴。并加旋覆代赭汤,旋覆花可化痰利水,去痰湿之邪,代赭石引中上焦之邪下行。

服方 1 剂后,诉眠有改善,烦躁减轻,解墨绿色稀便数次,量较多,无发热,欲饮食,食后少许腹胀不适,恶心欲呕感减轻。服方 2 剂后,咳嗽较前明显,痰较前多,难咳出,能下地行走一段时间,仍诉疲劳感明显,下肢无力感明显。中医辨证:大病元气耗伤,故疲倦,咳痰无力,加用人参、西洋参气阴双补,补益元气。

五诊:2012 年 2 月 2 日。

主要症候:痰多难咳,食后少许腹胀满,间中少许隐痛不适,无呕吐,无汗出,少许心烦,疲倦,乏力,大便偏溏。舌淡红略胖,中白腻微黄,脉关部浮滑略数。

病机分析:患者总体趋向好转,因大病至虚之候,补气难免带来补而不消,滞而化痰、化

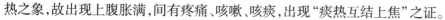

热之象,故出现上腹胀满,间有疼痛、咳嗽、咳痰,出现"痰热互结上焦"之证。

治法:前法基础上加以清热化痰。

方药:前方加小陷胸汤。法半夏15g,黄连5g,黄芩10g,干姜10g,炙甘草10g,红枣15g,黄芪30g,桂枝10g,白芍15g,鸡内金20g,旋覆花5g(包煎),升麻5g,苦杏仁10g,瓜蒌子20g。

方解:小陷胸汤出自《伤寒论》,以黄连、半夏、瓜蒌入药,主治小结胸病。《医宗金鉴》载"黄连涤热,半夏导饮,瓜蒌润燥下行,合之以涤胸膈痰热,开胸膈气结,攻虽不峻,亦能突围而入,故名小陷胸汤"。方中增加鸡内金量以增强健脾消积功效,加升麻去代赭石以调整补气方向,使所补之气上提补肺,杏仁开宣肺气,使补而不滞。

六诊:2012年2月3日。

主要症候:服方1剂后,咳嗽咳痰明显减轻,能下地绕病房走廊行走一圈,进食较前改善,但食后仍觉上腹部饱胀不适,间中少许隐痛不适,无呕吐,无汗出,心烦,疲倦,乏力,大便日解一次,偏烂。舌淡红略胖,中白腻微黄,脉关部浮滑数。

病机分析:目前处于邪去正虚阶段,以扶正为主,但"至虚有盛候",此时补益方面不宜一味峻补,仍要抓住中焦脾胃升降功能的恢复,后天之本得以正常运转,则清阳升、浊阴降。继续以泻心汤调升降,因出现咳嗽、咳痰、上腹满胀少许隐痛不适,即"痰热互结"之小陷胸汤证,昨日加用小陷胸汤后祛痰止咳效果明显,显效,可续服。患者目前心烦,病机方面考虑大病正邪相争之时,作为君主之官的心神奋而护正抗邪,大病之后,心神耗散,心失所养,故心烦。

治法:养心气,清心热。

方药:前方加莲子。半夏15g,黄连5g,黄芩10g,干姜10g,炙甘草10g,红枣15g,黄芪30g,桂枝10g,白芍15g,鸡内金20g,旋覆花5g(包煎),升麻5g,苦杏仁10g,瓜蒌子20g,莲子10g。

七诊:2012年2月6日。

主要症候:病情反复,气促明显,咳逆倚息,气短不能平卧,痰结难咳。古淡红,苔中微黄腻,脉浮细滑数。

病机分析:《金匮要略》:"咳逆倚息,短气不得卧,其形如肿,谓之支饮。"患者目前处于正虚邪恋期,虽逐渐恢复饮食,但脾运化之力仍虚,脾无力充分运化水谷精微,脾为生痰之源,肺为储痰之器,脾虚土弱,土不生金,肺虚无力咳痰外出,日久痰浊阻肺,发为支饮,而苔微黄腻、脉滑数均提示有内热,故中医辨证考虑支饮热证。

治法:泄肺热,逐痰饮。

方药:前方去黄芪、桂枝,加用葶苈大枣泻肺汤。葶苈子5g,红枣15g,法半夏15g,瓜蒌子20g,黄连5g,黄芩15g,橘络5g,枳壳10g,鸡内金20g,六神曲10g,柴胡15g,青蒿15g,竹茹10g。

方解:在前方基础上去黄芪、桂枝等温性药物,加用葶苈大枣泻肺汤泻肺热、逐痰饮,《千金方衍义》:"肺痈已成,吐如米粥,浊垢壅遏清气之道,所以喘不得卧,鼻塞不闻香臭。故用葶苈破水泻肺,大枣护脾通津,乃泻肺而不伤脾之法,保全母气以为向后复长肺叶之根本。然肺胃素虚者,葶苈亦难轻试,不可不慎。"加用柴胡、青蒿、竹茹清虚热,化热痰。

八诊:2012年2月8日。

主要症候:气促减轻,咳嗽,咳痰,痰黏难咳,色黄,无汗出,大便 2 次,偏烂,口干不欲饮。舌淡红、苔中黄腻,脉寸关浮滑数。

病机:患者余邪未清,痰热互结中上二焦,本虚标实,气虚为本,痰热为标,病位在中上二焦。

治法:泻肺清热,止咳平喘,通腑消胀。

方药:前方去葶苈大枣汤,加用泻白散、莱菔子、浮海石、浙贝母。法半夏 15g,瓜蒌子 20g,黄连 5g,黄芩 15g,鸡内金 20g,柴胡 15g,青蒿 15g,竹茹 10g,莱菔子 15g,北沙参 10g,浮海石 15g,浙贝母 15g,桑白皮 10g,地骨皮 15g。

九诊:2012 年 2 月 10 日。

主要症候:气促进一步减轻,咳嗽、咳痰减轻,但腹胀腹痛反复,大便日行 1 次,量少难解。舌淡红、苔中黄腻,脉寸关浮滑数。

理法方药:前方基础上加大黄,荡胸泻热通腑。并加用甘遂邪热逐水,避免余邪积聚力量反攻正气。法半夏 15g,瓜蒌子 20g,黄连 5g,黄芩 15g,鸡内金 20g,柴胡 15g,青蒿 15g,竹茹 10g,莱菔子 15g,大黄 15g(后下),浮海石 15g,浙贝母 15g,桑白皮 10g,地骨皮 15g,甘遂 1g。

十诊:2012 年 2 月 13 日。

主要症候:近 2 天加用甘遂泻热逐水,出现二便增多,咳嗽咳痰较前减轻,气喘减轻,舌苔较前明显变薄。舌淡红,脉寸关部细弦略紧略浮,沉取无力。

理法方药:加用甘遂末后,使郁结中上二焦之痰热水湿之邪从下焦二便出,病情有所改善,今可取"治上焦如羽"思路,改泻白散为麻杏石甘汤,取麻黄宣发之力,杏仁开上焦,希中上二焦之邪从上焦就近外出,另下焦二便多,脉沉取无力,需顾及元阳,加温阳药物浴足以从涌泉穴补益肾阳。内服方:法半夏 15g,瓜蒌子 20g,黄连 5g,黄芩 15g,鸡内金 20g,柴胡 15g,竹茹 10g,莱菔子 15g,大黄 15g(后下),浮海石 15g,浙贝母 15g,麻黄 9g,苦杏仁 15g,石膏 30g(先煎),甘草 5g。浴足方:制川乌 30g,独活 30g,花椒 30g,酒川牛膝 30g。

服方 1 剂后,半夜大汗出,咳嗽咳痰明显好转,气喘明显减轻。

十一诊:2012 年 2 月 15 日。

主要症候:夜间无明显咳嗽,气促减轻,胃纳不香,食后腹胀,排便少,无明显腹痛不适。舌淡红,苔较前明显变薄,薄黄,脉细沉取无力。

理法方药:痰热互结之邪渐去,气虚之象渐显,尤以脾气虚为主,久病大病之后难免伤及体内阳气,阳虚不温煦中焦,"清阳不升,浊阴不降",故腹胀,排便少,脉沉取无力也提示肾阳不足之象。以蔡炳勤教授"治中焦如衡,治中焦以运"为法。予苏子降气汤运气消滞:苏叶、前胡、法半夏运上焦痰湿,苏子、生姜、红枣、厚朴运中焦气滞,肉桂温煦下焦之阳,当归养血活血,甘草调和诸药。全方共奏"运通三焦"之效:紫苏子 15g,法半夏 10g,红枣 5g,肉桂 3g(焗服),生姜 10g,前胡 10g,厚朴 15g,当归 10g,炙甘草 5g,紫苏叶 10g。

浴足方:制川乌 30g,独活 30g,花椒 30g,酒川牛膝 30g。

十二诊:2012 年 2 月 17 日。

主要症候:食后仍腹胀,肛门排便成条,但量不多,无明显腹痛不适。舌淡红,苔较薄白,脉细滑略数,沉取无力。

理法方药:继续守前方运气消滞,加用瓜蒌仁开胸化痰,通腑行气。紫苏子 15g,法半夏

10g,红枣 5g,肉桂 3g(焗服),生姜 10g,前胡 10g,厚朴 15g,当归 10g,炙甘草 5g,紫苏叶 10g,瓜蒌子 20g。

十三诊:2012 年 2 月 21 日。

主要症候:咳嗽少许,痰少许,食后少许腹胀,排便成条,但量不多,无明显腹痛不适。舌淡红,苔较薄,较前略黄,脉细滑略数,沉取无力。

理法方药:守前方运气消滞,开胸化痰,通腑行气,并加浙贝化痰散结,川贝润肺化痰。紫苏子 15g,法半夏 10g,红枣 5g,肉桂 3g(焗服),生姜 10g,前胡 10g,厚朴 15g,当归 10g,炙甘草 5g,紫苏叶 10g,瓜蒌子 20g,浙贝母 15g,川贝母 5g。

十四诊:2012 年 2 月 24 日。

主要症候:咳嗽少许,咳少许白色痰,能平卧,仍以腹胀明显。舌淡红,苔中微黄腻,脉浮细滑略数,沉取无力。

理法方药:大病之后,后天脾胃元气大伤,母病及子,肺虚气滞,滞而不运,子病又累母,这种脾肺之间的恶性循环导致病情反复和迁延难愈,且痰湿黏滞也是引起病情迁延难愈之因素,仿名医焦树德之"麻杏二三汤",予麻黄、杏仁开宣肺气,且杏仁还可通腑,二陈汤健脾化湿,去生痰之本,三子养亲汤顺消化痰消滞,加用苍术起运脾之功,大黄、礞石取滚痰丸之意化老痰内结。蜜麻黄 10g,苦杏仁 10g,法半夏 15g,陈皮 5g,茯苓 20g,甘草 10g,紫苏子 15g,白芥子 10g,莱菔子 15g,苍术 10g,金礞石 15g(先煎),大黄 10g。

2012 年 2 月 24 日:腹腔脓肿引流术。

经过一段时间的扶正,全身情况得到改善,但由于"邪伏膜原"的特点,药物难以速达病灶,予腹腔脓肿引流术,使邪有出路。

十五诊:2012 年 2 月 27 日。

主要症候:咳嗽不明显,能平卧,仍短气乏力,口干,食后腹胀,大便日一次,量少。舌淡红,苔中微黄,脉细滑,沉取无力。

理法方药:在前方基础上去苍术,减半夏、麻黄量,以减药物温燥之性,加四磨汤以补气降气。

十六诊:2012 年 2 月 29 日。

主要症候:病情反复,腹胀明显,气短,咳嗽,痰不易咳出。舌淡红,苔中微黄,脉细数,沉取无力。

理法方药:正虚邪恋,无力鼓邪外出,予调整用药思路,补正以托毒。取方升阳益胃汤,李东垣《脾胃论》:"脾胃之虚,怠惰嗜卧,四肢不收,时值秋燥令行,湿热少退,体重节痛,口苦舌干,食无味,大便不调,小便频数,不嗜食,食不消。兼见肺病,洒淅恶寒,惨惨不乐,面色恶而不和,乃阳气不伸故也。当升阳益胃,名之曰升阳益胃汤。"方中重用黄芪、太子参补气,并继续予达原饮透达膜原余邪外出:黄芪 50g,太子参 30g,炒白术 15g,黄连 8g,陈皮 10g,法半夏 10g,茯苓 20g,柴胡 10g,白芍 10g,羌活 10g,泽泻 15g,川楝子 5g,厚朴 15g,槟榔 15g,防风 10g。

外治法:艾灸涌泉。

2012 年 3 月 3 日:腹膜外脓肿引流术。扶正托毒,内邪外出,行腹膜外脓肿引流术,加强引邪外出之功。

十七诊:2012 年 3 月 7 日。

主要症候:纳差,无明显气喘,咳痰不明显,眠可,无腹胀腹痛。舌淡红,苔薄,脉沉细。

理法方药:前方重用黄芪补正气,但大病、久病脾胃之气大受劫伤,难以受补,故纳差,前方基础上增加健脾开胃之品以求后天得助则气化有源。黄芪50g,炒白术15g,鸡内金15g,佛手10g,法半夏10g,茯苓15g,柴胡10g,羌活5g,益智仁10g,槟榔15g,三棱10g,莪术10g,炒六神曲10g。

方解:张锡纯喜用、擅用三棱、莪术,他在《医学衷中参西录》中论述十全育真汤时提到"三棱、莪术与参、术、芪诸药并用,大能开胃进食,又愚所屡试屡效者也",在论述理冲汤时提到"用三棱、莪术以消冲中瘀血,而即用参、芪诸药,以保护气血,则瘀血去而气血不致伤损。且参、芪能补气,得三棱、莪术以流通之,则补而不滞,而元气愈旺。元气既旺,愈能鼓舞三棱、莪术之力以消癥,此其所以效也"。此方中三棱、莪术与黄芪同用正是起活血而不伤正气,补气而不留瘀滞,助开胃纳食之功。

十八诊:2012年3月12日。

主要症候:少许干咳,气稍喘,大便量少,无腹痛,胃纳差,尿频,面色较前黧黑,无汗出,舌淡红,苔褐黑偏燥,脉沉细。

理法方药:患者病情反复,尤其面色较前黧黑,舌苔变褐黑,叶天士在《温热论》中提到:"若舌黑而滑者,水来克火,为阴证,当温之。若见短缩,此肾气竭也,为难治。欲救之,加人参、五味子勉希万一。舌黑而干者,津枯火炽,急急泻南补北。"此时呈现久病耗及元阳元阴之象,与深伏膜原之邪耗气伤正有关,单纯靠内服药物补气托毒已不能力挽狂澜,需积极考虑再次手术引流急泻之,促邪外出,效仿"急下存阴"之意。另外,中焦脾胃运化,上焦肺气宣布,肺失宣布,则气喘,津液失肺之输布,故径直下趋膀胱而尿频,上焦肺气不宣,肺与大肠相表里,大肠无力通腑,故大便量少,上下二焦不通,中焦满而不运,故纳差,腹胀。治疗在健脾益气基础上,调整用药思路,用麻黄、杏仁、瓜蒌皮、橘络开宣肺气,借莲梗交通上下二焦,且杏仁、瓜蒌也有润肠通便之功,此取提壶揭盖之意,加一味水蛭,张锡纯在《医学衷中参西录》中这样论述水蛭:"故但破瘀血而不伤新血。且其色黑下趋,又善破冲任中之瘀,盖其破瘀血者乃此物之良能,非其性之猛烈也。《神农本草经》谓主妇人无子,因无子者多系冲任瘀血,瘀血去自能有子也。特是,其味咸为水味,色黑为水色,气腐为水气,纯系水之精华生成,故最宜生用,甚忌火炙。凡破血之药,多伤气分,唯水蛭味咸专入血分,于气分丝毫无损。且服后腹不觉疼,并不觉开破,而瘀血默消于无形,真良药也。"此正效仿张锡纯之用药心得,取水蛭破瘀毒但不伤正气,协助黄芪补气的同时起到补而不滞之功。黄芪50g,鸡内金20g,益智仁15g,炒六神曲10g,苦杏仁10g,蜜麻黄6g,炙甘草5g,莲梗10g,橘络5g,瓜蒌皮10g,水蛭9g。

2012年3月14日:腹腔镜检查术(后腹腔镜胰腺坏死组织清除+引流术)+胰腺脓肿引流术(腹膜后脓肿)。经过扶正脱毒、蚕食引流等治疗,病情进入最后正邪决战之际,通过腹腔镜直捣病巢,充分清创引流。

十九诊:2012年3月16日。

主要症候:干咳,痰少,纳差,尿频较前改善。精神面色较前转佳。舌淡红,苔灰黑,脉沉细。

理法方药:舌苔灰黑,乃真阴亏竭之象,改用养阴清肺汤合麻杏二三汤,肺脾肾三脏同治。生地黄30g,麦冬30g,醋鳖甲30g(先煎),牡丹皮10g,浙贝母15g,龟甲30g(先煎),薄

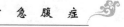

荷 10g(后下),甘草 5g,蜜麻黄 10g,苦杏仁 10g,法半夏 15g,橘络 5g,茯苓 20g,白芥子 5g,黄芪 50g。

二十诊:2012 年 3 月 18 日。

主要症候:夜间咳喘明显,不能平卧,咳出白痰,诉口干,纳差,腹胀,无腹痛。舌质较前偏红,苔焦黑厚腻,脉浮滑数,沉取无力。

理法方药:久病及肾,肾虚不纳气,故睡前加服一剂肾气丸,同时加用海蛤壳纳气平喘,益智仁温肾纳气兼开胃健脾,少佐黄连与肉桂合成交泰丸,交通心肾之意。肉桂 1.5g(焗服),黄连 5g,熟附子 15g(先煎),生地黄 30g,山药 30g,盐山萸肉 30g,茯苓 20g,泽泻 20g,牡丹皮 15g,海蛤壳 15g(先煎),益智仁 20g。

二十一诊:2012 年 3 月 23 日。

主要症候:气喘、气促明显改善,能平卧安睡,胃纳一般,无腹痛,面露隐隐红色。舌黑苔褪去一半,舌较前淡红而润,脉沉而略滑。

理法方药:三焦同治,上用三拗汤宣肺,中用北芪、茯苓、鸡内金健脾益气开胃,下用山萸肉、附子、肉桂补肾阴肾阳,加用鳖甲、龟甲使所补之阴阳归元,海蛤壳纳气:醋鳖甲 30g(先煎),醋龟甲 30g(先煎),炙甘草 5g,蜜麻黄 5g,苦杏仁 10g,茯苓 20g,黄芪 50g,盐山萸肉 30g,益智仁 20g,肉桂 3g(焗服),熟附子 15g(先煎),鸡内金 20g,海蛤壳 15g(先煎)。

二十二诊:2012 年 3 月 24 日。

无明显气喘、气促,精神可,呼吸顺,无腹痛,夜眠可,平卧而睡,舌黑苔褪尽,舌淡红而苔薄黄,脉沉而略滑。带药回家。

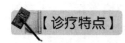【诊疗特点】

一、诊 断 要 点

(一) 症状

1. 腹痛 腹痛是急性胰腺炎的主要症状,可见于 95% 以上的患者。腹痛的位置与病变部位有关,若病变累及全胰腺,则腹痛为上部呈腰带状疼痛,并向背部放射。疼痛的性质多呈"刀割样",持续及广泛性。常突然发病,严重者烦躁不安,弯腰坐起,身体前倾。但老年或体弱者腹痛较轻。腹痛不能为一般解痉剂所缓解,轻者 3~5 天消失,重者延续较长时间。腹痛的程度与病变轻重相一致,即病情越重则腹痛也越剧烈。

2. 消化道症状

(1)恶心呕吐:发病初期出现较为频繁的呕吐,多系反射性。呕吐的频度与病变的严重程度相一致,呕吐物多为食物及胆汁,并发胆道蛔虫病的胰腺炎可呕吐蛔虫,伴有消化道的并发症时呕吐物可呈血性。

(2)腹胀:多因肠道积气、积液所致。水肿性胰腺炎可无腹胀或轻度腹胀;出血坏死性胰腺炎由于脂肪坏死的炎性渗液广泛扩散,肠系膜根部有出血,可引起麻痹性肠梗阻,而呈现严重的腹胀;若结肠出现麻痹性肠梗阻,则称结肠梗阻征。胰头部炎症可导致十二指肠梗阻。

(3)消化道出血:少数急性胰腺炎患者可有呕血或黑便,或呕吐内容物及大便中有隐血。出血的原因可能为剧烈呕吐,原发溃疡或继发应激性溃疡,胰蛋白酶对消化道黏膜溶解作用,使之坏死出血;胰腺坏死病变蔓延至胃部或十二指肠或结肠,造成瘘而并发出血;出血亦与低氧血症、凝血机制障碍等多种因素有关。

3. 发热 腹痛伴发热是本病特点之一,早期发热并非胰腺感染,而是组织损伤的产物引起,但继发于胆源性胰腺炎,可出现高热、寒战。若发病 3~7 天体温持续增高或降至正常后又上升,则多为感染所引起,提示有胰腺脓肿、腹腔或胸腔化脓性炎症等并发症。

4. 黄疸 大约有 20% 的急性胰腺炎患者可出现不同程度的黄疸。主要由胰头部水肿压迫胆总管引起,但多数伴有胆总管结石和 / 或炎症,致使 oddi 括约肌痉挛、水肿或狭窄,影响胆汁引流而产生黄疸。病程较长引起的黄疸可能由于胰头假性囊肿、胰腺脓肿、肝脓肿及肝中毒性损害等所致。

5. 休克 国内有报道出血坏死性胰腺炎伴休克者达 30% 左右。早期出现休克提示有胰腺坏死,患者烦躁不安、皮肤苍白或呈大理石斑样青紫,四肢湿冷,脉细弱,心率快,可达 100~120 次 /min,血压下降,脉压差小。暴发型者可在发病后短时间内猝死。

6. 手足抽搐 其原因是由于血钙降低所致。引起血钙降低的因素较多,主要是出现脂肪坏死,脂肪被脂酶分解成甘油及脂肪酸,与钙结合,形成不溶性皂化斑,导致血清钙浓度降低。血清钙的降低程度与病变的严重程度有关。如血清钙降至 2mmol/L 以下,患者预后不良。

7. 并发症的表现

(1)急性呼吸窘迫综合征(ARDS):急性出血性坏死性胰腺炎时可出现此综合征,其发生率为 4%~30%,死亡率很高,可达 6.7%~58%。因此,应引起人们的高度重视。

(2)急性肾功能衰竭:急性胰腺炎伴急性肾功能衰竭与休克有关。急性肾功能衰竭发生时间多在发病后的前 5 天,以第 3~4 天为最多,因此在胰腺炎患者发病 1 周内,应警惕少尿的危险。

(3)胰性脑病:急性胰腺炎时如合并精神症状、神经运动性兴奋及抽搐发作等,则称为"胰性脑病"。其发生率在 10%~25%,多见于男性患者,主要发生于急性坏死性胰腺炎。精神症状出现的时间,多在发病后 3~5 天或慢性复发性胰腺炎的恶化期,可持续 24 小时或数周。有精神症状的病例,预后不良,其死亡率可达 40%。其常见的临床表现有弥漫性头痛及出现脑膜刺激症状,或出现意识迟钝、谵妄、兴奋、抽搐、半昏迷或昏迷等,并有脑电图异常。

(4)糖尿病:大约有 25%~60% 的患者可出现暂时性高血糖症。若血糖显著升高,提示胰腺有广泛坏死,这类患者预后不良。

(5)弥散性血管内凝血(DIC):由于休克、急性肺功能衰竭、酸中毒等原因,在急性胰腺炎病变中释放的胰蛋白酶及受损组织渗液,均有组织凝血酶作用,会促发外源性凝血,其后凝血因子消耗则会发生严重出血现象,表现有皮下、黏膜、伤口、消化道、泌尿及呼吸系统的出血,微血管血栓形成会造成器官梗死和组织坏死,导致多器官系统功能障碍与衰竭,合并严重的出血,患者病死率很高。

(二) 体征

1. 全身表现 急性胰腺炎的体温变化与病变程度有关,较轻的水肿性胰腺炎患者无发热或仅有轻度及短时发热;但胆源性胰腺炎患者可出现高热;急性胰腺炎出现严重休克时,体温可低于正常。轻型病例舌苔薄白或白腻,脉多弦紧或弦细,重型病例舌质多红,苔黄腻或黄燥,脉多弦滑或数。急性坏死性胰腺炎患者,则有脉快、呼吸频数和不同程度的血压下降,甚至休克。

2. 黄疸 由胆道疾患诱发的急性胰腺炎或胰头肿大压迫胆总管时,患者可能出现不同

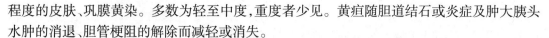

程度的皮肤、巩膜黄染。多数为轻至中度,重度者少见。黄疸随胆道结石或炎症及肿大胰头水肿的消退、胆管梗阻的解除而减轻或消失。

3. 腹部体征　急性胰腺炎腹部体征与病变程度相一致,首先表现出腹部压痛和腹肌紧张。压痛和肌紧张的范围、程度与病变的位置及病情的程度密切相关。在水肿性胰腺炎的患者中,于左上腹或右上腹或全上腹部有轻压痛,但多数无肌紧张;急性出血性坏死性胰腺炎的患者,可出现上腹部或全腹明显的压痛与肌紧张。当腹腔有渗出液时,则出现反跳痛;在重症胰腺炎的患者中,可有腹胀、肠蠕动音减弱或消失等弥漫性腹膜炎体征。

4. 腹部肿块　有些急性胰腺炎,在上腹部出现肿块,可能与胆囊肿大以及小网膜囊内积液、脓肿或胰腺假性囊肿等有关。

5. 皮下瘀斑　是一种少见的腹部体征,可发于脐周围和腰部,可能是毛细血管出血所致。

(三) 辅助检查

1. 实验室检查

(1)血、尿淀粉酶测定:血清淀粉酶增高约见于 90% 以上患者,因此血、尿淀粉酶的测定是临床作为急性胰腺炎诊断最常用的指标。多数患者在发病后 2~12 小时血清淀粉酶的升高与病变的程度并不一致。有时遇到原已增高的淀粉酶升高,24 小时达峰值,持续 3~5 天恢复正常。尿淀粉酶增高出现稍晚,一般在发病后 12~24 小时,可持续 1~2 周。如血清淀粉酶超过 150U/L,尿淀粉酶超过 1 200U/L,则有诊断急性胰腺炎的价值。临床检测淀粉酶发生与症状表现不相应地突然下降,多为预后凶险的重要依据。有些坏死性胰腺炎,由于胰腺坏死,淀粉酶反而不升高。胸腹水淀粉酶显著增高可作为急性胰腺炎的诊断依据,但要与消化道病变穿孔、胰腺肿瘤等鉴别。

(2)淀粉酶清除率与肌酐清除率比值 Cam/Ccr(ACR):1957 年 Saxon 和 1969 年 Levltt 提出急性胰腺炎时,肾脏淀粉酶清除率增加,用这项测定可鉴别胰腺炎和高淀粉酶血症。急性胰腺炎时,肾小管对淀粉酶的重吸收降低,从而对淀粉酶的清除率增加,而对肌酐的清除率不变;所以 Cam/Ccr 比值增高,其计算公式为:

ACR%=(尿淀粉酶 ÷ 血淀粉酶)×(血肌酐 ÷ 尿肌酐)× 100

ACR 的正常值为(1.24 ± 0.13)%,一般 <4%,急性胰腺炎时为(6.6 ± 0.3)%,于 9~15 天内逐渐下降至正常,这种测定方法的优点是 Cam/Ccr 比值升高持续的时间比淀粉酶长,不受高血脂的影响,比值正常者可排除急性胰腺炎的诊断,但并非特异性。如能将血、尿淀粉酶与淀粉酶肌酐清除率比值结合测定,可以提高胰腺炎诊断水平。

(3)血清脂肪酶测定:急性胰腺炎时,胰腺分泌的脂肪酶向外周释放,使血清脂肪酶增加,在发病 24 小时后升高,可持续 5~10 天。

(4)血清钙:急性胰腺炎时常有血钙下降,多在发病后 2~3 天,迟者在起病后 6 天,偶尔有持续几个星期者。若患者血钙降至 2mmol/L 以下,提示预后不佳。

(5)血清钾:多数患者血钾降低,尤其病情严重者。

(6)血糖:急性胰腺炎早期可见一过性血糖升高,主要系胰腺病变累及胰岛达一定的范围和程度所致。如持续禁食,血糖仍超过 11.1mmol/L,则反映胰腺广泛坏死及恶劣的预后;病愈后大多可恢复正常,一般不会遗留糖尿病。

(7)胆红素:大约有 10% 的急性胰腺炎患者出现高胆红素血症,由于胰腺水肿引起者为暂时性,3~7天即可恢复正常;若血清胆红素浓度很高,同时血清碱性磷酸酶和转氨酶亦有一过性升高,则反映系肿大的胰头压迫胆总管或胆总管有梗阻。严重的病例常有肝功能异常,血清白蛋白降低,凝血机制异常导致纤溶现象,血中出现纤维蛋白的降解产物,并可由此发生 DIC。

(8)周围血象检查:白细胞计数增高,可在$(10\sim25)\times10^9/L$,严重病例出现核左移现象;血细胞比容增高,可达 50% 以上,患者因脱水而致血液浓缩。

2.其他检查

(1)腹部平片:肠麻痹时可见横结肠充气扩张,而结肠脾曲或降结肠上段的结肠影像则可消失,这常是胰液外溢到网膜囊内压迫结肠所致。胃泡变形,胃与结肠间距增大,十二指肠或小肠呈节段性麻痹性扩张或胃及十二指肠有外压切迹。乙醇性胰腺炎可在胰腺区内有钙化影像或不透光的结石阴影。

(2)胸部平片:可见两侧膈肌升高,有胸膜反应时可见少量至中等量的胸腔积液,或左下肺野盘状不张。有时亦呈现肺间质炎症及肺水肿等表现。

(3)CT检查:急性重症胰腺炎的初期可见胰腺增大,密度不均匀,随着病情发展,在横结肠系膜部位出现团块。CT动态观察或增强扫描能了解急性胰腺炎的病变部位、范围、胰管扩张、脓肿形成及局部病变的演变过程。对胰腺坏死病灶能明确诊断,鉴别水肿性和出血坏死性胰腺炎有较大价值;同时对病情监测、预后判断和胰腺假性囊肿等并发症的出现均能提供详细信息。这项检查是目前对急性坏死性胰腺炎最可靠、具有特异性的诊断方法,其正确率可达 95% 以上。

(4)超声波检查:B型超声波检查对诊断和鉴别水肿性及出血坏死性胰腺炎有一定帮助。在急性胰腺炎时,超声波可较清晰地描出胰腺的形态;测定其炎症水肿的程度,弥漫性增大界限及内部光点反射情况;当腹腔有渗液时,B超可提示液量及其分布位置,为腹腔穿刺或置管引流的部位选定提供参考;对出现胰腺脓肿、假性囊肿等并发症,和是否合并胆系结石的诊断亦有意义。

(5)腹腔穿刺:急性出血性坏死性胰腺炎伴有腹水的病例,应用腹腔穿刺是一项较为方便和有效的诊断方法。如抽吸出血性腹水或测定腹水淀粉酶增高,多可作为诊断指标。当腹腔渗液量较多时,可置管引流或进行腹腔灌洗或作为局部用药的途径。

二、辨 证 要 点

本病常因饮食不节、情志失调或蛔虫窜胆所致,其基本的病机为肝郁气滞、湿热蕴蒸肝胆、脾胃湿热内结。临床上可分为早、中、晚三个阶段:早期正盛邪轻,以脘腹胀痛或窜痛,舌苔薄白或微黄,脉弦等肝郁气滞之证为主;中期正盛邪实,常以腹满痛拒按,痛如刀割,恶心呕吐,大便不通或燥结,小便短赤,口渴喜冷饮,高热或兼寒战,舌红、苔黄厚腻,脉滑数等脾胃实热之证,或胁腹剧痛,恶心呕吐,发热,黄疸,身重倦怠,胸闷心烦,口苦口渴而饮不多,舌红苔黄腻,脉弦滑或数等肝胆湿热之证为主;晚期正虚邪恋,热毒内陷,耗阴伤阳导致变证。

三、治 法 方 药

由于本病的病机主要是肝郁气滞、脾胃湿热或脾胃实热,故治则按以通为用,分别采用疏肝理气、清热燥湿、通里攻下等法,以达调和肝脾、疏通气血及攻逐实热的目的。

1.肝郁气滞型 主要表现为脘腹胀痛或窜痛,嗳气频作或干呕,甚则便秘,得矢气痛减,或寒热往来,舌苔薄白或微黄,脉弦。治当疏肝解郁,行气导滞。方用大柴胡汤或清胰汤加减。

常用药如柴胡、白芍、木香、枳壳、厚朴、陈皮、延胡索、川楝子、黄芩、大黄、芒硝、半夏等。

2. 脾胃实热型　主要表现为腹满痛拒按,痛如刀割,恶心呕吐,大便不通或燥结,小便短赤,口渴喜冷饮,高热或兼寒战,舌红苔黄厚腻,脉滑数。治当通腑泄热,清热解毒。方用大承气汤合清胰汤加减。常用药如大黄、芒硝、枳壳、厚朴、黄芩、黄芩、黄连、黄柏、木香、延胡索等。

3. 肝胆湿热型　主要表现为胁腹剧痛,恶心呕吐,发热,黄疸,身重倦怠,胸闷心烦,口苦,口渴而饮不多,舌红苔黄腻,脉弦滑或数。治当清热祛湿,疏肝利胆。方用清胰汤合龙胆泻肝汤加减。常用药如茵陈、栀子、龙胆草、柴胡、黄芩、黄连、黄柏、木香、延胡索、大黄等。

4. 蛔虫上扰型　主要表现为持续性腹痛伴阵发性钻顶样痛,痛时汗出肢冷,痛后如常,多有吐蛔、有白斑,舌红苔白或微黄而腻,脉弦紧或弦细。治当安蛔止痛。方用乌梅丸加减。常用药如乌梅、细辛、干姜、黄连、当归、附子、黄柏、蜀椒、桂枝、人参等。

5. 其他疗法

(1)外治法:双柏散适量,以水蜜调成糊状,热敷右下腹部,每日 2 次。

(2)针刺:痛甚时可针刺内关、中脘、足三里、阳陵泉、上巨虚穴,强刺激,每次留针 30 分钟,加用电针可提高疗效。或选舌下金津、玉液穴点刺放血。或选用丹皮酚注射液或丹参注射液双侧足三里穴注射,每穴 0.5ml。

(3)中药灌肠:严重病例可采用通里攻下、清热化瘀的中药煎成 200ml 或通腑泄热灌肠合剂 250ml 保留灌肠,每日 2 次。

【临证思路】

1. 充分运用"祛邪为匡正,邪去更扶正"的中医外科治疗观,将"积极药物扶正,择机手术祛邪"相结合的治疗思路贯穿本病始终。

(1)"药物扶正托毒,手术引毒外出":发挥各自的优势,药物擅长扶正托毒,手术擅长引毒外出。

(2)"药物随证治之,手术蚕食引流":药物使用随证而施,手术引流分步蚕食。

(3)药物与手术间的联系:"药物扶正助手术步步引流,手术引流促正气点点来复",药物与手术间相辅相成。

(4)手术的选择:手术是重要的"祛邪手段",是"邪有出路"的积极措施,在该病例中更体现其"扭转乾坤,转危为安"的决定性治疗作用,在残余感染期病情加重之际,逐步、分次、蚕食式手术每每力挽狂澜,促使病情向好的方向发展。

2. 中药可作为治疗措施,应用于本病的不同阶段,体现分"期"分"机"论治的观念。

急性反应期针对麻痹性肠梗阻,从"水热互结"之"结胸证"论治,牢牢抓住"腹内高压"这一"主症",采用"泄热逐水同施,前后腹腔并重"的治疗思路,常以通里攻下为多,代表方剂有大陷胸汤和大承气汤等;全身感染期早、中期从"邪漫三焦气血"论治,予清热解毒诸法,后期从"邪伏膜原"论治,予达原饮透邪外出,多采用清热解毒及活血化瘀法,以控制感染及促进腹腔渗液的吸收;残余感染期病机具有"寒热错综,虚实夹杂"的特点,采取"观其脉证,知犯何逆,随证治之"原则。后期患者多表现出一派虚象,故应以健脾补气及滋阴养血为主。

3. 并发症的中医治疗

(1)麻痹性肠梗阻:中药采用寒下法和峻下逐水法,对腹胀如鼓及手术后严重肠麻痹的患者,有时可见奇效。

(2)消化道出血:中医辨证多属"血热"所致的迫血妄行。中药白及、大黄、紫珠草、地榆、田七等;单味中药和小复方;采用粉剂、煎剂、糊剂等剂型;通过胃管局部灌洗、内镜喷洒及口服等途径,均可收到确切的止血作用。

(3)胰腺脓肿与假性囊肿:前者脓肿多因胰腺坏死组织感染所致。患者表现有发热、口干渴、腹胀满、便结、尿短赤、舌质红、苔黄腻或黄燥、脉弦滑、腹部可见肿块等。临床除应用抗生素外,配合清胰汤Ⅰ号加双花、连翘、公英、紫花地丁、野菊花、丹皮、红藤等疗效更佳;后者囊肿发生在疾病后期,患者表现为余热未尽、热血相搏、血结成块等。应用清胰汤加三棱、莪术、郁金、当归、川芎、赤芍、红花、桃仁等药,活血化瘀破癥。口服和局部外敷,有助于脓肿、囊肿消散吸收。

4. 中西医治疗措施有机结合,效果倍至,在非手术和围手术期的治疗上有充分体现。

(1)胃肠减压与经胃管注药:急性出血性坏死性胰腺炎时,胃肠道常常处于功能失调,呈麻痹状态,消化道大量积液、积气;有效的胃肠减压,能消除积液,减轻呕吐和腹胀的症状,同时可以减少胰液的分泌,在此基础上,经胃管灌注中药,能收到事半功倍之效。

(2)中医通里攻下与西医解痉止痛药的应用:中药通里攻下可消除肠麻痹,西药解痉止痛可缓解腹痛及Oddi括约肌痉挛和抑制胰腺的分泌功能,两者相互配合应用,有利于消除肠腑瘀滞,及改善胆汁和胰液的引流。

(3)清热解毒药与抗生素的使用:清热解毒药除有控制感染作用外,还有减毒与提高机体免疫能力等功效,与抗生素配合使用,能有效地控制继发性严重感染性胰腺炎及其并发症。

5. 应用中药方剂注意事项

(1)轻症者每日1剂,2次分服;重症者每日2剂,多次分服,至恢复期酌减。

(2)服药时防止呕吐,可少量多次分服,或针刺或注射阿托品止吐药后再服,或将汤剂浓缩,使其量减,以利服用。

(3)服药量与次数以服药后每日保持稀烂便3~4次为宜,急性疼痛缓解后即可逐渐减少攻下药,并酌加健脾和胃药,以免克伐过度,有损正气。

(4)临床症状体征缓解后,继续服药5~7天,以巩固疗效,避免转为慢性。

第六章 泌尿男性疾病

精 浊

以尿频、尿急、尿后滴白,少腹或茎中坠胀隐痛等为主要表现的疾病,称为"精浊",又称"白浊""白淫""淋浊"。

精浊的基本病因病机为湿热、肾虚、瘀滞,三者相关为患,互为影响,致使病情复杂,难于速愈。

【病案】

一、病史资料

王某,男,29 岁,工人。初诊日期:2011 年 4 月 20 日。

主诉:尿频、尿急 3 月余。

现病史:患者 3 月余前因工作劳累,居住环境潮湿而出现上述表现,同时伴有排尿时尿道灼热感,小腹坠胀及会阴、睾丸疼痛。刻诊:尿频,排尿终末滴白,尿道灼热感,小腹坠胀,会阴隐痛不适。纳呆,夜寐多梦,大便稀溏。

既往史:既往体健。否认高血压、冠心病、糖尿病等慢性病史,否认传染病史。

体检:神清,发育正常,营养中等。腹平软,无压痛。舌淡红,苔薄黄,脉细数。

前列腺指诊:前列腺大小约 3cm×2cm,质地中等,表面隆起,压痛明显,中央沟存在。

实验室检查:尿组合正常;前列腺液常规检查示白细胞:20~30 个 /HP,卵磷脂小体减少。

二、辨证论治思路

1. 主证分析 患者尿频、尿急 3 月余,伴有排尿终末滴白,尿道灼热感,会阴部疼痛,体查和相关实验室检查均符合精浊的诊断。西医诊断为慢性前列腺炎。

2. 证型分析 患者少腹、会阴、睾丸坠胀疼痛均为湿热蕴结下焦,致使气血运行不畅,经络受阻之故。舌淡红,苔薄黄,脉细数与湿热蕴结之判断相符。

3. 立法处方 证属湿热蕴结,治宜清热利湿。方用龙胆泻肝汤加减。

龙胆草 15g,黄芩 10g,栀子 10g,泽泻 15g,通草 10g,车前子 10g,当归 10g,生地黄 20g,柴胡 10g,甘草 6g。每日 1 剂,水煎 2 次,温服。嘱患者饮食有节,起居有常,不可过量饮酒,过食肥甘,以免湿热内生,加重病情。

方中龙胆草既能清利肝胆实火,又能清利肝胆湿热,故为君药。黄芩、栀子苦寒泻火,燥湿清热,共为臣药。泽泻、通草、车前子渗湿泄热,导热下行;实火所伤,损伤阴血,当归、生地黄养血滋阴,邪去而不伤阴血,共为佐药。柴胡疏畅肝经之气,引诸药归肝经;甘草调和诸药,共为佐使药。

三、辅 助 检 查

患者前列腺液常规检查提示白细胞数明显增多,进一步完善前列腺液细菌培养,可以鉴别细菌性和非细菌性前列腺炎。

四、转归及对策

本例患者经过治疗,尿路刺激症状明显缓解。精浊的预后与转归,与病情轻重、治疗迟早及是否得当,生活与饮食调理等因素有关。

精浊的主要危害是患者因忧虑带来的精神症状,因此除治疗前列腺炎外,心理疏导同样重要。在本病的治疗过程中配合心理治疗,中医中药以及其他调护手段,包括饮食和生活方式的改变,才能获得症状的持久改善。

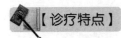【诊疗特点】

一、诊 断 要 点

1. 临床表现　主要呈慢性病程表现,尿频、尿急、尿痛,耻骨上或会阴部、阴茎、阴囊、睾丸疼痛或不适,有些患者有阳痿、早泄、遗精及性欲减退等性功能障碍的临床表现。直肠指检前列腺多正常大小,质软或软硬不均,轻度压痛。

2. 实验室及其他辅助检查　前列腺液常规检查,卵磷脂小体减少或消失,白细胞 >10 个 /HP。

二、辨 证 要 点

精浊初病多实,久病多虚。湿热为发病之标,肾虚为发病之本,而瘀滞是疾病进一步发展的病理反应。具体病例往往三者相互兼见,相互影响和转化,致使病情复杂,临床应注意区分辨证,辨虚实,探标本,抓住主次轻重。

三、治 法 方 药

1. 湿热蕴结　主要表现为尿频、尿急、尿痛,尿道灼热感,排尿末或大便时尿道偶有白浊,会阴、腰骶、睾丸、小腹坠胀疼痛;舌红,苔黄腻,脉滑数。治宜清热利湿。方选龙胆泻肝汤加减。

2. 气滞血瘀　主要表现为病程较长,少腹、会阴、睾丸、腰骶部坠胀疼痛,尿不尽;舌暗或有瘀斑,苔白或薄黄,脉沉涩。治宜活血祛瘀,行气止痛。方选前列腺汤加减。

3. 阴虚火旺　主要表现为尿末或大便时尿道口有白色分泌物溢出,尿道不适,阳事易举,遗精或血精,腰膝酸软,头晕耳鸣,失眠多梦;舌红少苔,脉细数。治宜滋阴降火。方选知柏地黄汤加减。

4. 肾阳虚损　主要表现为排尿淋沥不尽,稍劳后尿道即有白色分泌物溢出,腰膝酸冷,阳痿、早泄,形寒肢冷;舌淡胖边有齿痕,苔白,脉沉细。治宜补肾助阳。方选右归丸或济生肾气丸加减。

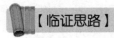【临证思路】

精浊,是中青年男性的常见病、多发病,也是难治病之一。本病的临床表现复杂多变,病

因各异,常反复发作迁延难愈。因此疾病本身不但给患者造成痛楚,而且在心理上也造成一定损害,特别是对合并性功能紊乱及不育症的患者。

近年来采用中西医结合方法治疗本病,发挥中医中药的治疗特色,即辨证与辨病相结合、内治与外治相结合可提高本病疗效。尤其是病因不明,非特异性感染的患者,经过正确的辨证施治,或综合治疗,多数能够明显好转或治愈。尽管精浊的常见病机以湿热、肾虚、瘀滞为主,但临床证型常互相兼夹,复杂多变。

岭南外科在诊疗精浊方面积累了丰富经验。崔学教教授根据其多年治疗经验研制开发的"前列安栓",临床上已广泛应用于各类前列腺炎,尤其在改善症状上,如前列腺痛,疗效显著。该药针对湿、热、瘀,以清热利湿、祛瘀通络的黄柏、虎杖、栀子、大黄、泽兰、石菖蒲等药物配伍组成,以栓溶剂的形式经直肠给药,药物成分可迅速进入前列腺组织,形成局部高浓度,克服了经口服或静脉途径给药,不易透过前列腺腺泡上皮类脂质膜屏障的弊端,具有较好的抗炎、抗菌、镇痛和改善局部循环的作用,深受患者欢迎。

第七章　肛门直肠疾病

肛门直肠疾病是指发生于肛门直肠部位的疾病，包括痔、肛裂、肛隐窝炎、肛痈、肛瘘、脱肛、息肉痔、锁肛痔等，在古代文献中统称为痔疮、痔瘘。

一、解剖与生理

肛门直肠为消化道的末端，是通于体外的出口。直肠起源于内胚层，而肛管则起源于外胚层形成的原肛，由于两者起源不同，所以在血液供应、神经支配、内衬上皮上也各不相同，故齿状线作为其分界，是临床上重要的标志。

直肠位于盆腔的后部，上端在第三骶椎平面与乙状结肠相接，向下沿骶尾骨前面下行，至尾骨平面与肛管连接，全长为12~15cm。直肠上部与骶骨曲度一致，形成骶曲，同时由于直肠腔在上端与乙状结肠相通，下端则扩大为直肠壶腹，而壶腹前壁向前膨出，与肛管几成直角形成会阴骶曲。此二曲为乙状结肠镜检查时必须注意的解剖特点。直肠上1/3前面与两侧为腹膜所遮盖，中1/3前面腹膜向前反折成为直肠膀胱或直肠子宫陷凹，直肠下1/3完全在腹膜之外。直肠壁肌层与结肠相同，直肠环肌在下部肥厚成为肛门内括约肌。

直肠黏膜较厚，有上、中、下3个半月形的皱襞，内有环肌纤维，称为直肠瓣。肛管长约3cm，其外端为肛门，上端与直肠相连接，周围有内、外括约肌环绕。肛管的表层覆以肛管皮肤，在直肠黏膜与肛管皮肤交界处黏膜呈6~10个纵行皱襞，称为直肠柱或肛柱。两个直肠柱下端之间有半月形黏膜皱襞，称为肛门瓣，肛门瓣与直肠柱之间的肠壁黏膜形成向上开口的袋状间隙，称为肛隐窝或肛窦。隐窝底部有肛腺体的导管开口。肛腺较集中于肛管的后壁，呈分支状，一般在黏膜下，但部分分支可穿过肛管周围组织，因此肛门直肠周围脓肿的发生与肛腺的感染化脓有关。上述结构使直肠黏膜与肛管皮肤之间形成一条不整齐的界线，称为齿状线。齿状线上有2~6个三角形乳头状突起，称为肛乳头。

肛垫位于直肠、肛管结合处，亦称直肠肛管移行区（痔区）。该区为一环状、约1.5cm宽的海绵状组织带，富含血管、结缔组织、弹性组织及与平滑肌纤维相混合的纤维肌性组织（Treitz肌）。Treitz肌呈网络状结构缠绕直肠静脉丛，构成一个支持性框架，将肛垫固定于内括约肌上。肛垫似一胶垫协助括约肌封闭肛门。

齿状线是胚胎期内、外层的交界处，齿状线上、下的组织结构明显不同，是临床上的重要标志线，约85%的肛门直肠疾病发生在此附近。齿状线上、下的主要区别见表7-1。

表 7-1　齿状线上、下的解剖差异

部位	齿状线以上	齿状线以下
组织	黏膜	皮肤
动脉供应	直肠上、下动脉	肛门动脉
静脉回流	直肠上静脉丛回流入门静脉	直肠下静脉丛回流入下腔静脉
淋巴回流	腹主动脉周围或髂内淋巴结	腹股沟淋巴结或髂外淋巴结
神经支配	自主神经支配,痛觉迟钝	阴部内神经支配,痛觉敏感

肛门括约肌分为外括约肌与内括约肌。外括约肌是围绕肛管的环形横纹肌,属随意肌,分三部分:皮下部、浅部和深部。皮下部是环状肌束,不附着于尾骨,围绕肛管下端,位于内括约肌的外下方,两括约肌之间有一沟,称为括约肌间沟,恰与肛门白线相当。皮下部外括约肌常在手术时被切断,不致引起大便失禁。浅部位于皮下层的外上方,后部与尾骨连结构成肛尾韧带,在内括约肌水平面分为两束,围绕肛管再合而为一止于会阴。深部外括约肌位于浅部的上外侧,也是环状肌束,不附着于尾骨。内括约肌为不随意肌,是直肠的环状肌在肛管上部的肥大部分,围绕肛管。

外括约肌浅、深两部围绕直肠纵肌及肛门内括约肌,并联合肛提肌的耻骨直肠肌,环绕肛管直肠连接处,组成一肌环,称为肛管直肠环。此环有重要的括约功能,如手术时被切断,可引起肛门失禁。

肛门直肠周围有五个间隙,其间充满脂肪组织,容易感染,发生脓肿。盆腔直肠间隙两个,位于肛提肌以上,腹膜反折以下,直肠的两旁。直肠后间隙位于直肠后骶骨前,两侧骨盆直肠间隙的后中间。坐骨直肠窝两个,在肛管的两旁,肛提肌以下,坐骨闭孔肌的内侧,在肛管前方和后方,感染时脓液可从一侧坐骨直肠窝通至对侧坐骨直肠窝,形成"蹄铁形"脓肿。

肛门直肠的血液来自直肠上动脉、直肠下动脉、肛门动脉及骶中动脉四支动脉供应。直肠上动脉是肠系膜下动脉的末段,在直肠上端后面分为两支,沿直肠两侧下行,在齿状线以上分出许多小支,与直肠下动脉、肛门动脉吻合。直肠下动脉为髂内动脉的分支,其大小与分布没有一定规律。肛门动脉由阴部内动脉分出,在肛管分为数小支。骶中动脉是腹主动脉的分支,与直肠上动脉、直肠下动脉吻合。

肛门直肠有两个静脉丛。直肠上静脉丛位于肛管齿状线以上的黏膜下层内。静脉丛汇集成分支后穿过直肠壁,集成直肠上静脉,经肠系膜下静脉回流入门静脉。直肠下静脉丛位于齿状线下方的肛管皮肤下层,静脉丛在直肠、肛管的外侧汇集成直肠下静脉和肛管静脉,分别通过髂内静脉和阴部内静脉回流至下腔静脉。

肛门直肠的淋巴组织分为上下两组,上组在齿状线以上,包括直肠黏膜下层、肌层、浆膜下以及肠壁外淋巴网。这些淋巴网的淋巴液主要流向三个方向:向上经直肠后骶骨前淋巴结,再到乙状结肠系膜根部淋巴结,最后到腹主动脉周围淋巴结;向旁经肛提肌上淋巴结,再至闭孔淋巴结,最后到髂内淋巴结;向下经坐骨直肠窝淋巴结,然后穿过肛提肌至髂内淋巴结。下组在齿状线下包括外括约肌、肛管及肛门周围皮下淋巴网,经会阴部汇流至腹股沟淋巴结。上下组淋巴网经过吻合支可以相通。

直肠受交感、副交感神经支配,属于自主神经系统。肛门的神经支配为体神经系统的阴部内神经的分支,分布至肛提肌、外括约肌、肛管及肛门周围皮肤。所以齿状线以上黏膜对痛觉迟钝,而肛管和肛门周围皮肤感觉异常敏锐,肛门部刺激可以引起反射性肛提肌和外括约肌痉挛。另外,膀胱颈部的肌肉也受阴部神经支配,因此,肛门部疾病或手术可引起小便困难、尿潴留等。

肛管与直肠的主要生理功能是排便、吸收水分和部分药物。在正常情况下,粪便储存于乙状结肠内,直肠内无粪便。排便是由于结肠出现总蠕动,粪便下行至直肠内,使直肠下端膨胀而引起便意,同时外括约肌因反射性抑制而松弛,肛提肌收缩使粪便排出。

二、检　　查

肛门直肠疾病必须进行仔细的肛门检查,结合详细询问所得的病史,才能作出明确诊断,因此掌握检查方法十分重要。

检查时,操作必须轻柔,勿使患者感到痛苦,并事先告诉患者,给予适当的解释和安慰。不可在患者毫无思想准备的情况下突然进行,以免患者恐惧而不合作。做肛门直肠检查时要取适当的姿势,然后告诉患者张口做深呼吸或排便动作。在指套或肛门镜上涂以润滑剂,先在肛门口轻轻按摩,待肛门部松弛时再徐徐插入。

(一) 检查体位

肛门直肠疾病在进行检查和治疗时,常用下述几种体位。各种体位有一定的优点,应根据检查和治疗的要求选用一种或两种体位。

1. 侧卧位　患者向左或右侧卧,双腿充分向前屈曲,靠近腹部,使臀部及肛门充分暴露,是常用的检查与治疗体位。

2. 膝胸位　患者跪伏在检查床上,胸部贴近床面,臀部抬高使肛门充分露出。适用于检查直肠下部、直肠前壁和身体矮小肥胖患者。

3. 截石位　患者仰卧,两腿放在腿架上,将臀部移到手术台边缘,使肛门暴露良好。是肛门直肠手术时常用体位。

4. 倒置位　患者俯卧在床上,髋关节弯曲,两膝跪于床端,臀部抬高,头部稍低。是肛门直肠手术时的常用体位。

5. 蹲位　患者做蹲踞或向下用力增加腹压,多用于脱肛、息肉痔等脱出疾病的检查。

6. 弯腰扶椅位　患者向前弯腰,双手扶椅,露出臀部。此种体位方便,不需要特殊设备,适用于团体检查。

(二) 视诊、直肠指检及器械检查

1. 肛门视诊　患者取侧卧位,医生用双手将患者臀部分开,首先从外面检查肛门周围有无内痔、息肉脱出、直肠脱出、外痔及瘘管外口等。然后嘱患者屏气做排便动作,医生用手牵引肛缘,将肛门自然张开。观察肛门处有无红肿、血、脓、黏液、瘘口、外痔、疣状物、溃疡、肿物及脱垂等,同时也可看到有无肛裂等情况。

2. 直肠指检　是简单而重要的临床检查方法。对及早发现直肠、肛管癌意义重大,据统计,70% 左右的直肠癌可在直肠指检时被发现,而直肠癌延误诊断的病例中 85% 是由于未做直肠指检。患者取侧卧位,并做深呼吸放松肛门,医生以戴有手套或指套的右手食指,涂上润滑剂,轻轻插入肛门,进行触诊检查。可以发现肛管和直肠下端有无异常改变,如皮肤变硬、波动感、硬结、狭窄、括约肌紧张等。若触及波动感,多见于肛门直肠周围脓肿;触到

柔软、光滑、活动、带蒂的弹性包块,多为直肠息肉;若摸到凹凸不平结节,质硬底宽,与下层组织粘连,推之不动,同时指套上有褐色血液黏附者,应考虑为直肠癌;若手指插入引起肛门剧烈疼痛,可能为肛裂,不应再勉强插入。指诊后指套带有黏液、脓液或血液者,必要时应送实验室检查。

3. 肛门镜检查 肛门镜检查前应先做肛门视诊和直肠指检,如有局部炎症、肛裂等,应暂缓肛门镜检查。患者取侧卧位,先将窥肛器外套及塞芯装在一起,涂上润滑剂,嘱患者张口呼吸,然后慢慢插入肛门内,应先向患者腹侧方向伸入,待通过肛管后,再向尾骨方向推进,待肛镜全部插入后抽去塞芯,在灯光照明下,仔细观察有无溃疡、息肉,再将肛门镜退至齿状线附近,查看有无内痔、肛瘘内口、乳头肥大、肛隐窝炎等。

4. 乙状结肠镜检查 除肛周脓肿、肛门狭窄和妇女月经期间不宜做检查外,对于直肠和乙状结肠的疾病有可疑时都可以进行乙状结肠镜检查。尤其对直肠和乙状结肠肿瘤的早期诊断有重要意义。对原因不明的便血、黏液便、脓血便、慢性腹泻、肛门直肠疼痛、粪便变形等症,应用乙状结肠镜检查,以明确诊断。操作方法:在检查前清洁灌肠,镜检时将涂上润滑剂的镜筒缓缓插入肛内,开始时指向脐部,进入肛门后,当插入直肠约 5cm 的深度时拿掉闭孔器,开亮电灯,装上接目镜和橡皮球,打入空气。一面察看,一面把乙状结肠镜缓缓地插入直肠壶腹,再将镜端指向骶骨,距离肛门 8cm 处可见直肠瓣;距肛门 15cm 处可见肠腔缩窄,即直肠与乙状结肠交界部位。再调转方向,在直视下将镜筒放入乙状结肠,可以放入约 25cm 深度。当推进镜筒时常须打入空气,使肠腔鼓起。检查完毕,需慢慢将乙状结肠镜向外抽出。检查时注意黏膜颜色,有无瘢痕、炎症、出血点、分泌物、结节、溃疡、肿块等病理改变。对于肿块、溃疡、息肉可做活体组织检查,进一步明确诊断。取下组织后的伤口,用棉球蘸上止血散或 5% 酚甘油压迫止血。

5. 球头银丝检查 以球头银丝自肛瘘外口徐徐插入,按硬索方向轻轻探查,同时以左手食指插入肛内协助寻找内口,球头银丝在肛门直肠内如能顺利通过的部分即为内口。若因内口过小,银丝的球头部不能通过时,如手指部感到有轻微的触动感,也属内口部位。检查隐窝炎时,可将球头银丝弯成倒钩状自发炎的肛窦处探索。以球头银丝检查,可以探知肛瘘瘘管的方向、深度、长度,以及管道是否弯曲、是否和肛管直肠相通、内口与肛管直肠环的关系等。操作时应耐心、轻柔,禁用暴力,以免造成人工管道而将真正瘘管和内口遗漏,给治疗造成困难。

6. X 线检查 钡剂灌肠可观察直肠和结肠形状及是否通过顺利,有无梗阻或狭窄;直肠和结肠的外部病变,如骶骨前畸胎瘤,可见有直肠移位。复杂性肛瘘,瘘管通道不清,内口不明的可做碘化油或 15% 碘化钠水溶液从外口注入造影。可疑有肺部病变者,可做胸部摄片。出口处梗阻型便秘可做排粪造影和结肠运输试验。

7. CT 检查 对直肠癌的诊断、分期、有无淋巴转移以及肠外侵犯的判断有重要意义。

8. MRI 检查 在判断直肠肛管癌浸润扩散范围、正确分期以及术后复发的鉴别诊断方面较 CT 优越。

9. 腔内超声检查 可以观察直肠壁厚度及各层结构。直肠癌时可清晰地显示直肠壁受累的层次。

(三) 其他检查

根据患者的具体情况,可进行必要的实验室检查。若需手术治疗,需做血常规、出凝血时间、凝血酶原时间、大小便常规,必要时做红细胞沉降率等检查。肝功能及B超检查可以发现肝硬化门静脉高压患者。随着检查技术的发展,纤维结肠镜等检查方法已越来越广泛地应用于临床。

（四）检查记录

根据各种检查方法所得,及时记录病变部位情况。通常用截石位表示,以时钟面的十二等分标记法,将肛门分为十二个部位,前面会阴部为12点,后面尾骶部为6点,左面中央为3点,右面中央为9点,其余依次类推。检查时发现某一部位有病变,则在相应的截石位图上作一标记。

三、中医病因病机

肛肠疾病常见的发病因素有风、湿、热、燥、气虚、血虚、血瘀等,各种因素致病特点及引起肛肠疾病的机制如下:

1. 风　风性善行数变,且每多夹热,热伤肠络,血不循经而下溢,故风邪引起的便血,其色泽较鲜红,下血暴急呈喷射状。

2. 湿　湿分内外。外湿多因居于雾露潮湿之处而发病;内湿多因饮食不节,损伤脾胃,湿从内生。湿性重着,常先伤于下,故肛门病中因湿而发病者较多。湿与热结,致肛门部气血纵横,经络交错而发内痔;湿热蕴阻肛门,经络阻隔,气血凝滞,热盛肉腐而成脓,易形成肛门直肠周围脓肿;湿热下注大肠,肠道气机不利,经络阻滞,瘀血凝聚,发为直肠息肉。

3. 热　肛门直肠疾病中因热致病者也较多见。《丹溪心法》:"痔者,皆因脏腑本虚,外伤风湿,内蕴热毒……"热积肠道,易耗伤津液,而致热结肠燥,则大便秘结不通,便秘日久,可导致局部气血不畅,瘀滞不散,结而为痔;热盛则迫血妄行,下溢则成便血;热与湿结,蕴阻肛门而发肛周脓肿。

4. 燥　引起肛门直肠疾病者,多为内燥。常因饮食不节,恣饮醇酒,过食辛辣等物,以致燥热内结,燥邪易耗伤津液,无以下润大肠,则大便干结,或素有血虚,血虚津乏,肠道失于濡润,而致大便干燥,临厕努责,常使肛门裂伤或擦伤痔核而致便血等。

5. 气虚　气虚在肛门病中也是发病因素之一,以脾胃失运,中气不足为主。《疮疡经验全书》:"又有妇人产育过多,力尽血枯,气虚下陷,及小儿久痢,皆能使肛门突出。"妇人生育过多,小儿久泻久痢,老年气血衰退,以及某些慢性疾病等,都能导致中气不足,气虚下陷,无以摄纳而引起直肠脱垂不收,内痔脱出不纳;气虚则无力祛邪,在肛门直肠周围发生脓肿时,初期症状不明显,溃后气血不足,则脓水稀薄。

6. 血虚　失血过多或脾胃失运,生血乏源,常可导致血虚。肛门疾病中,常因长期便血而致血虚,血虚则气也虚,气虚则无以摄血而致下血,更导致血虚,如此往复,形成恶性循环。血虚生燥,无以润滑肠道,则大便燥结,易于擦伤痔核而便血,气血相依,血虚气也不足,故肛瘘多久不愈合,术后则腐肉不易脱落,新肌生长缓慢。

7. 血瘀　久坐久立,或负重远行,或生育过多,或久泻久痢,或排便努挣,或气虚失摄等,均可导致血液瘀滞肛门不散;或血络损伤,血离经脉,溢于肛门皮下,瘀血凝聚成块,形成血栓外痔等。

总之,上述各种因素,有的可单独致病,有的可多种因素同时存在;在病程中,有的为实证,有的为虚证,有的则为虚中夹实。所以在审证求因时,要全面地进行分析。

四、常见症状

肛肠疾病常见症状有便血、肿痛、脱垂、流脓、便秘、便频、分泌物等,病因不同,其表现各异。

1. 便血　为肛肠疾病最常见的症状,可见于内痔、肛裂、息肉痔、锁肛痔等病。血色鲜红而无疼痛等不适者,多为内痔出血;血少色鲜红伴排便时肛门疼痛者,多为肛裂出血;儿童便血,大便次数和性质无明显改变者,多为息肉痔;血色晦暗伴大便次数增多、里急后重者,应考虑锁肛痔可能。

2. 肿痛　为肛痈、内痔嵌顿、外痔水肿、血栓性外痔等病的常见症状。肛旁肿势高突、疼痛剧烈或伴发热者,多为肛痈;肛门有肿物脱出伴疼痛者,多为内痔嵌顿;肛周肿物水肿或血栓形成伴肿痛者,多为外痔水肿或血栓性外痔。

3. 脱垂　为中重度内痔、脱肛、肛乳头肥大、息肉痔等病的常见症状。内痔脱垂呈单个、多个或梅花状;脱肛的脱出物呈圆锥状或圆柱状,表面为黏膜,有环形皱襞;肛乳头肥大的脱出物多为单个,呈三角形或纺锤形,色灰白,质较硬,可回纳,根部位于齿状线处;息肉痔多见于儿童,脱出物多单发,带长蒂,紫红色,易出血,呈乳头状或表面有颗粒状突起。

4. 流脓　常见于肛痈、肛瘘等病。脓出黄稠带粪臭者,多为湿热蕴阻肛门,热盛肉腐而成脓,常伴有发热等症状。脓出稀薄不臭,或微带粪臭,淋漓不尽,疮口凹陷,周围有空腔,不易敛合者,多为气阴两亏兼湿热下注之证,可伴低热盗汗、面色萎黄、神疲纳呆、舌淡红、脉濡细或细数等。

5. 便秘　是痔、肛裂、肛痈等许多肛肠疾病的常见症状。腹满胀痛拒按,大便秘结,伴口臭、心烦、身热、溲赤、舌红苔黄燥、脉数等,多为燥热内结,热结肠燥;腹满作胀,喜按而大便燥结,伴有面色淡白、头晕心悸、神疲乏力、舌质淡、脉细无力等,多为血虚肠燥。

6. 便频　大便次数突然增多,伴有腹痛、呕吐者,多为急性肠炎;便意频繁,但排出不畅,无脓血、黏液者,多见于出口梗阻型便秘;大便次数增多伴有脓血黏液,里急后重,多见于直肠癌、溃疡性结直肠炎。伴舌淡、苔薄白、脉沉细无力,多属脾胃虚弱,脾失健运;伴舌红、苔黄或腻,脉弦滑有力,多为湿热下注所致。

7. 分泌物　常见于内痔脱出、直肠脱垂、肛瘘等。多为湿热下注或热毒蕴结所致,多伴有局部肿痛、口干、食欲不振、胸闷不舒、便溏或干结、溲赤、舌红、苔黄腻、脉弦数等。内痔、直肠脱垂嵌顿及实证肛瘘多见。分泌物清稀不臭,多为气虚脱肛、内痔脱垂或虚证肛瘘。

五、治疗方法

(一) 内治法

一般用于肛肠疾病的初期或无须手术治疗者,或伴有严重的心、肝、肾脏疾病及年老体衰不宜手术者。

清热凉血法:适用于风热肠燥便血,血栓外痔初期等。方用凉血地黄汤或槐角丸等。

清热利湿法:适用于肛痈实证、肛隐窝炎、外痔肿痛等偏湿盛者。方用萆薢渗湿汤或龙胆泻肝汤加减。

清热解毒法:适用于肛痈实证、外痔肿痛等。方用黄连解毒汤或仙方活命饮加减。

清热通腑法:适用于热结肠燥便秘者。方用大承气汤或脾约麻仁丸加减。

活血化瘀法:适用于气滞血瘀或瘀血凝结之外痔。方用活血散瘀汤加减。

补养气血法:适用于素体气血不足或久病气血虚弱者。方用八珍汤或十全大补汤加减。

生津润燥法:适用于血虚津乏便秘者。方用润肠汤或五仁汤加减。

补中升陷法:适用于小儿或年老体衰者、经产妇气虚下陷之直肠脱垂、内痔脱出等。方用补中益气汤加减。

(二) 外治法

熏洗法:以药物加水煮沸或用散剂冲泡,先熏后洗,具有清热解毒、消肿止痛、收敛止血、祛风除湿、杀虫止痒等作用。适用于内痔脱垂、嵌顿、术后水肿、外痔肿痛、脱肛、肛周湿疹等。常用五倍子汤、苦参汤加减。

敷药法:即以药物敷于患处。每日大便后先坐浴,再外敷药物,每日1~2次。方用九华膏、五倍子散、黄连膏、消痔膏等,具有消炎、止痛、生肌、收敛、止血等作用。此外,尚有清热消肿的金黄膏,提脓化腐的九一丹,生肌收口的生肌散和白玉膏等。

塞药法:是将药物制成栓剂,纳入肛内,可以溶化、吸收,直接作用于病变部位。一般用于内痔、肛裂、肛瘘、肛痈、肛隐窝炎及其术后,直肠炎也可用栓剂治疗。常用的栓剂有痔疮栓、九华栓等。

(三) 其他疗法

如结扎疗法、挂线疗法及手术疗法等,详见于各病种。

此外,还应注意保持大便通畅,养成每天定时排便、时间在5~10分钟内的良好习惯;注意饮食调和,多喝开水,多食蔬菜水果,少食辛辣食物;注意保持肛门清洁,避免久坐久立,进行适当的运动和活动。

第一节 痔

直肠末端肛垫肥大增生下移及肛管皮下静脉丛扩大曲张或组织增生形成的团块称为痔,根据发病部位的不同,又分为内痔、外痔和混合痔。

本病的病因病机,多因脏腑本虚,静脉壁薄弱,兼因久坐久立,负重远行,或长期便秘,或泻痢日久,或临厕久蹲,或饮食不节,过食辛辣肥甘、炙煿酒醴之品,都可导致脏腑功能失调,风燥湿热下迫,肛门气血壅滞,经络阻塞而成。正如《素问·生气通天论》所说:"因而饱食,筋脉横解,肠澼为痔。"

【病案】

一、病史资料

邢某,男,26岁,职员。初诊日期:2015年5月10日。

主诉:反复便血3个月,加重1周。

现病史:患者3个月前因饮酒并食辛辣食物后出现大便后手纸染血,血色鲜红、量少,无肛门疼痛,无大便后肛门肿物脱出,无里急后重,便血未经治疗而自行缓解。症状反复,因饮酒、饮食辛辣食物或熬夜后诱发,严重时便血点滴而出,便后出血可自止,常持续2~3天。1周前进食辛辣食物后再次出现便血,伴肛门灼热感,大便色黄、质稍干硬,一日一行。

既往史:既往体健,否认高血压、冠心病、糖尿病等慢性病史,否认传染病史。

体检:神清,发育正常,神态自如,语言清晰,未闻及异常气味。舌质红,苔薄黄,脉数。

专科检查:肛周外观未见明显异常,肛门指检未触及异常肿物,肛门肌肉括约功能正常,指套退出后可见少许鲜红色血迹,肛门镜检查见截石位3、7、11点位痔黏膜隆起充血明显,11点位局部黏膜少许糜烂。

实验室检查:①胸部X线:未见异常。②心电图:正常心电图。③血常规、尿常规:未见异常。④大便检查:隐血(+)。

二、辨证论治思路

1. 主证分析 患者反复出现少量鲜红便血3个月,并因饮酒、饮食辛辣食物或熬夜后诱发,体查和相关辅助检查均符合内痔诊断。西医诊断为内痔(Ⅰ度)。

2. 证型分析 患者居住于岭南湿热地域,过食辛辣厚味、排便时间过久,以致风燥湿热下迫,肛门气血壅滞,经络阻塞而成痔,故有便血时作时止,伴肛门灼热感,大便质干硬。舌质红,苔薄黄,脉数均与风伤肠络之证相符。

3. 立法处方

(1)内治法:证属风伤肠络,治宜清热凉血、祛风润燥。方用凉血地黄汤加减。

生地黄15g,当归尾10g,地榆10g,槐花15g,黄连5g,天花粉15g,甘草6g,升麻10g,赤芍15g,枳壳10g,黄芩5g,荆芥穗10g。每日1剂,水煎2次,温服。嘱患者清淡饮食,多饮水,多食用火龙果、香蕉、梨等水果,保持大便通畅,避免蹲厕时间过长;规律作息,避免久坐、久立、久蹲。

方中生地黄清热凉血、养阴生津为君药,当归尾、赤芍和血活血,配合君药,为理血之剂,黄芩、黄连能清热燥湿、泻火解毒,共为臣药;地榆、槐花清热凉血止血,天花粉清热生津,均为佐助之药;荆芥穗、枳壳有苦泄辛散之功,能引诸风药,为治风所需,升麻配合枳壳一升一降,乃为使药;甘草可调和诸药。

(2)外治法

1)熏洗法:以五倍子汤、苦参汤等药物加水煮沸,先熏后洗,或用药液做热湿敷。

2)外敷法:以消痔膏、五倍子散等药物敷于患处。

3)塞药法:以化痔栓、肛泰栓等栓剂塞入肛内。

(3)其他疗法:药物治疗无效或出血较多者,可用消痔灵液行内痔注射治疗。

三、辅 助 检 查

实验室检查一般无异常。但便血时间长,便血量多时,血红蛋白会出现降低。

四、转归及对策

本例患者经过内、外治法治疗后,便血等症状逐渐消失。痔的发病与平素饮食习惯、作息、排便习惯等密切相关。

内痔早期便血是主要症状,此时分析发病原因、辅以药物治疗可获得较好疗效。如症状反复发作,病情进一步加重可出现排便时肛门肿物脱出、外痔突起或痔嵌顿疼痛等症状,常需要辅以熏洗、敷药、内痔硬化剂注射或手术治疗方能治愈。

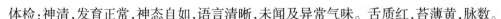【诊疗特点】

一、诊 断 要 点

1. 临床表现 痔根据所在部位不同分为内痔、外痔和混合痔三类。

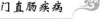

(1)内痔:主要临床表现是出血和痔核脱出。内痔根据其症状的严重程度分为四度。

Ⅰ度:痔核较小,不脱出,以便血为主,色鲜红,便时带血、滴血,便后出血可自行停止;肛镜检查,齿状线上方黏膜隆起,表面色淡红。

Ⅱ度:痔核较大,大便时可脱出肛外,便后自行回纳,便血或多或少,可喷射状出血,色鲜红。肛镜检查,齿状线上方黏膜隆起,表面色暗红。

Ⅲ度:痔核更大,大便时痔核脱出肛外,甚至行走、咳嗽、喷嚏、站立时也会脱出,不能自行回纳,须用手推回纳,或平卧、热敷后才能回纳,便血不多或不出血。肛镜检查,齿状线上方有黏膜隆起,表面可有纤维化。

Ⅳ度:可有便血;痔持续脱出或还纳后易脱出。检查痔核表面多有纤维化。

(2)外痔:是齿状线远侧皮下血管丛扩张、血流瘀滞、血栓形成或组织增生。外痔主要临床表现为肛门部软组织团块,肛门不适、潮湿瘙痒、异物感,如发生血栓及炎症可有疼痛。临床上将外痔分为静脉曲张性外痔、血栓性外痔、结缔组织性外痔、炎性外痔。

(3)混合痔:是内痔和相应部位的外痔血管丛的相互融合,主要临床表现是内痔和外痔的症状同时存在,严重时表现为环状痔脱出甚至嵌顿。

2. 实验室及其他辅助检查　实验室检查一般无异常。但便血时间长,便血量多时,血红蛋白会出现降低。

二、辨 证 要 点

便血鲜红,无痔核脱出,多为风伤肠络;便血色鲜,量较多,肛内肿物外脱,可自行回缩,多为湿热下注;痔核嵌顿,或肛缘有血栓形成水肿,触痛明显,多为气滞血瘀;痔核脱出需手法复位,便血色鲜或淡,多为脾虚气陷。

三、治 法 方 药

(一) 内治法

内痔的治疗应遵循三个原则:①无症状的痔无须治疗;②有症状的痔重在减轻、消除症状,而非根治;③以保守治疗为主。在痔的初期和无症状静止期的痔,只需要增加纤维性食物,改变不良的大便习惯,保持大便通畅,防治便秘和腹泻。

1. 风伤肠络　主要表现为时有大便带血、滴血或喷射状出血,血色鲜红,或有肛门瘙痒。舌红,苔薄白或薄黄,脉浮数。治宜清热凉血祛风。方选凉血地黄汤加减。

2. 湿热下注　主要表现为便血色鲜,量较多,肛内肿物外脱,可自行回纳,肛门灼热。苔薄黄腻,脉弦数。治宜清热利湿止血。方选脏连丸加减。

3. 气滞血瘀　主要表现为肛内肿物脱出,甚或嵌顿,肛管紧缩,坠胀疼痛,甚则肛缘有血栓形成,局部水肿,触痛明显。舌暗红,苔白或黄,脉弦细涩。治宜清热利湿,祛风活血。方选止痛如神汤加减。

4. 脾虚气陷　主要表现为肛门下坠感,痔核脱出需手法复位,便血色鲜或淡。面色少华,神疲乏力,少气懒言,纳少便溏。舌淡胖,边有齿痕,苔薄白,脉弱。治宜补气升提。方选补中益气汤加减。

5. 气血两虚　主要表现为痔疮便血日久,便血色淡红,肛门痔核脱出或不脱出,面色少华,唇甲色白,头晕乏力,少气懒言,或伴低热。舌淡,苔薄白,脉沉细弱。治宜补气养血。方选八珍汤加减。

(二) 外治法

适用于各期内痔及内痔嵌顿肿痛、出血等，常用下述几种方法。

1. 熏洗法　各期内痔及内痔脱出或伴脱肛者都可应用。以药物加水煮沸，先熏后洗，或用药液做热湿敷，具活血止痛，收敛消肿等作用，常用洗痔黄硝汤、五倍子汤、苦参汤等。

2. 敷药法　适用于各期内痔及手术后换药。以药物敷于患处，具有消肿止痛，收敛止血，祛腐生肌等作用，应根据不同症状选用不同的油膏、散剂，常用九华膏、四黄膏、双柏油膏、五倍子散等。

3. 塞药法　用药物制成锭剂，塞入肛内，具有消肿止痛止血等作用，如化痔栓、肛泰栓、复方角菜酸酯栓等。

(三) 注射法

注射法在国内外早已被采用。按其所起的作用不同，可分为硬化萎缩和坏死枯脱两种方法。由于坏死枯脱疗法术后常有大出血、感染、直肠狭窄等并发症，故目前国内外普遍应用的都是内痔硬化剂注射疗法。由于不断改进注射法和注射剂，因此扩大了注射疗法的适应证。

1. 适应证　Ⅰ、Ⅱ、Ⅲ度内痔；内痔兼有贫血者；混合痔的内痔部分。

2. 禁忌证　外痔；内痔伴肛门周围急慢性炎症或腹泻；内痔伴有严重肺结核或高血压、肝肾疾病及血液病患者，因腹腔肿瘤引起的内痔和临产期孕妇。

3. 常用药物　5%~10% 石炭酸甘油、5% 鱼肝油酸钠、4%~6% 明矾液、消痔灵注射液(可使痔核硬化萎缩)、枯痔液等。

4. 操作方法

(1) 硬化萎缩注射法：患者侧卧位，一般不用麻醉，在肛镜直视下用 0.1% 新洁尔灭酊作局部消毒，以皮试针筒(5 号针头)抽取 5% 石炭酸甘油，或 4%~6% 明矾液，于痔核上距齿状线 0.5cm 处的黏膜下层，针头斜向 15° 进行注射，每个痔核注射 0.3~0.5ml，总量不超过 1ml。一般每次注射不超过 3 个痔核。注射后当天避免过多活动，并不宜排便，相隔 7 天后再进行注射，一般需要 2~3 次治疗。对止血有明显效果。但要防止注射部位过浅，以免引起黏膜溃烂，过深则易引起肌层组织发生硬化。

(2) 消痔灵注射法：患者取侧卧位或截石位，肛门部常规消毒后，腰俞穴麻醉或局部麻醉，在肛门镜下，或将内痔暴露于肛门外，检查内痔的部位、数目，并做直肠指检，确定母痔区有无动脉搏动，黏膜用新洁尔灭酊消毒。用不同浓度的消痔灵液分四步注射：①痔的上动脉区注射，用 1:1 浓度(即消痔灵液用 1% 普鲁卡因液稀释 1 倍)注射 1~2ml。②痔区黏膜下层注射，用 2:1 浓度，在痔核中部进针，刺入黏膜下层后成扇形注射，使药液尽量充满黏膜下层血管丛中。注入药量多少的标志以痔核弥漫肿胀为度，一般注射 3~5ml。③痔区黏膜固有层注射，当第二步注射完毕，缓慢退针，多数病例有落空感，可作为针尖退到黏膜肌板上的标志，注药后黏膜呈水泡状，一般注射 1~2ml。④洞状静脉区注射，用 1:1 浓度，在齿状线上 0.1cm 处进针，刺入痔体的斜上方 0.5~1cm，成扇形注射，一般注药 1~3ml。一次注射总量为 15~30ml。注射完毕，肛门内放入凡士林纱条，外盖纱布，胶布固定。本疗法使痔体充分着药，达到彻底硬化萎缩的目的，是目前治疗内痔较好的注射方法。

注意事项：①注射时必须严格消毒，每次注射都须以新洁尔灭酊消毒进针处。②必须用 5 号针头进行注射，否则针孔大，进针处容易出血。③进针后应先做回血试验，注射药液宜缓缓进行。④进针的针头勿向痔核内各方乱刺,以免损伤过多的痔内血管,引起出血,致使痔核肿大,增加局部液体渗出,延长痔核的枯脱时间。⑤注意勿使药液注入外痔区,或注射位置过低使药液向肛管扩散,造成肛门周围水肿和疼痛。⑥操作时应先注射小的痔核,再注射大的痔核,以免小痔核被大痔核挤压、遮盖,从而增加操作难度。

(四)结扎疗法

结扎疗法是中医传统的外治法。目前除丝线结扎外,也可用药制丝线、弹力胶圈,通过缠扎痔核根部以阻断痔核的气血流通,使痔核坏死脱落,遗留创面修复自愈。结扎疗法虽是一种古老的方法,但具有科学基础,目前在临床上广泛应用,随着结扎疗法、器械的日趋完善,疗效也显著提高。

(五)手术疗法

适应证:主要适用于Ⅲ、Ⅳ度内痔及混合痔,部分保守治疗无效的出血性Ⅱ度内痔,嵌顿痔和血栓性外痔。禁忌证:肛门周围有急性感染性疾病或湿疹者;伴有痢疾或腹泻患者,因腹腔肿瘤引起的内痔;伴有严重肺结核、高血压、肝脏、肾脏疾患或血液病的患者;临产期孕妇。

1. 外剥内扎术(Milligan-Morgan 手术) 以皮钳夹住痔核提拉,外痔部分做 V 形切口,切口的尖端朝外,切至肛管部分时应适当缩小,以减少肛管皮肤损伤。沿外括约肌皮下部及内括约肌表面钝性加锐性剥除痔核至齿状线上方 5~10mm,用弯血管钳夹痔核基底部,在钳下以 7 号丝线行"8"字缝扎或结扎,在线结下方 5mm 处剪除外痔部分,留下较长结扎线以便观察残端有无出血及术后残端脱落。再运用同样方法处理其他痔核,注意各切口间保留足够的皮肤黏膜桥(>5mm),修整创面加压包扎。

2. 血栓性外痔剥离术 于血栓性外痔中部做一放射状梭形切口,钝性加锐性剥除其内血栓及两侧皮下曲张静脉,切口可不缝合。适用于血栓性外痔,痔核大、疼痛剧烈,血栓不易吸收,炎症局限者。

3. 吻合器痔上黏膜环切术(PPH) 主要适用于Ⅲ、Ⅳ度环形内痔。其方法是通过吻合器环形切除齿状线上 2cm 以上的直肠黏膜 2~4cm,使下移的肛垫上移复位固定。注意:荷包缝合在黏膜下层,应避免缝合过深;环形混合痔需同时处理外痔部分;脱垂严重者可做双荷包缝合。PPH 术可出现吻合口大出血、肛旁甚至盆腔感染、直肠阴道瘘等严重并发症,应加以警惕。

 【临证思路】

近年来,随着对痔本质及发病机制认识的不断深入,痔的治疗理念和方法均发生了很大变化,"逢痔必治""见痔必切"的观念必须摒弃。当以治疗有症状的痔为原则,治疗目的重在消除、减轻痔的症状而非根治,治疗方式以药物保守治疗为先。在治疗同时,必须告知患者改变不良饮食生活习惯,要求清淡饮食,增加高纤维素食物,保持大便通畅,防治便秘和腹泻,避免饮食辛辣和如厕久蹲、努挣。

痔的治疗方法众多,其治疗目的各有侧重,中医药疗法源远流长,许多方法目前仍行之有效并被广泛应用。大部分痔病均可通过单纯中药内服、外用达到治疗目的,部分重度环形脱垂性痔或伴中重度贫血者结合现代医学手术方法如 PPH 等可迅速解除症状。

在临床实践中,本病根据病史、肛门局部检查即可诊断。注意便血的患者一定要做肛门指检,排除直肠癌、直肠息肉,以免误诊漏诊,必要时行肠镜检查。在治疗上,Ⅰ度、Ⅱ度内痔患者应首选药物治疗及注射疗法,Ⅲ度、Ⅳ度、出血严重的Ⅱ度内痔、嵌顿痔及血栓性外痔可考虑行手术治疗。

第二节 肛 痈

肛管直肠周围间隙发生急慢性感染而形成脓肿称为肛痈,属中医"脏毒""悬痈""坐马痈"等范畴。西医称为肛门直肠周围脓肿,简称肛周脓肿。

本病的病因病机,多因过食肥甘、辛辣、醇酒等物,湿热内生,下注大肠,蕴阻肛门;或肛门破损染毒,致经络阻塞,气血凝滞而成。也有因肺、脾、肾亏损,湿热乘虚下注而成。西医认为大多数肛周脓肿由肛门腺感染引起。

【病案】

一、病史资料

杨某,男,25岁,工人。初诊日期:2016年10月22日。

主诉:肛旁肿痛4天。

现病史:患者于4天前饮酒并饮食辛辣食物后开始出现肛旁肿痛,以胀痛为主,无恶寒发热,未经诊治,症状日渐加重。入院症见:患者精神可,肛旁肿痛明显,大便日一次,量少质硬,无明显脓液及便血,无里急后重,无明显恶寒发热,无腹痛腹胀,纳少,眠差,小便色黄。

既往史:既往体健。否认高血压、冠心病、糖尿病等慢性病史,否认传染病史。

体检:神清,发育正常,营养中等。腹平软,无压痛。舌红,苔黄,脉弦滑。

专科检查:肛门左缘红肿隆起,范围约4cm×3cm,按之质硬,中央有波动感,无明显溃破流脓,触痛明显,肛门指检未触及其他明显异常,括约肌功能正常,指套无血染。肛门镜检查见痔黏膜充血隆起明显,未见明显内口。

实验室检查:血分析示白细胞总数为17.81×10^9/L,中性粒细胞总数为14.00×10^9/L,中性粒细胞百分比为78.6%;生化检查、感染四项、凝血四项、胸片、心电图等未见明显异常。

二、辨证论治思路

1. 主证分析 患者肛旁肿痛4天,体查和相关实验室检查均符合肛痈的诊断。西医诊断为肛周脓肿。

2. 证型分析 患者过食辛辣、醇酒等物酿生湿热,湿热蕴结肛门,热盛肉腐,而成肛痈之病。肛旁肿痛,尿少色黄,舌红,苔黄,脉弦滑与火毒炽盛之证相符。

3. 立法处方

(1)内治法:证属火毒炽盛,治宜清热解毒透脓。方用透脓散加减。

黄芪30g,当归15g,皂角刺10g,川芎15g,蒲公英10g,野菊花15g,紫花地丁10g。每日1剂,水煎2次,温服。嘱患者清淡饮食,保持肛周清洁,便后换药,避免熬夜、饮酒及进食辛辣、腥膻发物。

方中黄芪益气托毒,鼓动血行,为疮家圣药。当归和血补血,除积血内塞,川芎活血补血,养新血而破积宿血,畅血中元气,二者合用活血和营,为臣药。皂角刺搜风化痰,引药下行,助黄芪消散穿透,直达病所,软坚溃脓,以达消散脉络之积,祛除陈腐之气之功,脓肿初溃、余毒未消,再辅以蒲公英、野菊花、紫花地丁,加强清热解毒之效。

(2)外治法:熏洗法或敷药法。

(3)其他疗法:肛痈成脓宜早期切开引流,并根据脓肿部位深浅和病情缓急选择手术方法。酌情应用抗生素抗感染治疗。

三、辅 助 检 查

血常规检查示白细胞及中性粒细胞升高。可进一步行脓液细菌培养及药敏试验以指导临床诊断及治疗。

四、转归及对策

本例患者肛痈成脓,治疗方法以手术为主,术后伤口换药,经 4 周痊愈。本病经及时治疗预后多良好,但须注意少数患者术后有复发或肛瘘形成的可能。失治、误治可导致炎症范围扩大,病情加重。

肛痈的预后与转归,与病史长短、脓肿部位范围、手术方式、术后伤口换药等因素有关。肛痈多属急症,因此一旦确诊,建议尽快手术治疗。脓肿切开术后脉静身凉,脓毒得泄,治宜补托排脓、生肌敛疮;切开术后大热不休,余毒未尽当清热泻火、托毒透脓,必要时再行手术探查,务必使脓腔彻底开放,引流通畅。在治疗过程中合理运用中药内服、外用,能减轻伤口疼痛等不适症状,并加快伤口愈合。

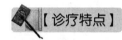【诊疗特点】

一、诊 断 要 点

1. **临床表现**　本病可发生于任何年龄,以 20~40 岁的青壮年居多,男性多于女性。主要临床表现为肛门周围疼痛、肿胀、有结块,伴有不同程度的发热、倦怠等全身症状。由于脓肿的部位和深浅不同,症状也有差异,如肛提肌以上的间隙脓肿,位置深隐,全身症状重而局部症状轻;肛提肌以下的间隙脓肿,部位浅,局部红肿热痛明显而全身症状较轻。浅表者,肛外触诊即可发现肿块硬结的位置、形态、范围及有无波动感。位置深者,则须行肛内指诊或双合指诊,才能查清肿块的位置、形态、范围及有无波动感。

(1)肛门旁皮下脓肿:发于肛门周围的皮下组织内,局部红、肿、热、痛明显,脓成按之有波动感,全身症状轻微,穿溃后形成皮下肛瘘或低位肛瘘。

(2)坐骨直肠间隙脓肿:位于肛门与坐骨结节之间,感染区域比肛门皮下脓肿广泛而深。初起仅感肛门部不适或微痛,逐渐出现发热、畏寒、头痛、食欲不振等全身症状,随后局部症状加剧,肛门有灼痛或跳痛,在排便、咳嗽、行走时疼痛加剧,甚则坐卧不安。肛门指诊患侧饱满,有明显的压痛和波动感。

(3)骨盆直肠间隙脓肿:位于肛提肌以上,腹膜以下,位置深隐,局部症状不明显,有时仅有直肠下坠感,但全身症状明显。肛门指诊可触及患侧直肠壁处隆起、压痛及波动感。因蔓延较广,易形成高位肛瘘,宜及早切开排脓。

(4)直肠后间隙脓肿:症状与骨盆直肠间隙脓肿相同,直肠内有明显的坠胀感,骶尾部可产生钝痛,并可放射至下肢,在尾骨与肛门之间有明显的深部压痛。肛门指诊直肠后方肠壁处有触痛、隆起和波动感。

本病约 5~7 天成脓,如脓肿破溃,则破溃口有脓液溢出。脓多稠厚色黄,多为金黄色葡萄球菌感染;脓淡黄味臭,多为大肠杆菌感染;混有绿色,应考虑是绿脓杆菌感染;脓清稀而呈米泔样,含有干酪样物质,多为结核杆菌感染。

2. 实验室及其他辅助检查　血常规检查,白细胞及中性粒细胞可有不同程度升高。脓液细菌培养及药敏试验可以了解病原菌的种类、性质、药敏,并为临床诊断、治疗及判断预后等提供依据。MRI 或 B 超检查有助于了解肛痈的大小、位置及与肛门括约肌和肛提肌的关系,为手术提供指引,并与肛周囊肿等相鉴别。病理学检查有助于明确诊断,并能与结核性感染等特异性感染相鉴别。

二、辨 证 要 点

本病主要特点是发病急骤,易肿、易脓、易溃,但不易敛,溃后多形成瘘。本病初起局部质硬,红肿、触痛明显,伴有发热、恶寒、尿黄、便秘,多为热毒蕴结证;成脓期触之有波动感,痛如鸡啄,多为火毒炽盛证;溃后脓出稀薄,疮口难敛则多为阴虚毒恋证。

三、治 法 方 药

(一) 内治法

1. 热毒蕴结　主要表现为肛门肿痛,持续加剧,或伴有恶寒、发热、便秘、溲赤;肛周红肿,触痛明显,质硬,皮肤焮热。舌红,苔薄黄,脉数。治宜清热解毒。方选仙方活命饮、黄连解毒汤加减。若有湿热之象,可合用萆薢渗湿汤。若肛周包块,时有肿痛,不溃不消,迁延日久,伴神疲倦怠、畏寒肢冷、舌淡、脉沉等阳虚之征,治宜补阳散寒、宣通气血,方选阳和汤加减。

2. 火毒炽盛　主要表现为肛周肿痛剧烈,持续数日,痛如鸡啄,难以入寐,伴有恶寒发热,口干便秘,小便困难;肛周红肿,按之有波动感或穿刺有脓。舌红,苔黄,脉弦滑。治宜清热解毒透脓。方选透脓散加减。

3. 阴虚毒恋　主要表现为肛周肿痛,皮色暗红,成脓时间长,溃后脓出稀薄,疮口难敛,伴有午后潮热,心烦口干,夜间盗汗。舌红,苔少,脉细数。治宜养阴清热、祛湿解毒。方选青蒿鳖甲汤合三妙丸加减。肺虚者,加沙参、麦冬;脾虚者,加白术、山药、扁豆;肾虚者,加龟甲、玄参,生地改熟地。

(二) 外治法

1. 初起　实证用金黄膏、黄连膏外敷,位置深隐者,可用金黄散调糊灌肠;虚证用冲和膏或阳和解凝膏外敷。

2. 成脓　宜早期切开引流,并根据脓肿部位深浅和病情缓急选择手术方法。

3. 溃后　用九一丹纱条引流,脓尽改用生肌散纱条。日久成瘘者,按肛瘘处理。也可用中药熏洗法起到清热解毒、消肿止痛、去腐生肌的作用,常用苦参汤、祛毒汤等。

(三) 手术疗法

1. 手术原则　本病的治疗以手术为主。治疗原则和注意事项如下:

(1)一旦确诊,应及时切开排脓,以免脓肿向深部和周围组织蔓延,不应等待硬结变软或局部红肿,不可拘泥于有无波动感,而延迟切开排脓。

(2)不应过分依赖抗生素而采用保守疗法,否则不但不能根治,还易形成局部硬结、包块,长久难以消散。

(3)定位要准确。一般在脓肿切开引流前应先穿刺,待抽出脓液后再行切开引流,必要时行 B 超或 MRI 定位。

(4)引流要彻底、通畅。切开脓肿后要用手指去探查脓腔,分开脓腔内的纤维间隔以利引流。引流口要里小外大,以防皮肤过早黏合,影响引流。

(5)浅部脓肿可行放射状切口,深部脓肿应行弧形切口,避免损伤括约肌。对于肛提肌以上的脓肿,可配合挂线法,以免引起肛门失禁。

2. 手术方式

(1)切开引流术:是治疗肛周脓肿的常用手术方法,也是其他手术方法的基础。在脓肿波动最明显处行放射状切口,切开皮肤皮下,修剪引流口呈梭形以利于引流,彻底排脓后以手指探查分离脓腔内间隔,可留置胶管或引流条引流。引流口宜尽量靠近肛门,又不妨碍引流通畅,避免二期瘘管切开时伤口过大。

(2)一次切开法:适用于浅部脓肿。切口呈放射状,长度应与脓肿等长,使引流通畅,同时寻找齿状线处感染的肛隐窝或内口,将切口与内口之间的组织切开,并搔刮清除,以避免形成肛瘘。

(3)一次切开挂线法:适用于高位脓肿,如由肛隐窝感染而致坐骨直肠间隙脓肿、骨盆直肠间隙脓肿、直肠后间隙脓肿及马蹄形脓肿等。于脓肿波动明显处(或穿刺抽脓指示部位)做放射状或弧形切口,充分排脓后分离脓腔间隔,修剪切口扩大成梭形(可切取脓腔壁送病理检查),然后用球头探针自脓肿切口探入,探通内口后,将球头探针拉出,以橡皮筋结扎于球头部,通过脓腔拉出切口,将橡皮筋两端收拢结扎。

(4)分次手术:适用于体质虚弱或不愿住院治疗的深部脓肿患者。切口应在压痛或波动明显部位,尽可能靠近肛门,切口呈弧状或放射状,须有足够长度,保持引流通畅,待形成肛瘘后,再按肛瘘处理。

 【临证思路】

大多数肛痈发病急,脓腔表浅,症状、体征明显,容易诊断。少数肛痈发生在直肠黏膜下间隙、骨盆直肠间隙等位置,则全身症状重,局部症状仅表现为肛门坠胀、排便不尽感、小便不畅等,需依靠仔细的肛门指检、穿刺抽脓或 B 超、MRI 等辅助检查协助诊断。另外,临床还要注意与肛旁疖肿、粉瘤、肛周坏死性筋膜炎、骶前囊肿和畸胎瘤、克罗恩病导致的脓肿相鉴别。

明确诊断后,应及时切开排脓或行一次性根治手术。肛周脓肿一次性切开手术目前仍存在争议。一些肛肠专家认为肛周脓肿处于极性化脓期,其内口较难确定,且一次性切容易损伤较多肛门括约肌,以致术后肛门括约功能下降,主张先行切开引流,再行二期肛瘘手术。对此,我们认为应有选择地进行一次性根治手术。术前采取 B 超、MRI 等检查了解脓腔大小、位置、与括约肌关系;术中有目的地探查内口,动作轻柔,避免造成假道,并权衡括约肌受损伤程度与治愈率,联合挂线、胶管引流、多切口引流等方法;术后换药、换管等,绝大部分患者都能获得满意的治疗效果。对骨盆直肠间隙等深部脓肿不建议强行采取此方法。

岭南中医外科在诊疗肛痈方面特色显著。特别是马蹄形脓肿、肛提肌上脓肿等,采用多部位小切口对口引流、橡皮筋挂线多次紧线等方法,能有效减小创伤、缩短病程并降低对肛门功能的破坏;重视术后伤口处理、分病程采用中医内治与外治相结合,明显提高了本病疗效。

第三节 肛 瘘

直肠、肛管与周围皮肤相通所形成的瘘管称为"肛瘘",属中医"漏疮"范畴。一般由内口、瘘管和外口三部分组成。内口为原发性,绝大多数在肛管齿状线处的肛隐窝内。外口是继发的,在肛门周围皮肤上,可不止一个。

本病的病因病机,多因肛痈溃后,余毒未尽,蕴结不散,血行不畅,疮口不合,日久成瘘;或因虚劳久嗽,肺、脾、肾亏损,邪乘于下,郁久肉腐成脓,溃后成瘘。故《太平圣惠方》说:"夫痔瘘者,由诸痔毒气结聚肛边……穿穴之后,疮口不合。时有脓血,肠头肿痛,经久不差,故名痔瘘也。"

【病案】

一、病史资料

容某,男,34 岁,职员。初诊日期:2016 年 11 月 3 日。

主诉:反复肛旁肿痛流脓 2 年。

现病史:患者 2 年前无明显诱因出现肛旁肿痛,遂前往当地医院就诊,诊断为"肛周脓肿",予"切开排脓引流",治疗后肿痛症状缓解,但引流口久不愈合,为求进一步治疗,遂来我院就诊,由门诊拟"肛瘘"收入院。入院症见:患者精神佳,诉肛门旁有一硬结,时有脓性分泌物流出,以致肛周潮湿瘙痒,饮酒、食辛辣食物或熬夜可诱发,二便调,纳眠可,无腹痛腹胀,无发热恶寒及其他明显不适。

既往史:既往体健。否认高血压、冠心病、糖尿病等慢性病史,否认传染病史。

体检:神清,发育正常,营养中等。腹平软,无压痛。舌红,苔黄腻,脉滑。

专科检查:截石位 11 点距肛缘 4cm 见一溃口,可触及条索状物通向肛内,按之有少许脓性分泌物由外口流出,括约肌功能正常,指套无血染。肛门镜检查见痔黏膜充血隆起明显,未见明显内口。

实验室检查:血分析、尿常规、感染四项、凝血四项、胸片、心电图未见明显异常。

二、辨证论治思路

1. 主证分析 患者反复肛旁肿痛流脓 2 年,体查和相关实验室检查均符合肛瘘诊断。

2. 证型分析 患者肛痈切开术后,余毒未尽,蕴结不散,血行不畅,疮口不合,日久成瘘。反复肛旁肿痛流脓,肛周潮湿瘙痒,舌红,苔黄腻,脉滑,均与湿热下注之证相符。

3. 立法处方

(1)内治法:证属湿热下注,治宜清热利湿。方用二妙丸合萆薢渗湿汤加减。

萆薢 15g,薏苡仁 15g,黄柏 10g,茯苓 15g,丹皮 10g,泽泻 10g,滑石 30g,通草 5g。每日 1 剂,水煎 2 次,温服。嘱患者清淡饮食,保持肛周清洁,便后换药,避免熬夜、饮酒及进食辛辣、腥膻发物。

萆薢渗湿汤出自高秉钧《疡科心得集》,主治功效为清热除湿,泻火解毒,治疗各种湿热下注之疮漏。方中萆薢味苦性平,能泄阳明、厥阴湿热,可利湿而分清浊,故为君药;茯苓利水渗湿,泽泻利水益阴,薏苡仁健脾利湿,均为臣药,加强君药除湿之力而不伤正气;滑石、通草清热而利水渗湿,黄柏清热燥湿,丹皮清热凉血散瘀,共为佐使之药。

(2)外治法:熏洗法或敷药法。

(3)其他疗法:以手术治疗为主,将瘘管全部切开,必要时可将瘘管周围的瘢痕组织做适当修剪,使之引流通畅,创口逐渐愈合。

三、辅 助 检 查

血常规检查示白细胞及中性粒细胞可正常或升高。可进一步行肛周 MRI 检查以指导临床诊断及治疗。

四、转归及对策

本例患者治疗方法以手术为主,术后伤口换药,经 4 周痊愈。本病经及时治疗,预后多良好,但须注意少数患者术后有复发可能。

肛瘘的预后与转归,与病史长短、瘘管部位范围、手术方式、术后伤口换药等因素有关。肛瘘多为肛痈溃后残留的慢性感染性病灶,非手术不能自愈。如不尽快手术,迁延日久可反复感染,使病情复杂。在治疗过程中合理运用中药内服、外用,能减轻伤口疼痛等不适症状,并加快伤口愈合。

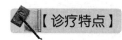【诊疗特点】

一、诊 断 要 点

1. 临床表现　肛瘘可发生于不同年龄和性别,但以成年人多见。通常有肛门周围脓肿反复发作史,并有自行溃破或曾做切开引流的病史。临床主要症状为局部反复流脓、疼痛、瘙痒。

(1)流脓:肛门部有间歇性或持续性流脓,久不收口。一般初起形成的肛瘘,流脓较多,有粪臭味,色黄而稠;时间较久,则脓水渐少,稀淡如水,或时有时无,呈间歇性流脓;若过于疲劳,则脓水增多,有时可有粪便流出;若脓液已少而突然又增多,兼有肛门部疼痛者,常表示有急性感染或有新的支管形成。

(2)疼痛:当瘘管通畅时,一般无疼痛感,仅觉肛门口坠胀。若外口暂时闭合,脓液积聚,可出现局部疼痛,并可伴发热、畏寒等全身症状;外口破溃脓水流出后,症状可迅速减轻或消失。有时可因内口较大,粪便流入管道而引起疼痛,尤其是在排便时疼痛加剧。

(3)瘙痒:由于脓液不断浸渍肛门周围皮肤而引起瘙痒,有时可伴发湿疹。

检查时在肛周皮肤上可见到单个或多个外口,呈红色乳头状隆起。挤压时有脓液或脓血性分泌物排出。外口的数目及与肛门的位置关系对诊断肛瘘很有帮助:外口数目越多,距离肛缘越远,肛瘘越复杂。根据 Goodsall 规律,将肛门两侧的坐骨结节画一横线,若瘘管外口在横线之前,距肛门缘不超过 4cm,瘘管多为直行,其内口常在与外口相对的齿状线处;若瘘管外口在距离肛缘 4cm 以外,或在横线之后,瘘管多为弯曲或呈马蹄形,其内口常在肛管后正中齿状线处。通过此法,可帮助寻找内口和判断瘘管的走行规律。

确定内口位置对明确肛瘘诊断非常重要。直肠指诊时在内口处有轻度压痛,有时可扪到硬结样内口及索样瘘管。肛门镜下有时可发现内口,自外口探查肛瘘时有造成假性通道的可能,宜用软质探针。以上方法不能肯定内口时,还可自外口注入美蓝溶液 1~2ml,观察填入肛管及直肠下端的白湿纱布条的染色部位,以判断内口位置;碘油瘘管造影及盆腔 MRI 有助于高位或复杂性肛瘘内口位置的确定。

1975 年全国首届肛肠学术会议制定了肛瘘的统一分类标准,以外括约肌深部为标志,将肛瘘分为低位和高位两种。

(1)低位肛瘘:瘘管位于外括约肌深部以下。①低位单纯性肛瘘:只有1个瘘管,并通过外括约肌深部以下,内口在肛窦附近。②低位复杂性肛瘘:瘘管在外括约肌深部以下,外口和管道有2个以上,内口在肛窦附近。

(2)高位肛瘘:瘘管位于外括约肌深部以上。①高位单纯性肛瘘:只有1个外口、1个瘘管,并通过外括约肌深部以上,内口在肛窦附近。②高位复杂性肛瘘:有2个或2个以上外口及瘘管分支,有1个或1个以上内口,且主管道通过外括约肌深部以上。

2.实验室及其他辅助检查

(1)盆腔磁共振检查:能从矢状位、冠状位和横截位获得理想图片,准确判断瘘管走行、深浅、分支及内口位置,与直肠及周围脏器的关系等,从而提高手术治愈率,目前被推荐为复杂性肛瘘、克罗恩病肛瘘的术前评估金标准。

(2)其他检查:如因骶尾骨、髂骨或腰椎结核所致的臀部瘘管,X线摄片检查可发现有骨质破坏。活组织病理检查可辨别结核、恶性病变或畸胎瘤。细菌培养可确定细菌种类。对于复杂、多次手术、病因不明的肛瘘患者,应做结肠镜检查,以排除克罗恩病等疾病的存在。

二、辨 证 要 点

局部反复流脓、疼痛、瘙痒是本病的主要特点。脓质稠厚、局部灼热胀痛明显者多为湿热下注证;脓质稀薄、局部隐痛、溃口较硬者多为正虚邪恋证;若脓出清稀、溃口凹陷,兼有潮热盗汗者则多为阴液亏虚证。

三、治 法 方 药

(一) 内治法

1.湿热下注　主要表现为肛周经常流脓液,脓质稠厚,肛门胀痛,局部灼热;肛周有溃口,按之有索状物通向肛内。舌红,苔黄,脉弦或滑。治宜清热利湿。方选二妙丸合萆薢渗湿汤加减。

2.正虚邪恋　主要表现为肛周流脓液,质地稀薄,肛门隐隐作痛,外口皮色暗淡,瘘口时溃时愈;肛周有溃口,按之质较硬,或有脓液从溃口流出,且多有索状物通向肛内,伴有神疲乏力。舌淡,苔薄,脉濡。治宜托里透毒。方选托里消毒散加减。

3.阴液亏虚　主要表现为肛周溃口,外口凹陷,瘘管潜行,局部常无硬索状物扪及,脓出稀薄,可伴有潮热盗汗,心烦口干。舌红,少苔,脉细数。治宜养阴清热。方选青蒿鳖甲汤加减。肺虚者加沙参、麦冬;脾虚者加白术、山药。

(二) 外治法

1.熏洗法　在肛瘘手术前后,根据病情可选用具有清热解毒、行气活血、利湿杀虫、软坚散结、消肿止痛、收敛生肌、祛风止痒作用的药物煎水熏洗肛门部,以起相应的治疗作用,减轻患者的痛苦、提高疗效。常用的有苦参汤、五倍子汤等。

2.敷药法　根据肛瘘的辨证分型、病程不同阶段,选用适当的药物及剂型,敷于患处,达到消炎止痛、促进局部消散或穿破引流、祛腐生肌的目的。常用的有金黄膏、四黄膏、生肌散等。

(三) 手术疗法

1.原则　本病的治疗以手术为主。治疗原则和注意事项如下:

(1)正确寻找肛瘘的内口并将其切除或切开,是手术成败的关键。

（2）探针由外口探入时不可过度用力，以免造成假道。

（3）确定内口位置及瘘管与括约肌的关系，并根据内口位置高低及瘘管与括约肌的关系来选择手术方法，以防止因手术损伤而造成肛门失禁。如不易导致肛门失禁的低位肛瘘，可以一次性切开瘘管。如瘘管通过肛管直肠环的上方，必须辅以挂线术，即先切开外括约肌皮下部、浅部及其下方的瘘管，然后用橡皮筋由剩余的管道口通入，由内口引出缚在所经过的组织，可避免由一次切断肛管直肠环而造成肛门失禁。

（4）高位肛瘘如通过肛尾韧带，宜纵行切开，不可横行切断肛尾韧带，如需切断肛尾韧带，则要将断端重新缝合固定，以免造成肛门向前移位。

（5）瘘管切除后，内口和肛管部位的伤口一般不缝合，要求肛管内伤口小、外部伤口大，创面开放，保持引流通畅，防止假性愈合。

2. 手术方式

（1）肛瘘切开术：是将瘘管全部切开开放，靠肉芽组织生长使伤口愈合的方法。适用于低位肛瘘，因瘘管在外括约肌深部以下，切开后只损伤外括约肌皮下部和浅部，不会出现术后肛门失禁。对高位肛瘘切开时，必须配合挂线疗法，以免造成肛门失禁。

（2）肛瘘切除术：切开瘘管并将瘘管壁全部切除至健康组织，创面不予缝合；若创面较大，可部分缝合、部分敞开、填入油纱布，使创面由底向外生长至愈合。适用于低位单纯性肛瘘。

（3）挂线疗法：此法早在明代《古今医统大全》就有记载："药线日下，肠肌随长，僻处即补，水逐线流，未穿疮孔，鹅管内消。"适用于距肛缘3~5cm内，有内外口的低位或高位单纯性肛瘘，或作为高位复杂性肛瘘切开、切除的辅助方法。其机制在于利用橡皮筋或有腐蚀作用的药线，以其紧缚所产生的压力或收缩力，缓慢勒开管道，给断端以生长并和周围组织产生炎症粘连的机会，从而防止了肛管直肠环突然断裂回缩而引起肛门失禁的发生。具有简便、经济、不影响肛门功能、瘢痕小、引流通畅等优点。

（4）保留括约肌的肛瘘手术：是从保护肛门功能角度出发，保留括约肌的一大类手术方式的统称。主要包括挂线引流术、直肠黏膜瓣内口修补术、括约肌间瘘管结扎术（LIFT）、肛瘘栓填塞术等，对于一次性根治手术明显影响肛门功能甚至引起肛门失禁的患者可选择使用。

 【临证思路】

大多数肛瘘，根据病史、症状、体征不难诊断。对于复杂性肛瘘、高位肛瘘、复发性肛瘘、特殊肛瘘（克罗恩病肛瘘、局部放疗后肛瘘、伴有肛门失禁的肛瘘等），需依靠仔细的肛门指检、盆腔MRI、电子结肠镜检查等辅助检查协助诊断。另外，临床还要注意与肛周化脓性汗腺炎、骶尾部囊肿溃破、肛管直肠恶性肿瘤所致肛瘘相鉴别。

肛瘘难以自愈，不治疗会反复发作肛门直肠周围脓肿，因此绝大多数需手术治疗。手术可以根治肛瘘，关键在于正确地找到内口，并将内口切开或切除，否则创口就不能愈合，即使暂时愈合，日久又会复发。肛瘘的治疗目标是清除肛瘘内口和所有相通的瘘管，并尽可能减少括约肌损伤，肛瘘愈合和肛门功能的保护均应视为治疗的关键。如果可预见肛瘘手术明显影响术后肛门功能，则应进行挂线手术治疗。肛瘘的复发危险因素包括瘘管高度、肛瘘挂线史、肛瘘手术史和合并肠炎；复发多发生在术后6~12个月，建议随访时间要超过1年。

岭南中医外科在诊疗肛瘘方面积累了大量经验。针对低位肛瘘,病灶切除辅以皮肤移植或部分缝合能有效缩短病程、减轻疼痛。针对高位肛瘘,配合各类型挂线术,能有效减小创伤、提高治愈率并降低对肛门功能的破坏。重视术后不同阶段伤口处理、采用中医内治与外治相结合,能明显提高疗效。

第四节 肛 裂

肛管皮肤全层纵形裂开或形成感染性、缺血性溃疡者称为肛裂,属中医"钩肠痔""裂痔"范畴。

本病的病因病机,多因阴虚津乏,或热结肠燥,而致大便秘结,排便努责,使肛门皮肤裂伤,湿热蕴阻,染毒而发。

一、病 史 资 料

李某,女,21 岁,职员。初诊日期:2016 年 10 月 11 日。

主诉:反复大便时肛门疼痛、便血 20 余天。

现病史:患者于 20 余天前因大便干硬出现大便后肛门疼痛,伴少量新红色便血,便血点滴而出,后症状反复发作。刻诊:大便时肛门疼痛,便后手纸染血,大便 2~3 日一行,便不定时,无大便时肛内肿物脱出,大便内无黏液脓血,纳眠可,小便色黄。

既往史:既往体健。否认高血压、冠心病、糖尿病等慢性病史,否认传染病史。经带胎产史无特殊。

体检:神清,发育正常,神态自如,语言清晰,未闻及异常气味。舌红,苔薄黄,脉弦数。

专科检查:肛管 6 点位见一纵形表浅裂口,触痛,易出血,肛门稍紧,肛检未见其他异常。

实验室检查:血分析、尿常规、大便检查未见异常。

二、辨证论治思路

1. 主证分析 患者反复大便时肛门疼痛、便血 20 余天,体查和相关实验室检查均符合肛裂的诊断。西医诊断为早期肛裂。

2. 证型分析 患者因血热肠燥,大便干硬以致肛门皮肤撕裂,故大便时肛门疼痛、出血,舌红,苔薄黄,脉弦数与血热肠燥之证相符。

3. 立法处方

(1)内治法:证属血热肠燥,治宜清热润肠通便。方用凉血地黄汤合脾约麻仁丸加减。

麻仁 12g,大黄 12g,杏仁 10g,白芍 12g,枳实 10g,厚朴 10g,生地黄 15g,当归尾 10g,地榆 10g,槐花 15g,黄连 5g,天花粉 15g,甘草 6g,升麻 10g,赤芍 15g,黄芩 5g,荆芥 10g。每日 1 剂,水煎 2 次,温服。嘱患者清淡饮食,多饮水,增加高膳食纤维素食物,多吃香蕉、梨、火龙果等水果,养成晨起排便习惯,保持大便通畅。

方中麻仁、杏仁润肠通便,大黄泄热攻下,白芍养血敛阴柔肝,枳实、厚朴行气除满,生地黄清热凉血、养阴生津,当归尾、赤芍和血活血,黄芩、黄连清热燥湿、泻火解毒,荆芥与地榆、槐花同用可清热凉血止血,天花粉清热生津,升麻配合枳实一升一降,甘草可调和诸药,全方共奏清热润肠通便之功。

（2）外治法

1）敷药法：消肿生肌膏外涂。

2）塞药法：复方角菜酸酯栓 1 枚纳肛，每日 2 次。

三、辅 助 检 查

实验室检查一般无异常。

四、转归及对策

本例患者经以上药物治疗，裂口愈合，症状缓解。肛裂的预后与转归，与病史长短、裂口深浅、大便质地等因素有关。早期肛裂以保守治疗为主，大便软、滑、顺是裂口愈合的前提。配合中药内服、外用，疼痛严重者可予中药坐浴，再辅以饮食习惯改变、良好排便习惯养成，才能获得症状持久改善，避免肛裂复发。

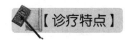

【诊疗特点】

一、诊 断 要 点

1. 临床表现　肛裂的临床特点是肛门周期性疼痛、便血和便秘。根据病程长短及裂口的情况可分为早期肛裂与陈旧性肛裂两种类型。本病多见于中青年人，好发于肛门前后正中位，一般多见于 6 点处，12 点处肛裂多见于女性。

2. 实验室及其他辅助检查　血、尿常规检查多无异常。肛管直肠测压，静息压和收缩压可明显增高。

二、辨 证 要 点

疼痛、出血、便秘是本病的三大特征；血热肠燥、阴虚津亏、气滞血瘀是本病的主要证候。肛裂伴有大便干结，尿黄，腹胀，舌红、苔黄燥者，多为血热肠燥证。伴有便秘，口干，舌红、苔少、脉细数者，多为阴虚津亏证。若肛门刺痛明显，舌紫暗，脉弦或涩者，多为气滞血瘀证。

三、治 法 方 药

（一）内治法

1. 血热肠燥　主要表现为大便干硬，便时肛门疼痛，伴滴血或手纸染血，裂口色红，腹部胀满，小便黄。舌偏红，脉弦数。治宜清热润肠通便。方选凉血地黄汤合脾约麻仁丸。

2. 阴虚津亏　主要表现为大便干结，数日一行，便时肛门疼痛，伴滴血或手纸染血，裂口深红，口干咽燥，五心烦热。舌红，苔少或无苔，脉细数。治宜养阴清热润肠。方选润肠汤加减。

3. 气滞血瘀　主要表现为肛门刺痛明显，便时便后尤甚，肛门紧缩，裂口色紫暗。舌紫暗，脉弦或涩。治宜理气活血，润肠通便。方选六磨汤加红花、桃仁、赤芍等。

（二）外治法

1. 早期肛裂　可用生肌玉红膏蘸生肌散涂于裂口，每天 1~2 次。每天便后以 1∶5 000 高锰酸钾溶液坐浴，也可用苦参汤或花椒食盐水坐浴，有促进血液循环、保持局部清洁、减少刺激的作用。

2. 陈旧性肛裂　可用七三丹或枯痔散等腐蚀药涂于裂口，2~3 天腐脱后，改用生肌白玉膏、生肌散收口。或用 0.2% 硝酸甘油膏局部外用。另外，可选用封闭疗法，于长强穴用 0.5%~1% 普鲁卡因 5~10ml 作扇形注射，隔天 1 次，5 次为 1 个疗程；也可于裂口基底部注入长效止痛液(亚甲蓝 0.2g,盐酸普鲁卡因 2g,加水至 100ml,过滤消毒)3~5ml,每周 1 次。

（三）手术疗法

早期肛裂采用坐浴和润肠通便的方法治疗多可痊愈;经久不愈、保守治疗无效且症状较重者可考虑手术治疗。目前一般认为肛裂经久不愈的病因在于内括约肌痉挛或纤维化,治疗肛裂的手术应以内括约肌部分切断为基础。临床根据不同情况选择不同的手术方法。

1. 扩肛法　适用于早期肛裂,无前哨痔、肛乳头肥大等并发症者。肛裂创面经扩大并开放、引流通畅,创面很快愈合。手术中注意勿用暴力快速扩张肛管,以免撕裂黏膜和皮肤。术后每天便后用 1:5 000 高锰酸钾溶液坐浴。

2. 肛裂切除术　适用于陈旧性肛裂伴前哨痔、肛乳头肥大等,药物治疗无效者。手术切除裂口、前哨痔、肥大的肛乳头及皮下瘘,切断部分内括约肌。具有引流良好、复发率低的优点,但也可能有愈合时间长、遗留钥匙孔畸形、漏气遗液等并发症。

3. 内括约肌部分切断术　目前采用较多的是后方后正中位和侧方内括约肌切断术,手术应将内括约肌切断肌束深达齿状线,并同时将肛乳头皮下瘘等一并切除。

4. 纵切横缝法　适用于陈旧性肛裂伴有肛管狭窄者。术后进流质饮食 2 天,控制大便 1~2 天。便后用 1:5 000 高锰酸钾溶液坐浴,外敷九华膏,5~7 天拆线。

5. 肛裂切除并肛管皮肤移植术　适用于陈旧性肛裂伴有肛管狭窄者。首先在裂口下缘游离条形皮片,接着切除肛裂、肥大的肛乳头、前哨痔等,并切断部分内括约肌,然后将预先游离的皮肤移植固定于创面。术后控制大便 3 天,注意保持伤口清洁。7~10 天拆线。该方法有疼痛轻、愈合快、伤口小的特点,但术后需预防切口感染致植皮坏死可能。

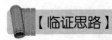【临证思路】

在肛门部疾患中,肛裂的发病率仅次于痔疮。本病依据典型的临床病史、肛门检查体征,不难作出诊断;临床注意与肛门结核性溃疡、梅毒性溃疡相鉴别。

明确诊断后,对于早期的单纯性肛裂可采用保守疗法,包括中药口服、外治法等,效果较好;对于陈旧性肛裂则应以手术治疗为主。采用中西医结合方法治疗本病,发挥中医中药的治疗特色,即辨证与辨病相结合、内治与外治相结合可明显提高本病疗效。

岭南外科在诊疗肛裂方面特色显著。早期患者,注重宣教,仔细分析、告知发病原因和预防方法,可提高疗效并预防复发。陈旧性裂口注意手术操作精细,辅以肛管皮肤移植能明显缩短术后伤口愈合时间,并减轻伤口疼痛。

第五节　脱　肛

直肠肛管甚至部分乙状结肠向下移位和外脱,中医称为脱肛,西医称为直肠脱垂。

本病的病因病机,多因素体气血不足,或小儿血气未旺,老年人气血虚衰,或妇人产育过多,或久泻久痢,或劳倦、房事过度,以致气血亏虚,中气下陷,固摄失司所致。

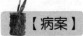【病案】

一、病史资料

李某,女,32 岁,农民。初诊日期:2015 年 7 月 3 日。

主诉:反复大便时肛门肿物脱出 3 年余。

现病史:患者 3 年前生育(顺产)之后出现大便时肿物脱出,未予重视,症状逐渐加重并需用手回纳,无便血,大便费力,小便调,纳眠可,无腹痛腹胀,无发热恶寒及其他明显不适。

既往史:既往体健。否认高血压、冠心病、糖尿病等慢性病史,否认传染病史。

体检:神清,发育正常,身体消瘦。腹平软,无压痛。舌淡,苔薄白,脉细弱。

专科检查:肛缘未见明显异常,肛门指检触及肛门松弛,指套无血染。肛门镜检查见直肠内黏膜松弛。嘱蹲位行排便动作可见柱状直肠全层脱出,长约 5cm,触之柔软无弹性。

实验室检查:血分析、尿常规、感染四项、凝血四项、胸片、心电图未见明显异常。电子结肠镜未见明显异常。

二、辨证论治思路

1. 主证分析　患者反复大便时肛门肿物脱出 3 年余,体查和相关实验室检查均符合脱肛的诊断。西医诊断为直肠脱垂。

2. 证型分析　患者气血不足,中气下陷,固摄失司,故出现肛门肿物脱出,舌淡,苔薄白,脉细弱与脾虚气陷之证相符。

3. 立法处方

(1)内治法:证属脾虚气陷,治宜补气升提、收敛固涩。方用补中益气汤加减。

黄芪 45g,党参 15g,白术 30g,炙甘草 10g,升麻 10g,柴胡 10g,当归 10g,陈皮 10g。每日 1 剂,水煎 2 次,温服。嘱患者保持大便通畅及肛周清洁,避免如厕久蹲,忌饮酒及进食辛辣、腥膻发物。

补中益气汤出自李东垣《脾胃论》,功用为补中益气,升阳举陷,方中黄芪补中益气、升阳固表为君;党参、白术、甘草甘温益气,补益脾胃为臣;陈皮调理气机,当归补血和营为佐;升麻、柴胡协同参、芪升举清阳为使。综合全方,一则补气健脾,使后天生化有源,脾胃气虚诸证自可痊愈;一则升提中气,恢复中焦升降之功能,使下脱、下垂之证自复其位。

(2)外治法:苦参汤加石榴皮、明矾、五倍子煎汤熏洗,每日 2 次。

(3)其他疗法

1)注射疗法:将药液注射到脱垂部位的黏膜下层内,使黏膜与肌层间产生无菌性炎性粘连,形成瘢痕,阻止肠管下移。

2)手术疗法:完全性直肠脱垂多采用手术疗法,方法很多,其优缺点、复发率各异,可根据患者情况选择合适的手术方法。

三、辅助检查

血、尿常规检查无明显变化。大便常规可见黏液便及红细胞、白细胞。可行排粪造影检查,有助于了解脱垂组织、脱垂肠管的起点及长度,肛管直肠测压可以反映肛门收缩功能。

四、转归及对策

本例患者经以上手术及药物治疗,恢复良好。脱肛的预后与转归,与患者年龄、体质、发病原因、脱垂分度及治疗方式等因素有关。

脱肛的治疗方法众多,临床应根据脱垂类型不同,选用合适的方法。既要注重局部治疗,又不可忽视全身状况的调整。中医辨证内服中药是传统中医的主要治法,其治则以“虚则补之”“下则举之”“酸主收”为主要依据。另外,治疗过程中应调理大便,防治便秘和腹泻。

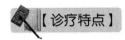

一、诊 断 要 点

1. 临床表现 本病以肛门肿物脱出为主要临床表现。早期仅在排便时有肿块脱出,便后自行缩回。随病情发展,肛提肌及肛门括约肌收缩力缺乏,脱出变频,体积增大,下坠感明显,常需用手帮助才能回复,严重者在咳嗽、喷嚏、用力或行走甚至站立时亦可脱出,且不易回复。若未能及时复位,脱垂肠段可发生水肿,或因摩擦引起黏膜溃烂出血等,甚至有绞窄坏死的危险;也可因黏液流出而发生肛周皮肤潮湿瘙痒或湿疹样变;也常因大便排不尽,次数增多,或出现便秘致使大便呈羊粪样。直肠脱垂可分为三度:

一度脱垂:为直肠黏膜脱出,脱出物淡红色,长 3~5cm,触之柔软,无弹性,不易出血,便后可自行回纳。

二度脱垂:为直肠全层脱出,脱出物长 5~10cm,呈圆锥状,淡红色,表面为环状而有层次的黏膜皱襞,触之较厚,有弹性,肛门松弛,便后有时需用手回复。

三度脱垂:直肠及部分乙状结肠脱出,长达 10cm 以上,呈圆柱形,触之很厚,肛门松弛无力。

此外,值得一提的是,临床常见到的直肠黏膜内脱垂,此病不具有直肠脱垂的病理解剖学特征,而且处理上也不同,不应将其二者归为同一类型疾病。直肠黏膜内脱垂主要表现为排便阻塞感、排便不尽感、便次增多及肛门坠胀,排粪造影是诊断此病的主要方法。

2. 实验室及其他辅助检查

(1)血、尿及大便常规检查:大便常规可见黏液便及红细胞、白细胞。血、尿常规检查无明显变化。

(2)排粪造影:用力排便时可见直肠脱垂发生的过程,有助于了解脱垂组织、脱垂肠管的起点及长度。

(3)肛管直肠测压:肛管静息压及最大收缩压均明显低于正常水平,可以反映肛门收缩功能。

二、辨 证 要 点

脾虚气陷证者,便后肛门有肿块脱出,伴有气虚症状;湿热下注证者,直肠脱出嵌顿,不能自行还纳,伴有局部红肿、坠痛等。

三、治 法 方 药

(一) 内治法

1. 脾虚气陷 主要表现为便时肛门有肿物脱出,轻重程度不一,色淡红,伴有肛门坠胀,大便带血,神疲乏力,食欲不振,甚则头昏耳鸣,腰膝酸软;舌淡或有齿痕,苔白,脉弱。治宜补气升提,收敛固涩。方选补中益气汤加减。脱垂较重者可重用升麻、柴胡、党参、黄芪;腰酸耳鸣者,加山茰肉、覆盆子、诃子。

2. 湿热下注 主要表现为直肠脱出肛门外,不易回纳,色紫暗或深红,甚则表面溃破、糜烂,肛门坠胀,有灼热感;舌红,苔黄腻,脉弦数。治宜清热利湿。方选萆薢渗湿汤加减。出血多者加地榆、槐花、侧柏炭。

(二) 外治法

1. 熏洗法 苦参汤加石榴皮、明矾、五倍子煎汤熏洗,每日 2 次。

2. 敷药法　以五倍子散或马勃散外敷。

3. 复位法　直肠脱出后应尽快及时复位,以避免脱出黏膜或直肠发生充血、水肿,甚则嵌顿、绞窄、糜烂、坏死,给复位带来困难。

(1)儿童脱垂复位法:患者俯卧于术者膝上,以手指缓慢地将脱出的直肠纳入肛门内,清洁肛周皮肤,稍大儿童可采用膝胸位按同法复位。然后压以纱布垫,用吊带固定于肛门两侧,阻止肛门下移。

(2)直肠全层脱垂复位法:取侧卧位,用手指压迫脱垂的顶端,持续加压,手指应随脱出的直肠进入肛门,使脱垂的直肠复位。若脱出较长,脱出部分发生充血水肿,用一般方法不能复位时,应在局麻下进行复位。复位后在肛门部加压塔形纱布并以胶布或肛门带固定。

（三）其他疗法

1. 针灸疗法　适用于小儿直肠脱垂或成人直肠脱垂较轻者。体针:提肛(肛门两侧截石位3、9点,肛缘旁开1.5cm)、合谷、足三里、承山、阴陵泉、三阴交。艾灸:百会、足三里、天枢、关元。

2. 注射疗法　为治疗轻中度直肠脱垂的首选疗法,将药液注射到脱垂部位的黏膜下层内或直肠周围,产生无菌性炎性粘连,形成瘢痕而阻止肠管下移。此法尤其适用于儿童,但青壮年患者易复发。常用硬化剂有消痔灵注射液、5%甘油溶液等。常见注射方法有黏膜下注射法(又分黏膜下层点状注射法和柱状注射法两种)、直肠周围注射法。

3. 手术疗法　直肠脱垂的手术疗法有经肛门和经腹手术两大类,应根据患者具体情况选择合适的手术方法。手术目的是消除异常的道格拉斯窝、重建盆底、使乙状结肠直肠悬吊复位固定,及切除冗长的肠段、缩紧肛门。常见的手术方法有:肛门环缩术、黏膜切除术、经肛直肠乙状结肠切除术、经腹直肠前切除术、经腹(或腹腔镜辅助)直肠悬吊固定术等。

 【临证思路】

直肠脱垂的诊断并不困难,但很多患者还伴有其他相关盆底病变及便秘。关于哪种方式是最佳方案目前还缺乏有力证据,治疗应依照年龄、患者体质状况、脱出的严重程度等,选择不同的治疗方式,并去除脱垂诱因,防止复发。对于轻度的脱垂可采用中医辨证治疗,效果肯定,中重度的脱垂应根据患者的身体状况采用注射或手术治疗。

在治疗时注意避免诱发直肠脱垂的危险因素,如加强营养尤其是补充蛋白质摄入,避免负重远行,积极治疗慢性腹泻、便秘、慢性咳嗽等,防止腹压过度增高。配合提肛运动训练能提高疗效。消痔灵注射液是中医传统"枯痔疗法"的改进剂型,是国内应用较多、疗效较好的硬化注射剂。通过直肠周围间隙与直肠黏膜下联合注射,对一二度直肠脱出效果肯定,且操作安全、简便、可重复。

第六节　锁　肛　痔

发生在肛管直肠的恶性肿瘤,病至后期肿瘤阻塞,肛门狭窄,排便困难,犹如锁住肛门一样,故称为锁肛痔,西医称为肛管直肠癌。

本病的病因病机,多因饮食不节,恣食肥甘、燥热或不洁食物,息肉虫积,损伤脾胃,运化失司,湿热内生,热毒蕴结,流注大肠,蕴毒积聚,结而为肿;或因忧思抑郁,脾胃不和,湿热蕴结,日久化毒,乘虚下注,浸淫肠道,气滞血瘀,湿毒瘀滞凝结而成肿瘤。

【病案】

一、病 史 资 料

潘某,男,73 岁,农民。初诊日期:2015 年 9 月 1 日。

主诉:反复便频、便血半年。

现病史:患者于半年前出现大便次数增多,每日 3~5 次,大便带血,色暗红,伴里急后重,无发热恶寒,无恶心呕吐,无腹胀腹痛等,纳眠一般,近半年体重减轻 4kg。

既往史:否认肝炎、结核等传染病史,否认高血压、冠心病、糖尿病等慢性疾病史,否认手术、外伤史。

体检:神清,有神,身体消瘦,行动自如,对答切题。腹平软,无压痛,未触及异常包块,腹股沟未触及肿大淋巴结。舌红,苔黄腻,脉弦滑。

专科检查:肛门外观正常,肛门指检距肛缘 5cm 直肠左侧壁触及肿物,质地硬,活动度较差,指套有暗红色血染。

实验室检查:血分析、感染四项、凝血四项、心电图、心脏彩超、肺通气等未见明显异常。电子肠镜检查见肛门上方约 5cm 处有一约 2cm×2cm 大小直肠肿物。

二、辨证论治思路

1. 主证分析　患者反复便血伴便次增多半年,体查和相关实验室检查均符合锁肛痔的诊断。西医诊断为直肠癌。

2. 证型分析　四诊合参,本病属"锁肛痔"范畴,证属湿热蕴结型。本病因患者平素饮食失节,脾失健运,水湿内停,湿邪郁久化热,以致湿热内生,故大便时夹有黏液。湿热夹杂糟粕积滞,壅遏于肠腑,致使大肠气血不和,热迫血络,故有血便。舌红,苔黄腻,脉弦滑等亦为湿热之象。

3. 立法处方

(1)内治法:证属湿热蕴结,治宜清肠利湿、凉血止血。方用槐角地榆丸加减。

槐角 15g,地榆 15g,黄芩 15g,银花 15g,薏苡仁 30g,枳壳 15g,当归 10g,栀子 15g,防风 10g,木香 10g,败酱草 15g,苦参 10g。每日 1 剂,水煎 2 次,温服。

方中槐角苦寒沉降,清泄大肠湿热而凉血止血,《滇南本草》言其可"止血散疮",为方中主药。地榆、黄芩清热燥湿,凉血止血,共为臣药。枳壳行气宽肠,消除胀满;当归养血活血,二药一入气分,一入血分,气血得调,便血得止,共为本方之佐药。使以防风祛风胜湿,通调肠胃,木香芳香辟浊,行气止痛,败酱草清热解毒,排脓破瘀,薏苡仁利湿排脓,银花清热解毒,栀子、苦参清热凉血,辅助君药槐角凉血止血。诸药合用,共奏清肠利湿,凉血止血之功。

(2)手术疗法:本病治疗以手术为主,完善检查,明确诊断后,做好术前准备,排除手术禁忌证后行直肠癌根治术。

三、辅 助 检 查

内镜检查与组织病理切片检查有助于确诊。B 超或腔内 B 超检查有助于观察肝脏转移及肿瘤局部浸润情况。肿瘤标记物癌胚抗原(CEA)检查有助于监测直肠癌预后和复发。

四、转归及对策

本例患者经以上手术及药物治疗,术后恢复良好。锁肛痔的预后与转归,与患者年龄、体质、癌肿分期、治疗方式及患者情志等众多因素有关。

锁肛痔应以手术为主,综合治疗,临床根据癌肿的位置、分期不同,选用合适的手术方法。

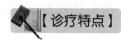【诊疗特点】

一、诊断要点

1. **临床表现** 本病多见于 40 岁以上患者。直肠癌早期多无明显症状,癌肿破溃形成溃疡或感染时才出现便血、黏液血便及里急后重等症状,因而容易发生漏诊或误诊。本病早期特点是大便习惯改变以及便血,病情进一步发展可出现一系列改变。

直肠刺激症状:便意频繁,排便习惯改变;便前肛门有下坠感、里急后重感及排便不尽感,晚期则有下腹痛。

肠腔狭窄症状:癌肿侵犯致肠管狭窄,初时大便变形、变细,当造成肠管部分梗阻后,有腹痛、腹胀、肠鸣音亢进等不全性肠梗阻表现。

癌肿破溃感染症状:大便表面带血及黏液,甚至脓血便。

症状出现的频率依次为便血 80%~90%、便频 60%~70%、便细 40%、黏液便 35%、肛门痛 20%、里急后重 20%、便秘 10%。另外,当癌肿侵犯前列腺、膀胱,可出现尿频、尿痛、血尿。侵犯骶前神经可出现骶尾部剧烈持续性疼痛。晚期出现肝转移时可有腹水、肝大、黄疸、贫血、消瘦、浮肿、恶病质等。

2. **实验室及其他辅助检查**

(1)大便潜血检查:大规模普查时或对一定年龄组高危人群作为结、直肠癌的初筛手段。阳性者再做进一步检查,无症状阳性者的癌肿发现率在 1% 以上。

(2)血清肿瘤标记物:目前公认的对大肠癌诊断和术后监测有意义的肿瘤标记物是 CEA。研究表明,CEA 对早期结、直肠癌诊断价值不大,其临床意义主要用于预测直肠癌的预后和监测复发。大量统计资料表明,结、直肠癌患者的血清 CEA 水平与肿瘤分期呈正相关。

(3)内镜检查:包括直肠镜、乙状结肠镜和结肠镜检查。直肠镜或乙状结肠镜检查可常规在门诊进行,操作简便、不必肠道准备;但在明确了直肠癌诊断需手术治疗时,术前应行全结肠镜检查,因为结、直肠癌有 1%~3% 为多发癌。内镜检查不仅可在直视下肉眼作出诊断,而且可取活组织进行病理检查。

(4)影像学检查

1)CT 检查:是术前常规的检查方法,主要在于了解肝脏及其他胸腹盆腔脏器转移浸润情况,为手术方案制定提供依据。

2)磁共振检查:是直肠癌术前分期的主要影像学检测方法,但费用较为昂贵。

3)腔内超声(ERUS)检查:直肠腔内超声为临床常用的直肠癌术前分期方法,对浸润深度、肠周淋巴结转移诊断准确性较高。

(5)其他检查:低位直肠癌伴有腹股沟淋巴结肿大时,应行淋巴结活检。癌肿位于直肠前壁的女性患者应做阴道检查及双合诊检查。男性患者有泌尿系症状时应行膀胱镜检查。

二、辨证要点

便次增多,肛门坠胀,便意频繁,里急后重,便中带黏液脓血者属湿热蕴结证;局部肿物隆起,触之坚硬如石,坠痛不休,排暗红色血便者为气滞血瘀证;若身倦乏力,纳谷不香,肛门坠胀,大便稀溏,或有脓血黏液,心烦口干,夜寐不安者多属气阴两虚证。

三、治法方药

(一) 内治法

1. 湿热蕴结 主要表现为肛门坠胀,便次增多,大便带血,色泽暗红,或夹黏液,或下痢赤白,里急后重;舌红,苔黄腻,脉滑数。治宜清热利湿。方选槐角地榆丸加减。

2. 气滞血瘀 主要表现为肛周肿物隆起,触之坚硬如石,疼痛拒按,或大便带血,色紫暗,里急后重,排便困难;舌紫暗,脉涩。治宜行气活血。方选桃红四物汤合失笑散加减。

3. 气阴两虚 主要表现为面色无华,消瘦乏力,便溏或排便困难,便中带血,色泽紫暗,肛门坠胀;或伴心烦口干,夜间盗汗;舌红或绛,苔少,脉细弱或细数。治宜益气养阴,清热解毒。方选四君子汤合增液汤加减。

(二) 外治法

1. 灌肠法 败酱草、白花蛇舌草等浓煎保留灌肠,每日 2 次,每次 40ml。

2. 敷药法 直肠、肛管溃烂者外敷九华膏或黄连膏等。

(三) 手术疗法

手术切除仍然是直肠癌的主要治疗方法,凡能切除的直肠癌如无手术禁忌证,都应尽早施行直肠癌根治术,根治性、安全性、功能性是手术的三项基本原则。切除范围包括癌肿、足够的两端肠段、已侵犯的邻近器官的全部或部分、四周可能被浸润的组织及全直肠系膜和淋巴结。近年来,随着腹腔镜设备和外科医生手术操作技术的成熟,目前研究认为应用腹腔镜技术行直肠癌手术,其安全性和疗效不劣于开放手术。腹腔镜手术具有创伤小、疼痛轻、恢复快的优点。手术遵循直肠全系膜切除(TME)后同时保留盆自主神经,可明显改善患者术后生活质量,且不影响术后生存时间。

1. 局部切除术 适用于瘤体小、局限于黏膜或黏膜下层、分化程度高的直肠癌。主要手术方式有:①经肛局部切除术;②结肠镜下局部切除术;③经肛门括约肌的局部切除术;④经肛门内镜显微外科手术;⑤骶后径路局部切除术。

2. 经腹直肠癌切除术(Dixon 手术) 适用于距齿状线上 5cm 以上的直肠癌,近年来由于腹腔镜技术的开展和吻合器的应用,距齿状线 3cm 以上的直肠癌行 Dixon 手术亦可获得良好效果。

3. 括约肌间切除术(ISR) 适用于齿状线上方 0.5~1.5cm 以上、肿瘤小于 5cm 的低位直肠癌,肿瘤侵犯至外括约肌及盆壁肌肉为其手术禁忌证,是目前最大限度保留原位肛门功能的低位直肠癌根治手术。

4. 经腹会阴联合直肠癌根治术(Miles 手术) 适用于距齿状线上 5cm 以内的直肠癌,但由于近几年腹腔镜技术的开展和吻合器的使用,目前该距离已大大缩短。该术式不能保留肛门括约肌,需要做永久性结肠造口术。

5. 经腹直肠癌切除、近端造口,远端封闭手术(Hartmann 手术) 适用于患者一般情况差,不能耐受 Miles 手术或急性梗阻不宜行 Dixon 手术的直肠癌患者。直肠癌侵犯子宫时,可一并切除子宫,称为后盆腔脏器清扫;直肠癌侵犯膀胱,行膀胱(男性)和直肠或直肠子宫和膀胱一并切除,称为全盆腔清扫。

6. 乙状结肠双腔造口术 适用于晚期直肠癌患者,当患者发生排便困难或肠梗阻时可采用。

（四）放疗、化疗

术前放疗、化疗可一定程度提高局部控制率，降低毒副作用，提高手术切除率，增加低位直肠癌保肛率。对于术后会阴部有复发者，也可以行放射治疗；对于伴有脊椎转移的直肠癌患者，放射治疗可以缓解疼痛。术后辅助化疗的目的在于消灭残存的微小转移病灶，降低肿瘤复发和转移的机会，提高治愈率。给药途径有外周静脉给药、动脉灌注、门静脉给药、术后腹腔内灌注及温热灌注化疗等。

　【临证思路】

锁肛痔的防治主要依赖于建立合理的饮食结构、适当运动、积极治疗直肠慢性炎症及息肉样病变等。对高危人群加强监测，定期进行大便潜血检查、直肠指诊及肠镜等检查，以便早期发现和治疗。

外科手术是目前治疗直肠癌的主要手段，但直肠癌根治术后 5 年生存率在 50% 左右，40%~70% 的患者死于术后肿瘤的转移和复发。而手术、化疗、放疗、靶向治疗和中医药治疗有其各自的适应证和限制。因此，根据患者的病程、分期、机体状态、当地医院的技术条件和患者能承受治疗的能力来进行个体化治疗，是提高疗效的关键。直肠癌治疗个体差异性大，在具体临床中最能体现多学科、多模式的综合治疗的价值。

中医药在本病的治疗中具有广阔的运用前景，尤其是促进患者的康复效果明显，能有效提高人体的免疫功能和抗病力，以缓解症状、提高患者生存质量、延长存活期。

第八章 皮肤病及性传播疾病

皮肤病是指发生于人体皮肤、黏膜及皮肤附属器的疾病;性传播疾病是指通过性接触而传染的疾病。皮肤病、性传播疾病,是中医外科学的重要内容之一,现代已发展成为独立的中医皮肤性病学,其包括的内容十分广泛,本章仅介绍部分常见病。

一、中医古代皮肤病概述

关于皮肤病的记载,早在公元前 14 世纪左右殷商时代的甲骨文中已有记述。春秋时代的《五十二病方》记载有冻疮、疣、诸虫咬伤等多种皮肤病病名,并有用葱熨治疗冻疮、以灸治疣的记载。《素问·至真要大论》曰:"诸痛痒疮,皆属于心。"汉代张仲景的《金匮要略》中记载:"狐惑之为病……蚀于喉为惑,蚀于阴为狐……蚀于上部则声喝,甘草泻心汤主之。"狐惑病相当于现代医学的白塞综合征,这是关于该病最早的记载。南北朝时期,龚庆宣所撰的《刘涓子鬼遗方》是我国现存第一本外科学专著,最早记载了使用水银治疗皮肤病,运用水银膏比国外至少要早 6 个世纪。隋代巢元方的《诸病源候论》第一次详尽地记述了多种皮肤病的病因、病理,对一些常见皮肤病的症状和辨证也有详细描述,并指出了漆毒发病与个人体质有关。他还第一次对疥疮和疥虫作出了详细的描述,明确指出疥疮的发病是"皆有虫",并提出"以针头挑得"的验证方法。唐代孙思邈不仅是我国古代著名中医药学家,也是一位麻风病学家,曾治疗 600 多例麻风病,是小儿皮肤病学的先驱。孙思邈所著《备急千金要方》《千金翼方》记载了多种皮肤外用制剂,包括粉剂、酊剂、醋泡剂、洗浴剂、湿敷剂、熏洗剂以及各种油膏等。

晋代著名医学家葛洪在岭南客居近二十年,其著作《肘后备急方》中对皮肤病的描述颇为丰富,在治疗上已开始采用内服药和外用药相结合的治疗方法。晋代中原医家带来了先进的医学理论,结合岭南地区特有的地理环境、气候条件和特色本草,为后世岭南皮肤病流派的形成奠定了基础。

宋元明时期,岭南本土医家开始出现。岭南医家对本地的地理、气候、人文以及岭南人的体质特点把握得更加深刻,临床上岭南地区特有的药物和治疗方法的应用也逐渐增多,外用剂型较以往更加多样化,具有岭南特色的皮肤科流派逐渐形成。宋元时期的岭南医家已经开始认识到岭南地区皮肤病的病因病机多以风湿热毒为主,在治疗上逐渐融入了岭南地域特点。宋朝著名的岭南医家刘昉所著的《幼幼新书》记载了小儿一切丹毒、痈疽瘰疬等小儿皮肤科诸疾,详细论述了从古到宋所记载的小儿丹毒的病因病机、临床表现和理法方药等内容,治疗上强调内服和外用相结合,尤以外用为主。元朝释继洪所著的《岭南卫生方》记载了岭南地区多发病瘴疟等病症的治疗,在皮肤科方面记述了当时岭南地区杨梅疮的发病情况以及杨梅疮的治疗方法。明代岭南医家王纶所著的《明医杂著》主要论述和记载了岭南瘴疾和小儿皮肤外科疾病,他将皮肤病与内伤杂病联系在一起,在治疗皮肤病的同时,又注重内伤杂病的调理。

清代岭南医学进入蓬勃发展的时期,岭南皮肤科也得到了长足发展,各种医籍中记载的皮肤病病种和治疗方法较以前明显增多。清代符霁光所著《经验良方》《新增经验良方》等详细论述了多种常见皮肤病的治疗方法和方药,尤其在外治方面,记载了很多常用的外治法和剂型。《经验良方》中记载:"不论阴阳恶毒大疮均合。金银花、生黄芪、甘草,痛在上部加川芎,在下部加牛膝,在手指加桂枝,中部加桔梗,净水煎服,将渣再煎,水洗患处,连服两三剂,痊愈。"岭南医家对痘疹类皮肤病的论述颇丰,代表医著有邱熺《痘法要录》《引种保婴牛痘方书》,何梦瑶《痘疹良方》,必良斋主人《痘疹心法歌诀》,陈伯坛《麻豆蠡言》,伍学乾《牛痘新编》,郭铁崖《天花精言》等。梁思琪、周桂山在治疗皮肤病上主张内外兼治,详细记载了瘰疬、癫癣、牛皮癣、对门癣、各种疔疮、痈、杨梅疮、天疱疮等的内外治法。何克谏所著《生草药性备要》收录了丰富的岭南地区民间效验方药及外治法,书中记载了大量的岭南中医特色草药,如土茯苓、九里明、火炭母、布渣叶、黑面神等,至今仍广泛应用于皮肤病的治疗,具有较好的临床效果。

二、病 因 病 机

皮肤病的病因包括内因和外因。外因有风、寒、暑、湿、燥、火、虫、毒;内因有七情内伤、饮食劳倦及脏腑失调。清代薛生白《湿热病篇》曰:"太阳内伤,湿饮停聚,客邪再至,内外相引,故病湿热。"岭南地区环境潮湿,湿热之邪在外熏蒸肌肤,在内阻滞气机,湿热困脾,脾气不运,湿邪内生,内外合邪而为患。清代广东南海名医何梦瑶《医碥》曰:"岭南地卑土薄,土薄则阳气易泄,人居其地,腠理汗出,气多上壅。"岭南气候炎热,汗出津伤,阳气外泄,易致气阴两虚。因此岭南地区皮肤病多具有脾虚湿热、气阴两虚的特点。

1. 风 许多皮肤病与风邪有着密切关系。凡人体腠理不密,卫气不固,风邪乘虚入侵,阻于皮肤,内不得通,外不得泄,致营卫不和,气血运行失常,肌肤失于濡润,则可致皮肤病。

由风邪引起的皮肤病一般具有以下特点:

(1)发无定处:风善行而数变,故其致病多发无定处,时起时消,变幻无常,如瘾疹、游风。

(2)瘙痒、脱屑:风为阳邪,风性燥烈,易耗阴血,故其常表现为皮肤干燥、瘙痒、鳞屑。

(3)发于上部:风为阳邪,其性上行,故伤于风者,每多上先受之,如面游风、白屑风等。

(4)相兼为病:风为百病之首,风邪常与他邪相兼为病,如风湿、风热、风寒等。

2. 湿 湿有内湿、外湿之分,皮肤病以外湿为多,湿邪由外感引起,多系感受自然界的湿气,如久居湿地、涉水淋雨等。内湿多因脾失健运,湿浊困阻,熏蒸肌肤所致。湿邪引起的皮肤病具有以下特点:

(1)水疱、糜烂、渗出:湿为阴邪,侵入肌肤,郁结不散,与气血相搏,易致皮肤出现水疱、糜烂、渗出等皮损。

(2)病程缠绵:湿为阴邪,其性重浊、粘连,留着难去,故湿邪所致皮肤病,病程缠绵,难以速愈。

(3)发于下部:湿性重浊、趋下,故其发病多在下肢、二阴等处。

3. 热　外感热邪,或脏腑实热,蕴郁肌肤,不得外泄,熏蒸为患。火热同源,热为火之渐,火为热之甚,热甚则化火化毒。热邪所致的皮肤病具有以下特点:

(1)皮肤焮红、灼热:热邪蕴遏肌肤,热伤脉络,迫血妄行,故皮肤焮红、灼热,常伴有皮肤发斑。

(2)脓疱、疼痛、瘙痒:热盛灼烁肌肤,热盛肉腐,热微则痒,故有脓疱、糜烂、疼痛、瘙痒。

(3)病情重,发展变化多端:热为阳邪,性喜炎上,其性暴烈,故热邪致病,病性多重,发展变化多端,病多发于人体上部。

4. 虫　由虫引起的皮肤病,一为确属虫体所引起,如疥疮;一为虫的毒素侵入人体引起的毒性反应,或由人体禀赋不耐,而引起的过敏性皮肤病。由虫引起的皮肤病具有以下特点:

(1)剧烈瘙痒:由虫蚀肌肤所致者,瘙痒难忍。

(2)具有传染性:疥虫引起的皮肤病能通过接触而传染。

(3)伴有蕴湿生热症状:由肠道寄生虫引起的皮肤病,可伴有肠胃湿热,如脘腹疼痛、纳呆便溏、便秘等症状。由疥虫引起的皮肤病,可伴有局部肌肤湿热蕴阻现象,出现糜烂、流水等症状。

5. 毒　由毒引起的皮肤病,分为药毒、食物毒、漆毒、虫毒,也包括某些环境中的过敏原等。其病因病机,多为毒邪侵犯,或禀赋不耐。毒邪致病多具有以下特点:

(1)发病前有内服药物或食用某种食物史,或有与某种物质接触史,或有毒虫叮咬史。

(2)接触某种物质或药物引起的皮肤病,具有一定的潜伏期。

(3)临床特点:或局限于一处,或泛发于全身,皮损以红肿、瘙痒、丘疹、风团、糜烂等多种形态损害为特征,来势急而去也快,严重者可危及生命。

6. 血瘀　凡外感六淫、内伤七情,均可致气机不畅,气滞血瘀而致病。由血瘀所致的皮肤病具有以下特点:

(1)有出血点或瘀斑:为瘀血阻滞,血行不畅,血溢脉外肌肤所致。

(2)结节、疼痛:由瘀血积聚成块,气血不通所致。

(3)肌肤甲错,皮肤硬化、毛发脱落:为瘀血阻滞,肌肤失养所致。

7. 血虚风燥　多见于慢性皮肤病。《难经·二十二难》曰:“血主濡之。”人体肌肤有赖于血的濡养,久病脾虚失健、肝血亏损,气血生化乏源,血虚化燥生风而致病。由血虚风燥所致的皮肤病具有以下特点:

(1)患者多为老年人或有失血史及久病脾虚患者。

(2)瘙痒症状日轻夜重,若血虚肝旺者,其症状随情绪波动而增减。

(3)皮损特点以干燥、肥厚、粗糙、脱屑为主,很少糜烂、渗液;多伴有头晕目眩,面色苍白,苔薄,脉细等症状。

8. 肝肾不足　肝肾不足主要包括先天之精不足及后天精血不足。如肝血虚,爪失所荣,则甲肥厚干枯;肝虚血燥,筋气不荣,则生疣目;肾精不足,发失所养,则毛发易于枯脱;肾虚则黑色上泛,而面生黧黑。因肾为先天之本,故某些先天性、遗传性皮肤病与肝肾有一定关系。肝肾不足所致的皮肤病具有以下特点:

(1)同患者的生长、发育、妊娠、月经不调有关。

(2)病程为慢性迁延过程。因精血为有形之物,不易补充,久病伤及肝肾,消耗精血,故病势缠绵。

（3）全身症状以虚损性症候为主，皮损以皮肤干燥、肥厚、粗糙、脱屑、脱发、色素沉着、指甲变化、水肿性红斑等为特征。

皮肤病往往不是单一原因引起，常为多个病因共同作用而致病。

三、皮肤的解剖、生理功能

（一）皮肤解剖

皮肤由表皮、真皮和皮下组织构成，其间有皮肤附属器以及丰富的血管、淋巴管、神经和肌肉。皮肤是人体最大的器官，约占总体重的 16%。不包括皮下组织，人体皮肤厚度约为 0.5~4mm。掌跖及四肢伸侧皮肤较厚，眼睑、乳部和四肢屈侧皮肤较薄。

1. 表皮　表皮主要由角质形成细胞、黑素细胞和朗格汉斯细胞构成，角质形成细胞从下到上包括基底层、棘层、颗粒层、透明层和角质层；表皮内有丰富的感觉神经末梢，但没有血管。

营养物质及表皮代谢产物主要通过表皮与真皮交界处的基底膜带，进行物质交换。角质形成细胞通过桥粒和半桥粒密切联系。

（1）基底层：位于表皮的最下层，仅为一层柱状或立方形的基底细胞。细胞排列呈栅栏状，胞质少而胞核浓染。其间嵌插有少量黑素细胞。基底细胞胞浆内有从黑素细胞获得的黑素颗粒，可以阻止紫外线穿透皮肤。基底层亦称生发层，通过核分裂不断产生新的角质形成细胞，并向上移行。

（2）棘层：棘层位于基底层上方，由 4~8 层细胞组成。下层细胞为多角形。随其上移，渐变扁平，细胞变大，核变小，核质浓缩，细胞间的桥粒很突出，像棘突一样，故称棘层。浅层的棘细胞内可见角质小体，棘层有较强的增殖能力。

（3）颗粒层：位于棘层之上，由 1~3 层梭形细胞组成。这些细胞中有大小不等的角质透明颗粒。如颗粒层出现角化过度，可出现增厚；角化不全，则此层消失。

（4）透明层：仅见于掌跖部，位于颗粒层上方，是防止水及电解质通过的屏障。

（5）角质层：由 5~20 层已经死亡的扁平无核的细胞组成，细胞中充满角蛋白和无定形基质，是表皮的最外层。

2. 真皮　真皮由胶原纤维、网状纤维、弹力纤维、细胞和基质构成。内含较大的血管、淋巴管、神经以及皮肤附属器、肌肉等结构。胶原纤维、网状纤维、弹力纤维共同维持皮肤的韧性和弹性。细胞成分主要包括成纤维细胞、肥大细胞、巨噬细胞、淋巴细胞等。基质充填于纤维和细胞之间，形成有许多微孔隙的分子筛立体构型，有利于进行物质交换和细菌的局限、吞噬。

3. 皮下组织　真皮下方为皮下组织，与真皮无明显界限。皮下组织由疏松结缔组织及充填其间的脂肪细胞组成，又称皮下脂肪层，有良好的隔热和缓冲作用。此层内有汗腺、毛囊、血管、淋巴管以及神经等。

4. 附属器

（1）毛发与毛囊：毛发由角化的上皮细胞构成。指（趾）末节伸侧、掌跖、乳头、唇红、龟头及阴蒂等处无毛。毛发外露部分为毛干，毛囊内部分为毛根，毛根下端膨大，称为毛球，毛球下端凹入部分称毛乳头。毛发横断面分三层：中心为髓，其外为皮质，最外一层为毛小皮。毛囊由表皮下陷而成。

（2）皮脂腺：分布于掌跖和指（趾）屈侧以外的全身皮肤内，头面及胸背上部皮脂腺较多。皮脂腺腺体呈泡状，无腺腔，通常开口于毛囊上部。

（3）汗腺：分大汗腺、小汗腺两种，大汗腺又称顶泌汗腺，通常开口于毛囊的皮脂腺入口上方，新鲜的分泌物为无臭的乳状液，主要分布于腋窝、乳晕、脐窝、肛门及外阴等处。小汗腺开口于皮肤表面，有分泌汗液和调节体温的作用，除唇红区、包皮内侧、龟头、小阴唇及阴蒂外，遍布全身。

（4）甲：由多层紧密的角化细胞构成。外露部分称甲板，伸入皮肤中的部分为甲根，甲根近端可见新月状淡色区，称甲半月。甲板之下的皮肤为甲床。

（5）血管：皮肤的血管分布于真皮及皮下组织中。主要有3个丛：①皮下组织中的较大血管丛；②真皮下血管丛；③乳头下血管丛。具有调节体温、供给皮肤营养的作用。

（6）神经：皮肤中有感觉神经和运动神经。通过它们和中枢神经系统的联系可产生触觉、痛觉、冷觉、压觉及各种复合感觉，并可支配汗腺分泌、肌肉运动和血管的收缩和扩张。

（7）淋巴管：分为浅淋巴管和深淋巴管。深部淋巴管有瓣膜，浅部毛细淋巴管内压力较低，通透性较大。组织液、细菌等均易进入淋巴管而到达淋巴结，引起免疫反应。

（8）肌肉：包括立毛肌、阴囊肌膜、乳晕平滑肌和血管壁中的平滑肌、面部表情肌和颈部颈阔肌。

（二）皮肤的生理功能

1. 保护作用

（1）对机械性刺激的保护：表皮角质层柔韧而致密，真皮中的胶原纤维、弹力纤维和网状纤维交织成网，皮下脂肪柔软而具有缓冲作用，因此在一定程度上，皮肤能耐受外界的摩擦、牵拉、挤压和冲撞等损伤。

（2）对物理性损害的防护：角质层表面有一层脂膜，既能防止水分过度蒸发，又能阻止外界水分渗入，从而调节和保持角质层适当的水分含量。皮肤的角质层电阻较大，对低压电流有一定的阻抗作用。角质层的角化细胞有反射和吸收紫外线的作用。黑素细胞受紫外线照射后产生更多的黑素，从而增强皮肤对紫外线的防护作用。

（3）对化学性损伤的防护：角质层细胞排列致密，能防止外界化学物质进入人体，角质细胞本身有抵抗弱酸、弱碱的作用。但这种屏障作用是相对的。

（4）对生物性伤害的防御作用：致密的角质层可以机械地阻挡一些微生物的入侵。干燥的皮肤表面和弱酸性的环境不利于微生物的生长繁殖，真皮基质的分子筛结构能将侵入的细菌局限化，有利于将其消灭。

2. 感觉作用 皮肤内有多种感觉神经末梢，能将外界刺激沿相应的感觉神经纤维传至大脑皮质而产生不同感觉。如触觉、压觉、冷觉、热觉、痛觉等单一感觉，以及干、湿、光滑、粗糙等复合感觉。

3. 调节体温作用 皮肤能感受外界温度和体温的变化，反馈到体温调节中枢，然后通过交感神经调节皮肤血管的收缩和扩张，从而改变皮肤中的血流量和热量扩散，以调节体温。体表热量的扩散主要有热辐射、汗液蒸发、皮肤周围空气对流和热传导。

4. 分泌和排泄作用 小汗腺分泌和排泄汗液，从而调节体温，还可替代部分肾功能。皮脂腺分泌和排泄皮脂，皮脂具有润泽毛发、防止皮肤干裂的作用。汗液和皮脂均可抑制皮肤表面某些细菌生长。

5. 吸收作用　外界物质通过毛囊、皮脂腺或汗管、角质细胞间隙、角质层细胞本身而吸收。不同部位皮肤吸收能力不同。角质层的水合程度、物质的理化特性均可影响皮肤的吸收作用。

6. 代谢作用　皮肤中存在糖、蛋白质、脂类、水、电解质等多种物质代谢,以维持皮肤的能量供给、细胞更新和内环境的稳定。

7. 免疫作用　皮肤是机体与外环境之间的屏障,许多外来抗原经过皮肤进入机体,所以许多免疫反应首先发生于皮肤。目前对皮肤的细胞免疫研究较深入,而对体液免疫所知较少。

四、皮肤与脏腑、气血、津液的关系

1. 皮肤与脏腑的关系　人体是一个有机整体。皮肤与脏腑之间有着密切的联系,脏腑功能正常,气血津液充足,则皮肤红润光泽;反之,脏腑功能失调,则易导致皮肤病的产生。如肺主皮毛、主燥,肺经阴伤血燥,则皮毛粗糙,发生诸如狐尿刺等皮肤病。肺开窍于鼻,肺经血热,则生酒渣鼻、肺风粉刺。同时,某些皮肤病也反映了相应脏腑的功能失调,甚至损伤,如《素问·至真要大论》云:"诸痛痒疮,皆属于心……诸湿肿满,皆属于脾……诸寒收引,皆属于肾。"

2. 皮肤与气血的关系　气血在人体无所不至,内则五脏六腑,外则皮肤肌腠,各种功能活动,全赖于此。气血之间,血的生化及运行有赖于气的推动,气也有赖于血的滋养,气血相互依存,一旦气血失常,则易导致疾病的产生,气血失常有气滞血瘀、气不摄血、气血不和、血热、血瘀、血燥。

3. 皮肤与津液的关系　人体的津液具有滋润和濡养作用,津液布散于肌表,滋养肌肤毛发。若津液亏损,则见皮肤干燥、瘙痒、鳞屑、毛发枯槁、舌光红无苔或少苔;若津液的输布排泄障碍,则易致痰饮凝聚肌表而形成皮肤囊肿等病;水液潴留,则易导致水邪泛溢肌肤,出现头面、眼睑、四肢、腹脐等部位浮肿。

五、辨皮肤病的常见症状

皮肤病的症状有主观症状和客观症状之分。

(一) 主观症状

主观症状又称自觉症状,即患者主观的感觉。最常见的有瘙痒、疼痛、麻木、灼热。

1. 瘙痒　瘙痒为多数皮肤病常有的主观症状之一。多由风、湿、热、虫客于肌肤所致,也可因血虚引起。

风痒:发病急,游走性强,变化快,遍身作痒,时作时休。

湿痒:皮损为水疱、糜烂、渗出,浸淫四窜,缠绵难愈。

热痒:皮肤潮红肿胀,灼热,遇热痒更甚。

虫痒:痒若虫行,多数部位固定,遇热更甚。

血虚致痒:泛发全身,皮肤干燥、脱屑、粗糙或呈苔藓样变。

2. 疼痛　疼痛发生的病机在于邪客经络,阻塞不通,气血凝滞。

寒客经络:寒邪所致的疼痛,为皮色苍白,得热则缓,遇冷加剧。

热邪郁阻:热邪引起的疼痛,为皮色焮红,灼热,得冷则轻,遇热更甚。

气滞：气滞可伴有肿胀，胀痛难忍，且常随喜怒而改变。

血瘀：血瘀的疼痛，固定不移，皮损多呈结节或肿块，初起隐痛、色红，继则皮色转青紫而疼痛。

3. 麻木　麻为血不运，木为气不通。故气虚则木，血虚则麻。

毒邪炽盛：多有麻木、肿胀，为气血壅塞所致。

血虚风燥：多有知觉减退，而非麻木不知痛痒，为肌肤失养所致。

疠风：感受疠风所致，如麻风病的皮肤麻木不仁，全然不知痒痛。

4. 灼热　皮损处有灼热感，提示病属热毒或火毒，多属于急性疾患。

（二）客观症状

客观症状，又称他觉症状，为皮肤病的客观体征。一般称为皮损或皮疹。由皮肤病理变化直接产生的皮损称为原发性皮损，如斑疹、丘疹、水疱、脓疱、风团、结节等。由原发性皮损转化而来或由于治疗或机械性损伤引起的称为继发性皮损，如鳞屑、溃疡、抓痕、苔藓样变、瘢痕、萎缩等。

1. 原发性皮损

（1）斑疹：为皮肤颜色的改变，不突出表面，亦不凹陷。若大而成片者，称斑片。斑疹常分为红斑、紫斑、白斑及黑斑等。红斑大多为热邪所引起，若红斑压之褪色为血热或血瘀，红而带紫为热毒炽盛，红斑稀疏为热轻，密集为热重；白斑多因气滞或气血失和而引起；黑斑则由肝气郁结，血液瘀滞或脾阴不足，气血不能润泽，或肾水不足，水亏火旺所致。

（2）丘疹：为局限性高出皮面的坚实隆起，直径小于1cm。斑疹、丘疹同时并见称斑丘疹。丘疹扩大或较多丘疹融合，形成直径大于1cm的隆起性扁平皮损称斑块。急性者其色红，多属风热或血热；慢性者呈正常皮色或深暗色，为气滞或血瘀。

（3）疱疹：疱疹包括水疱、大疱、脓疱及血疱。水疱为局限性高出皮面有腔的皮损，内容澄清，直径小于1cm。若大于1cm者，则称大疱。若疱内混浊，有脓液者，则称脓疱。疱内含有血样液体者称血疱。水疱为水湿为患，若水疱周围有红晕或呈大疱则为湿热相搏；脓疱为热毒炽盛；深在性水疱多系脾虚湿盛或寒湿所致；血疱多为血热所引起。

（4）风团：为暂时性、水肿性、局限性隆起，由风邪所致，常突然发生，迅速消退，不留任何痕迹。色红为风热，色白为风寒。

（5）结节：为大小不一，境界清楚的实质性损害，质较硬，深在皮下或高出皮面。色紫红，按之疼痛者属气血凝滞；若皮色不变，质地柔软者为气滞、寒凝或痰核结聚。

（6）囊肿：为含有液体或黏稠物及细胞成分的囊性皮损，可隆起于皮面或仅可触及，外观呈圆形或椭圆形，由痰瘀互结引起。

2. 继发性皮损

（1）鳞屑：为表皮角质层的脱落，大小、厚薄不一，小的呈糠秕状，大的为数厘米或更大的片状。急性病后见之，多为余热未清；慢性病见之，多由血虚生风化燥，或肝肾不足，皮肤失养所致。

（2）糜烂：为局限性的表皮缺损。系由疱疹、脓疱破裂，痂皮脱落等露出的红色湿润面。多为湿热所致。糜烂因损害较浅、愈合较快，故不留瘢痕。

（3）溃疡：为真皮或皮下组织破坏后所致的组织缺损，因损害常破坏基底层细胞，故愈合较慢，且遗留瘢痕。溃疡边缘色红，疮面深陷，脓汁稠厚者为热毒；溃疡边缘苍白，疮面浅平，脓汁稀薄者为寒湿;若溃疡经久不敛,肉色灰暗则属气血两虚。

(4)痂:为浆液、脓液、血液、脱落组织等干燥后的凝结物。血痂为血热,脓痂为热毒未清,浆痂为湿热所致。

(5)抓痕:为因搔抓将表皮抓破、擦伤而形成的点状或线状损害。多由风盛、内热所致。

(6)皲裂:为皮肤上线形裂缝,多由血虚、风燥或风寒外侵所致。

(7)苔藓样变:为皮肤增厚、粗糙,皮纹加宽、增深,干燥、局限性、边界清楚的大片或小片损害。多由血虚风燥所致,亦可因气滞血瘀、肌肤失养所致。

(8)瘢痕:是溃疡愈合后所形成的新生组织。多由气血凝滞不散或气血不足所致。

(9)色素沉着:为皮肤中色素增加,多呈褐色、暗褐色或黑色。多由肝火、肾虚或气血不和所致。

六、皮肤病的治疗

皮肤病的治疗方法一般分为内治、外治两大类。

(一) 内治法

1. 祛风法

(1)疏风散寒:用于风寒证。皮损以风团为主,色泽较淡,因寒加重,得热则减,可伴恶寒发热等表证,苔薄白,脉浮。

常用药物:麻黄、桂枝、防风、荆芥、紫苏等。

代表方剂:麻黄汤、桂枝汤等。

(2)疏风清热:用于风热证。以红斑、丘疹、风团、瘙痒为主症,可伴有发热、微恶寒、口干微渴等风热表证,苔薄黄,脉浮数。

常用药物:桑叶、菊花、连翘、银花、薄荷、牛蒡子、蝉蜕、生石膏等。

代表方剂:桑菊饮、银翘散、消风散等。

(3)祛风胜湿:用于风湿证。皮损以风团、丘疱疹为主,可伴头昏、胸闷、小便不利等症,苔薄腻,脉浮缓。

常用药物:荆芥、防风、羌活、苍术、蝉蜕、茯苓、白鲜皮等。

代表方剂:消风散。

(4)搜风潜镇:用于顽风、顽癣类皮肤病。症见风团,瘙痒反复不愈。也可用于血虚肝旺证或疣类皮肤病,或由皮肤病引起的神经痛。

常用药物:蝉蜕、僵蚕、全蝎、蜈蚣、乌梢蛇、龙骨、牡蛎、磁石、珍珠母、石决明、天麻、钩藤等。

代表方剂:天麻钩藤饮。

2. 清热法

(1)清热解毒:用于实热证。皮损以脓疱为主,可伴见发热、口渴、便秘、尿赤等症,舌质红,苔黄,脉数。

常用药物:银花、蒲公英、野菊花、紫花地丁、黄连、黄芩、黄柏、连翘等。

代表方剂:五味消毒饮、黄连解毒汤等。

(2)清热凉血:用于血热证。皮损以红斑、紫癜、灼热、肿胀为主,常伴恶寒发热、口渴饮冷、高热神昏、小便红赤、大便秘结等症,舌质红绛,脉洪数。

常用药物:水牛角、羚羊角、栀子、黄连、生地、丹皮、赤芍、槐花、紫草等。

代表方剂:犀角地黄汤、化斑解毒汤等。

3. 祛湿法

(1)清热利湿:用于湿热证和暑湿证。皮损以红斑、水疱、糜烂、渗液为主,伴头昏、胸闷口苦、纳呆、小便短赤等症,舌苔黄腻,脉弦数。

常用药物:龙胆草、栀子、黄芩、茵陈、车前草、萆薢、薏苡仁、滑石、木通等。

代表方剂:茵陈蒿汤、龙胆泻肝汤、萆薢渗湿汤等。

(2)健脾化湿:用于湿蕴中焦证。皮损以水疱、糜烂、流滋为主,常伴胸闷、腹胀、纳呆、口中甜腻等症,舌苔白腻,脉缓。

常用药物:苍术、厚朴、陈皮、茯苓、藿香、白豆蔻等。

代表方剂:除湿胃苓汤。

4. 润燥法　养血润燥,用于血虚风燥证。皮损表现为干燥、脱屑、肥厚、苔藓样变,伴头晕、目眩、面色萎黄等症,苔白,脉弦细。

常用药物:熟地黄、当归、川芎、白芍、何首乌、黑芝麻等。

代表方剂:四物汤、当归饮子等。

5. 活血法

(1)理气活血:用于气滞血瘀证。皮损多表现为瘀斑,自觉疼痛,舌暗,苔白,脉细涩。

常用药物:桃仁、红花、香附、归尾、川芎、赤芍、丹参等。

代表方剂:桃红四物汤。

(2)活血化瘀:用于瘀血凝结证。皮损以结节、瘢痕为主,舌有瘀斑,苔白,脉涩。

常用药物:川芎、桃仁、红花、牛膝、水蛭、三棱、莪术等。

代表方剂:血府逐瘀汤、大黄䗪虫丸等。

6. 温通法　温经通络,用于寒湿阻络证。皮损颜色苍白或青紫,局部温度偏低,常伴麻木、疼痛等症,苔白滑,脉沉迟。

常用药物:麻黄、桂枝、制川乌、秦艽、独活、当归、炮姜等。

代表方剂:阳和汤、独活寄生汤等。

7. 软坚法

(1)化痰软坚:用于痰核证。皮损主要是皮下有结节,或硬或软,不易溃破。

常用药物:半夏、陈皮、白芥子、夏枯草、海藻、昆布、贝母、牡蛎等。

代表方剂:二陈汤、香贝养荣汤等。

(2)活血软坚:用于瘀阻结块证。皮损主要为结节、瘢痕,一般不化脓、不溃破。

常用药物:当归、川芎、赤芍、桃仁、三棱、莪术等。

代表方剂:活血化坚汤。

8. 补肾法

(1)滋阴降火:用于肾阴不足,水亏火旺证。皮损表现呈黧黑或水肿性红斑,伴咽干唇燥、骨蒸潮热、腰酸遗精等症,舌红苔少,脉细数。

常用药物:熟地黄、知母、黄柏、山药、山茱萸、旱莲草、枸杞子、龟甲、女贞子等。

代表方剂:知柏地黄丸、二至丸等。

(2)温补肾阳:用于脾肾阳虚证。皮肤病变呈黑色或棕褐色,皮温降低,常伴形寒畏冷、精神不振、腰酸耳鸣、小便清长等症,舌淡,苔白,脉沉。

常用药物:附子、肉桂、仙茅、仙灵脾、补骨脂、枸杞子等。

代表方剂:右归丸、二至丸等。

(二) 外治法

皮肤病的病变部位多在皮肤或黏膜,故正确使用各种外治疗法,可以缓解患者的自觉症状,迅速消退皮损。有些皮肤病只需使用外治疗法即可治愈。在使用外治疗法时,必须根据皮损情况,依照外用药物的使用原则进行辨证施治,正确运用外用药物。外治法同样遵循同病异治、异病同治的治疗法则。现将外用药的剂型及使用原则分述如下:

1. 外用药物的剂型

(1)溶液:为将单味药或复方加水,煎熬至一定浓度,滤过药渣所得到的溶液。可用于湿敷和熏洗。有清洁、收敛、消肿、止痒、清热解毒的作用。多用于急性渗出性皮肤病和慢性瘙痒性皮肤病。常用马齿苋、苦参、千里光、生地榆、黄柏、龙胆草等煎出液湿敷。使用时将5~6层消毒纱布置于药液中浸泡,稍加拧挤至不滴水为度,放凉后敷于患处,半小时换一次,每日 2~3 次即可,如渗液较多可多敷几次。也可选用藿黄洗剂、蛇床子洗剂熏洗治疗慢性瘙痒性皮肤病,熏洗剂应温度适当,一般以 40℃左右为宜,不宜过烫过凉。

(2)粉剂(散剂):为单味或复方中药研成极细粉末的制剂。有保护、吸收、蒸发、干燥、止痒的作用,适用于无渗液的急性或亚急性皮炎。常用方药有祛湿散、青黛散、六一散、枯矾粉、止痒扑粉等。药粉可直接扑在皮损处,亦可在涂擦药膏后加扑粉剂。一般每天 3~5 次即可。

(3)洗剂(混悬剂、悬垂剂):用水和不溶性粉剂混合而成,一般含粉量 30%~50%,用时须振荡摇匀。有清凉止痒、保护、干燥、消斑解毒作用。适用于急性和亚急性表浅性无渗液的皮肤病。常用方药有炉甘石洗剂、三黄洗剂、颠倒散洗剂、青黛散洗剂。若小儿面部皮损广泛及冬天最好不用薄荷脑、樟脑等清凉药物。

(4)酊剂(浸泡剂):以生药用白酒或 50% 乙醇浸泡 5~20 天后滤去其渣而成(也有用醋浸泡的醋剂),具有杀虫止痒、收敛散风、活血消肿、刺激色素生长作用。适用于慢性瘙痒性皮肤病、色素脱失性皮肤病、脱发、手足癣等。常用药物有百部酊、补骨脂酊、土槿皮酊等。用法为用棉棒蘸药液,直接外涂皮损区,每天 1~3 次。皮肤薄嫩处或皮肤破损处禁用。冬天慎用,以防冻疮。

(5)油剂:为粉剂与植物油调成糊状或以药物浸在植物油中煎后滤去药渣而成。具有润泽保护、解毒收敛、止痒生肌作用。主要适用于亚急性皮肤病有少量渗出、鳞屑、痂皮,或用于湿敷间歇期保护。常用药物如青黛油、紫草油、三石散油、二妙散油等。以麻油调剂最佳。每日 1~3 次。

(6)软膏:将药物研成细粉和固体油类混合制成的一种均匀、细腻、半固体状的外用制剂。具有保护、润滑、杀菌止痒、软化痂皮的作用。适用于一切慢性皮肤病、无明显渗液之溃疡面、急性炎症结痂期、皲裂、苔藓样变及作为皮肤的保护剂等。常用方药如黄连膏、青黛膏、疯油膏、生肌膏等。用法为每日薄涂 2~3 次,去痂时宜涂厚些。凡糜烂、渗出及分泌物较多的皮损忌用。

此外,还有一些非药物外治疗法,如梅花针疗法、针刺疗法等,此处不作论述。

2. 外用药物使用原则　应根据皮肤损害的特点来选择适当的剂型和药物。

(1)要根据疾病的阶段选择剂型。皮肤炎症在急性阶段,如仅有红斑、丘疹、水疱而无渗液,可用洗剂、粉剂。若有大量渗液或明显红肿,则以溶液湿敷为宜。在亚急性阶段,渗液和糜烂很少,红肿减轻,有鳞屑和结痂,则选用油剂。在慢性阶段,有浸润肥厚、角化过度,则以软膏为宜。

(2)注意控制感染,如有感染指征时,宜先用清热解毒制剂或抗感染药物控制感染,再针对原有皮损选用药物。

(3)应先选用性质温和的药物,后选用刺激性较强的药物。对于儿童和女性,不宜采用刺激性强、浓度高的药物。面部、会阴部等皮肤娇嫩处慎用刺激性强的药物。

(4)用药宜先用低浓度制剂,然后再根据病情提高浓度。

(5)随时注意药敏反应,一旦出现瘙痒、灼痛、红斑、水疱等过敏现象,应立即停药,并给予抗过敏处理。

第一节　蛇　串　疮

蛇串疮是以成簇水疱沿身体单侧呈带状分布,排列宛如蛇形,疼痛剧烈,痛如火燎为主要表现的急性疱疹性皮肤病,又称"缠腰火丹""火带疮""蛇丹""蜘蛛疮"等。本病相当于西医学的带状疱疹。

蛇串疮的病因病机为情志内伤,肝气郁结,久而化火,肝经火毒蕴积,夹风邪上窜头面而发;或夹湿邪下注,发于阴部及下肢;火毒炽盛者多发于躯干。年老体弱者,常因血虚肝旺,湿热毒蕴,导致气血凝滞,经络阻塞不通,以致疼痛剧烈,病程迁延。本病初期以湿热火毒为主,后期是正虚血瘀兼夹湿邪为患。

【病案】

一、病　史　资　料

患者何某,男,38 岁,2016 年 5 月 10 日初诊。

主诉:左胸、肩背部灼痛 5 天,群集性水疱 3 天。

5 天前左胸、肩背部开始灼痛,自行予跌打药膏外敷,疼痛无改善,3 天前疼痛部位皮肤出现红斑、水疱,局部灼热刺痛加剧,当地医院拟"过敏性皮炎"予氯苯那敏、皮炎平等,症状无改善,遂到我院就诊,患者心烦易怒,口干口苦,大便结,小便短黄。

既往史:HIV 可能感染时间为 2010 年,HIV 抗体阳性确认时间为 2013 年,2015 年开始高效抗反转录病毒治疗。

体检:神情,发育正常,营养适中,一般情况可,心肺腹无特殊阳性体征。舌质红,苔黄厚腻,脉滑数。

专科检查:左胸、肩背红斑基础上簇集米粒至绿豆大丘疱疹、水疱,疱液澄清,疱壁较厚。

实验室检查:血常规未见明显异常;HIV 检测阳性。

二、辨证论治思路

1. 主证分析　患者左胸、肩背灼痛 5 天,群集性水疱 3 天,疱疹呈单侧分布,痛如火燎,体检及实验室检查均符合蛇串疮的诊断。西医诊断为带状疱疹。

2. 证型分析　《医宗金鉴》云:"此证俗名蛇串疮,有干湿不同,红黄之异,皆如累累珠形,干者色红赤,形如云片,上起风粟,作痒发热,此属肝心二经风火。"患者不慎感受外界湿热之邪,蕴积肌肤,故见水疱,经络阻遏,气血郁滞不通则灼热刺痛、痛如火燎;肝胆湿热上蒸,津液受损而烦热,口干口苦;热盛于湿,肠道失司,故见尿黄、便结;舌质红,苔黄厚腻,脉滑数与湿热火毒之判断相符。

3. 立法处方 证属湿热火毒,治宜清热利湿解毒。方用龙胆泻肝汤加减。

处方:龙胆草 10g,栀子 10g,黄芩 10g,车前子 15g,当归 10g,生地黄 10g,泽泻 15g,薏苡仁 30g,柴胡 10g,牡丹皮 12g,白芍 30g,甘草 15g。7 剂,每日 1 剂,水煎服。

外治疗法:①矾冰混悬液湿敷,每天 7~8 次。②耳穴压籽疗法:用王不留行压贴耳穴肝、胆、神门,贴压 24 小时,并嘱患者自行揉按耳穴,每天 3~4 次,每次 2~3 分钟。嘱患者慎起居,调饮食,畅情志,勿过食肥甘厚腻,以免湿热内生,加重病情。

方中龙胆草大苦大寒,既能清利肝胆实火,又能清利肝经湿热,故为君药。黄芩、栀子苦寒泻火,燥湿清热,共为臣药。车前子、泽泻渗湿泄热,导热下行;实火所伤,损伤阴血,当归、生地黄、白芍养血滋阴,邪去而不伤阴血;薏苡仁健脾渗湿;牡丹皮活血凉血,共为佐药。柴胡疏畅肝经之气,引诸药归肝经;甘草调和诸药,共为佐使药。

三、转归及对策

7 天后二诊:部分水疱干燥,口干口苦明显减轻,大便正常,疼痛无明显改善,守上方 7 剂,嘱继续治疗。

三诊:水疱基本消退,左肩背部刺痛,神疲乏力,畏寒肢冷,腹部隐痛,大便溏,每日 2~3 次,舌质淡,苔薄白,脉细,沉取无力。考虑前方苦寒伤脾胃,脾虚失运,水湿内生。改除湿胃苓汤合理中汤,苍术 15g,厚朴 10g,陈皮 10g,猪苓 10g,泽泻 15g,茯苓 15g,炒白术 15g,滑石 15g,肉桂 6g,干姜 10g,党参 15g,炙甘草 10g。艾条放入艾灸盒中,放置于胸背部疼痛局部处熏灸,20~30 分钟,每日 1 次,2 周后疼痛基本消退,1 个月后随访无遗留神经痛。

蛇串疮的预后与转归,与病情轻重、治疗迟早及是否得当、生活与饮食调理等因素有关。

蛇串疮的主要危害是疱疹后神经痛,因此要及时治疗。在本病的治疗过程中可以适当加用营养神经的药物,配合中医中药以及其他调护手段,包括情绪、饮食和生活方式的改变以及针灸治疗,才能获得症状的持久改善。

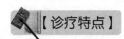【诊疗特点】

一、诊 断 要 点

1. 临床表现 急性病程表现,患处皮肤自觉灼热或灼痛,皮损为带状的红色斑丘疹,继而出现粟米至黄豆大小簇集成群的水疱,多发于身体一侧,常沿皮神经分布,一般不超过正中线。

2. 实验室及其他辅助检查 皮损基底部印片,以 Giemsa 染色镜检,可发现多形核巨细胞及核内包涵体。

二、辨 证 要 点

蛇串疮初期多实证,后期多虚实夹杂。本病初期以湿热火毒为主,后期是正虚血瘀兼夹湿邪。具体病例往往相互兼见,致使病情复杂,临床注意区分辨证,辨虚实,探标本,抓住主次轻重。

三、治 法 方 药

1. 肝经郁热 主要发现为皮肤上出现红斑、簇集性水疱,鲜红,疱壁紧张,灼热刺痛,口苦咽干,烦躁易怒,小便黄赤,大便干结;舌质红,苔薄黄或黄腻,脉弦滑数。治宜清肝火,解热毒,方选龙胆泻肝汤加减。

2. 脾虚湿蕴 主要表现为皮肤淡红斑,水疱破溃,糜烂,渗液较多,口不渴,食少腹胀,大便时溏;舌质淡红,苔白或白腻,脉沉缓或滑。治宜健脾利湿。方选除湿胃苓汤加减。

3. 阳虚阴盛 主要表现为皮肤淡红斑,水疱,疼痛,神疲乏力,倦怠思睡,患者平素怕冷甚,手足冰冷,无汗,胃纳差,二便尚可;舌淡胖,苔薄,脉沉细微。治宜温通血脉,散寒止痛。方选麻黄附子细辛汤加减。

4. 气滞血瘀 主要表现为皮疹消退后局部疼痛不止;舌质黯红,苔白,脉弦细。治宜理气活血,重镇止痛。方选柴胡疏肝散合桃红四物汤加减。

 【临证思路】

蛇串疮多发于春秋季节,好发于成年人,多发于单侧胁肋、胸腰部。个别患者发于眼目、耳道,不仅疼痛难忍,还可造成失明、耳聋、面神经麻痹等,另有个别患者疱疹已愈而疼痛不休,严重者可达数年之久。

中医认为,此病为机体感受毒邪,湿热搏结于肌肤和络脉而发病,湿热与毒邪相兼为病,故选择清热解毒药为主要治疗药物,配合利水渗湿药物。药取栀子、黄芩、生地黄、龙胆草、板蓝根、泽泻、蒲公英、车前子、金银花等为主,借以消除病因、改善病机。现代医学认为,本病是一种由病毒引起的皮肤病,而药理研究也表明,很多清热解毒药物具有抗菌消炎、抗病毒的作用。

正邪双方的力量对比是影响本病发生与发展的关键因素,正气不足可导致病程长、病情重,尤其对于一些年老体弱患者,常因"虚"致"瘀",而后遗神经痛迁延不愈,给患者带来很大痛苦。因此在本病的治疗过程中,应始终注意顾护正气,使用补益药配合活血化瘀、理气药以增强机体抵抗力,改善症状,防止后遗症的发生。而解表药如金银花、连翘等的使用也并非单纯祛除表邪,而是借其辛散透发、凉血透疹之力,使毒邪外透而不郁闭,借此遏制病势、缩短病程。

随着人口老龄化的到来,以及医学发展,免疫抑制剂的使用增多,越来越多的免疫功能低下者罹患本病,若患者出现明显的阳虚症状,即可使用温阳化湿之剂,以免邪内闭于里而不外达,"闭门留寇",更容易导致后遗疼痛不愈。

现代医学虽然对疱疹愈合具有较好疗效,但对于带状疱疹后遗神经痛仍无确切有效手段。岭南外科在诊疗带状疱疹后遗神经痛方面积累了丰富经验。从本病的发病部位、临床特点出发,结合临床经验,考虑"从肝论治"。本病好发于胸胁、面颊、大腿等部位,而这些病发部位正好是中医肝胆经脉所行经的区域。毒热之邪外侵入络,致使少阳肝胆气机不利,郁热发于肌表而成。而肝胆气机受阻,气滞血瘀,故痛如针刺。可用柔肝缓急之法,以张仲景《伤寒论》中的芍药甘草汤为主方化裁。近年来,我们采用中西医结合方法治疗本病,发挥中医中药的治疗特色,即辨证与辨病相结合、内治与外治相结合,可提高本病疗效。本病的中医外治法有院内制剂矾冰混悬液外擦或湿敷、药棒直接灸、麝艾炷点灸、药盒灸、放血、穴位敷贴、耳穴压籽疗法等。

第二节 脚 湿 气

发生在足部的浅部真菌性皮肤病,称为"脚湿气"。本病相当于西医学的足癣。

脚湿气的基本病因病机为生活起居不慎,感染真菌,复因风、湿、热邪外袭,郁于腠理,淫于皮肤所致。

【病案】

一、病 史 资 料

曾某,女,34 岁,售货员,初诊日期:1976 年 8 月 13 日。

主诉:左脚肿痛、不能行走已半个月。

现病史:反复脚气发作多年,平时双脚易发痒起水疱,糜烂,渗液。2 周前因搔破左脚,脚缝脱皮,次日左脚背前面即起红肿疼痛,不能履地,并沿小腿有红线一条上引,左大腿根部淋巴结肿大触痛,发热,经地区医院治疗,注射青霉素 1 周才退热,但左脚红肿痛,经 2 周仍不减轻,转来我院治疗。

既往史:既往体健。否认高血压、糖尿病、冠心病等慢性病史。

体格检查:神清,精神可,发育正常,营养中等,舌红,苔腻,脉弦滑。

专科检查:左足背红肿,按之有凹窝,脚缝糜烂,流水,结痂,有脓性分泌物,左腹股沟肿块仍有压痛。

二、辨证论治思路

1. 主证分析　患者间断性双脚糜烂 4 年余,双下肢轻度浮肿,体查符合脚湿气的诊断。西医诊断为足癣合并感染。

2. 证型分析　患者脾运失职,水湿内停,内湿蕴久而化热,湿热下注,兼感外邪而诱发。

3. 立法处方　证属湿热内盛,兼感毒邪,治以清热凉血,除湿解毒。方用利湿清热方加减。

赤苓 9g,黄芩 9g,泽泻 9g,丹皮 9g,蚤休 9g,公英 15g,连翘 9g,木通 6g,车前子 9g,六一散 9g。每日 1 剂,水煎 2 次,温服。外用:大黄 30g,黄柏 30g,黄芩 30g,苦参 30g。上药嘱分成 3 份,每日用 1 份,煎水约 300ml,待凉用干净小毛巾蘸水略拧至半干半湿,湿敷患处,每次半小时,每日 3~4 次。

方中黄芩燥湿清热;丹皮、蚤休、公英、连翘清热解毒,赤苓、泽泻、六一散淡渗利湿,车前子、木通导湿从小便而泄。

二诊(8 月 16 日):治疗 3 日后,左足背红肿渐消,糜烂渗水已轻,已不见脓性分泌物,疼痛亦轻,能扶杖行走,腿根肿核已消。继服前方加二妙丸 9g(包)3 剂。湿敷同前。

三诊(8 月 19 日):足背红肿全消,并有脱皮,脚缝已干涸,略痒,嘱用六一散 9g、枯矾 3g 混合撒于脚缝内。5 天后接续用醋泡方,每晚泡脚半小时,症状基本消退。

三、辅 助 检 查

可提取皮损处皮屑予真菌镜检及真菌培养,并查血液分析。

四、转归及对策

本例患者经过治疗,症状较前明显好转。

脚湿气极其顽固,容易复发,真菌最适宜的生长温度为25℃以上,夏天及炎热时易发病。

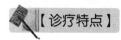【诊疗特点】

一、诊断要点

1. 临床表现 本病以脚趾间糜烂、瘙痒而有特殊臭味而得名。若皮损处感染邪毒,足趾焮红肿痛,起疱、糜烂、渗液而臭者称"臭田螺""田螺疮"。我国南方地区气温高,潮湿,发病率高。多发于成年人,儿童少见。夏秋病重,多起水疱、糜烂;冬春病减,多干燥裂口。

脚湿气主要发生在趾缝,也见于足底。以皮下水疱、趾间浸渍糜烂、渗流滋水、角化过度、脱屑、瘙痒等为特征。分为水疱型、糜烂型、脱屑型,但常以1~2种皮肤损害为主。

(1)水疱型:多发在足弓及趾的两侧,为成群或分散的深在性皮下水疱,瘙痒,疱壁厚,内容物清澈,不易破裂。数天后干燥脱屑或融合成多房性水疱,撕去疱壁可显示蜂窝状基底及鲜红色糜烂面。

(2)糜烂型:发生于趾缝间,尤以3、4趾间多见。表现为趾间潮湿,皮肤浸渍发白,将白皮除去后基底呈鲜红色。剧烈瘙痒,往往搓至皮烂疼痛、渗流血水方止。此型易并发感染。

(3)脱屑型:多发生于趾间、足跟两侧及足底。表现为角化过度,干燥,粗糙,脱屑,皲裂。常由水疱型发展而来,且老年患者居多。

水疱型和糜烂型常因抓破而继发感染,致小腿丹毒、红丝疔或足部化脓,局部红肿,趾间糜烂,渗流腥臭滋水,胯下臀核肿痛,并可出现形寒发热、头痛骨楚等全身症状。

2. 实验室及其他辅助检查

(1)真菌直接镜检:将取得的病变部鳞屑或分泌物用氢氧化钾涂片镜检,方法简单、快速,较易掌握。但镜检仅能确定菌丝和孢子的有无,阳性表示真菌存在,且一次阴性不能完全否定。

(2)真菌培养:可将取得的病变部鳞屑或分泌物做鉴定菌种的培养。常用培养基为沙堡培养基,培养阳性后可转种到特殊培养基,根据形态、生化等特性进行菌种鉴定。深部真菌病需做病变组织的病理学检查。

二、辨证要点

本病多由湿热下注,或因久居湿地染毒而成。

三、治法方药

(一) 内治法

1. 湿热内盛,兼感毒邪型 主要表现为足部可见水疱,或聚集成大疱,疱液清或呈淡黄色,足趾间可见浸渍、糜烂、渗出;舌质红,苔黄腻,脉弦滑。治宜清热凉血,除湿解毒。方选解毒清热汤加减。

2. 血燥生风,肌肤失养型 主要表现为皮肤肥厚,脱屑明显,可出现皮肤干燥,皲裂;舌质淡红、苔少,脉沉细。治宜养血润肤,健脾和胃。方选健脾润肤汤加减。

(二) 外治法

1. 汗疱型 用土大黄、黄精适量,煎液,冷敷,每日3~4次,每次1~2小时。

2. 浸渍糜烂型 马齿苋适量煎水外敷,每日2~3次,每次1~2小时,湿敷后外用祛湿油膏。

3. 鳞屑角化型 苍肤洗剂(苍耳子 15g,地肤子 15g,土槿皮 15g,蛇床子 15g,苦参 15g,百部 15g,枯矾 6g),煎水 3 000ml 浸泡后,外用紫龙膏涂于皮损表面。

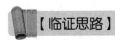
【临证思路】

本病治疗以外治法为主,要根据不同类型选择不同的药物。对于足癣湿疹化和癣菌疹,应先控制过敏反应,进行抗敏治疗,必要时系统应用抗真菌药物,局部尽量避免刺激。

在防护上要注意个人卫生,注意保持干燥,夏季宜穿透气性好的凉鞋或布鞋,不穿胶鞋,家族或集体中分开使用浴盆、毛巾、拖鞋等用具,避免不良理化因素的刺激,治疗期间避免用肥皂、洗衣粉、洗洁剂等碱性物质。治疗要有耐心,坚持长疗程,彻底治愈。

第三节 湿 疮

湿疮是以皮损多形性,对称分布,易于渗出,自觉瘙痒,反复发作和慢性化为临床特征的疾病。本病相当于西医的湿疹。

湿疮的基本病因病机为禀赋不耐,风、湿、热阻于肌肤所致;或因饮食不节,过食辛辣鱼腥之品,或嗜酒,伤及脾胃,致湿热内生,又外感风湿热邪,内外合邪,两相搏结,浸淫肌肤发为本病;或因素体虚弱,脾为湿困,肌肤失养或因湿热蕴久,耗伤阴血,化燥生风而致血虚风燥,肌肤甲错,发为本病。

【病案】

一、病 史 资 料

陈某,女,24 岁,学生,2016 年 10 月 12 日初诊。

主诉:四肢皮疹反复发作 2 年,加重 2 周。

现病史:患者于 2 年前无明显诱因下双小腿突然出现红色丘疹,水疱,瘙痒剧烈,于当地医院诊断为急性湿疹,予"泼尼松、氯雷他定口服,外用皮炎平"等治疗后皮疹消退,但停药 1~2 个月后皮疹反复,双上肢、躯干亦出现类似皮疹,春夏加重,冬季减轻。2 周前因进食海鲜后皮疹复发,自行外用恩肤霜后症状无改善,遂来我院求治。刻诊见:四肢散在大小不等红斑、色素沉着斑,部分红斑表面可见少许水疱,轻度糜烂、渗出,瘙痒剧烈,头晕心悸,心烦多梦,口干口苦,胃纳可,大便正常,小便稍黄,月经量少。

既往史:既往体健。否认高血压、糖尿病、冠心病等慢性病史,否认传染病史。

体检:神清,精神可,发育正常,营养中等。皮肤黏膜情况详见专科检查。舌暗红,苔薄黄腻,脉细数。

皮肤科专科检查:四肢散在大小不等红斑、色素沉着斑,鳞屑,部分红斑表面可见少许水疱,轻度糜烂、渗出,双下肢散在抓痕、血痂,部分皮疹苔藓化。

二、辨证论治思路

1. 主证分析 患者四肢皮疹反复发作 2 年,加重 2 周,皮损多形性,剧烈瘙痒、水疱、渗出等特点均符合湿疮的诊断,西医诊断为亚急性湿疹。

2. 证型分析 本病初起多属感受外邪,湿热内蕴,内外合邪从肌肤而发,若治不得法,湿热久羁则耗伤阴血,生风化燥,肌肤失养而致皮疹反复,此次复发因饮食不节,聚湿生热。患者一方面湿热为患,故见红斑、水疱、糜烂、渗出、心烦多梦、尿黄等症,另一方面亦见阴血不足,生风化燥,肌肤失养之症,如色素沉着、鳞屑、头晕心悸、月经量少。舌暗红,苔薄黄腻,脉细数与血虚湿热之判断相符。

3. 立法处方 证属血虚湿热证,治以养血活血、祛风清热。方用四物消风饮合龙胆泻肝汤加减。

生地 20g,当归 10g,川芎 10g,赤芍 10g,柴胡 10g,防风 6g,龙胆草 5g,栀子 10g,黄芩 10g,车前草 20g,泽泻 15g,白鲜皮 15g,荆芥 15g,白茅根 30g,炙甘草 10g。外用清热外洗散合双柏散煎汤湿敷。嘱患者尽可能避免热水烫洗等不良刺激,忌用肥皂、碱水或化妆品等刺激物,清淡饮食,忌食辛辣、虾蟹、牛羊肉等。

方中荆芥、防风疏风止痒,生地、当归滋阴养血润燥,川芎行气活血,赤芍凉血活血,龙胆草泻肝胆实火,并能清下焦湿热,黄芩、栀子苦寒泻火,柴胡疏肝解热,白鲜皮清热燥湿、祛风止痒,白茅根清热凉血、利尿,车前子、泽泻清利湿热,使湿热从小便而解,肝为藏血之脏,肝经有热则易伤阴血,故佐以生地、当归养血益阴;甘草清热解毒,又可调和诸药。

患者阴血不足与湿热内蕴同时存在,单纯滋养阴血则不利湿热,单纯清热利湿则耗伤阴血,故宜两者结合,仅用荆芥、防风表散,是为防过于宣散致湿热从肌肤而出,导致皮疹加重,祛邪方面以清热利湿为主,湿邪可从大、小便或肌肤表汗而出,但患者大便正常,故加强利小便,用大量茅根即是此意。

三、辅助检查

组织病理:角质层角化不全,可见中性粒细胞。表皮内水疱,水疱周围可见细胞间水肿(海绵形成)和细胞内水肿,伴有单一核细胞为主的浸润及细胞外渗。

四、转归及对策

患者 1 周后复诊,水疱、渗出、糜烂均明显减轻,经红斑变浅,仍觉瘙痒,湿热渐去,患者自述上药极苦,服后觉腹胀,去龙胆草,改金银花 20g,蝉蜕 5g 加强清热祛风,14 剂药量,外用药同前,2 周后三诊,红斑基本消退,见色素沉着,去龙胆草、栀子、黄芩防其苦寒过度,同时考虑皮疹热象已去,久病入络,瘀滞明显,故见色素沉着、苔藓化,加桃仁 10g、川红花 10g,以活血通络,苔藓化皮疹予以火针,外洗通络祛风散,再服 14 剂后仅见淡褐色斑疹,苔藓化斑块明显变薄,二便正常,舌淡红,苔薄白,脉略弦缓。

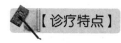【诊疗特点】

一、诊断要点

1. 临床表现 患者慢性病程,皮损多形性(红斑、丘疹、水疱),对称分布,有渗出倾向,瘙痒剧烈、搔抓后滋水淋漓。

2. 辅助检查 组织病理示角质层角化不全,可见中性粒细胞;表皮内水疱,水疱周围可见细胞间水肿(海绵形成)和细胞内水肿。

二、辨证要点

皮损潮红,有丘疱疹,抓破渗液流滋水,瘙痒灼热,伴心烦口渴,身热不扬多属湿热蕴肤证;丘疱疹密集,剧烈瘙痒,抓破滋水淋漓,浸淫成片,伴身热不扬,腹胀便溏多属湿热浸淫证;皮损潮红,有丘疹,抓后糜烂渗出,瘙痒,伴腹胀便溏属脾虚湿蕴证;反复发作,皮损色暗或色素沉着,或皮肤粗糙肥厚,剧痒,伴有口干不欲饮属血虚风燥证。

三、治 法 方 药

1. **湿热蕴肤证** 主要表现为发病急,皮损潮红灼热,瘙痒无休,渗液流滋;伴身热,心烦,口渴,大便干,尿短赤;舌红,苔薄白或黄,脉滑或数。治宜清热利湿止痒;方用龙胆泻肝汤合萆薢渗湿汤加减。

2. **湿热浸淫证** 主要表现为发病时间短,皮损潮红灼热,水疱,糜烂,渗液,剧烈瘙痒,抓破滋水淋漓,浸淫成片,伴身热不扬,腹胀便溏,小便黄;舌红,苔黄腻,脉滑数。治宜清热利湿、解毒止痒;方用龙胆泻肝汤合五味消毒饮加减。

3. **脾虚湿蕴证** 主要表现为发病较缓,皮损潮红,瘙痒,抓后糜烂流滋,可见鳞屑;伴纳少,神疲,腹胀便溏;舌淡胖,苔白或腻,脉弦缓。治宜健脾利湿;方用除湿胃苓汤或参苓白术散加减。

4. **血虚风燥证** 主要表现为反复发作,病程缠绵,皮损色暗或色素沉着,剧痒,或皮损粗糙肥厚;伴口干不欲饮,纳差腹胀;舌淡,苔白,脉细弦。治宜养血润肤,祛风止痒;方用当归饮子或四物消风饮加减。

【临证思路】

湿疮是一种由多种内外因素引起的过敏性炎症性皮肤病。以多形性皮损、对称分布、易于渗出,自觉瘙痒,反复发作为临床特征。本病男女老幼皆可罹患,以先天禀赋不耐者为多。一般可分为急性、亚急性、慢性三类。

本病的发生与脾湿、心火、肝风密切相关,《太平圣惠方》云:"夫江东岭南,土地卑湿,春夏之间,风毒弥盛。又山水湿蒸,致多瘴毒。风湿之气,从地而起,易伤于人。"故岭南春夏季湿疮尤为多见。治疗时要灵活选用清热利湿、祛风胜湿、淡渗利湿、健脾化湿、芳香化湿、苦寒燥湿等法,但组方时要宣上、畅中、渗下灵活结合,而不是一味苦寒或渗利,反易耗伤气阴。

对于慢性湿疮、瘙痒明显者,可在辨证基础上酌加虫类药,以加强搜风通络之功,如蝉蜕、全蝎、地龙、蜈蚣、僵蚕等,但虫类药多为异性蛋白,部分患者可出现过敏症状,故用药前宜详细询问病史,如患者有明确牛肉、羊肉、海鲜类过敏史,则慎用;一旦发生过敏,可加用徐长卿、蝉蜕等脱敏治疗。

第四节 瘾 疹

以发无定处、骤起骤退、消退后不留任何痕迹的瘙痒性风团或局限性水肿为主要表现的皮肤疾病,称为"瘾疹",又称"风疹块"。本病相当于西医学的荨麻疹。

本病以禀赋不耐、卫外不固、风邪乘虚侵袭,或饮食不节,或冲任不固、血虚生风为基本病因病机,易于复发。

【病案】

一、病 史 资 料

何某,男,36 岁,农民,2016 年 8 月 10 日初诊。

主诉:皮肤风团发作 3 个月。

现病史:患者3个月前出现发热咽痛,2天后出现皮肤风团,自行购买荨麻疹丸后皮疹基本消退,其后皮疹时有反复,均服此药控制病情。2天前患者因天气炎热进食大量西瓜以及长时间在空调房工作,之后皮疹复发,再次服用荨麻疹丸无效。症见:患者发热恶寒,头痛、微有汗出,周身大片红色风团,大便烂,伴肛门灼热感,口干口苦,小便黄。

体查:神清,精神可,发育正常,营养适中,心、肺、腹查体未见明显异常。舌淡红,舌薄黄稍腻,脉浮数。

专科检查:颜面、躯干、四肢散在红斑、风团,边界清晰,压之褪色,局部肤温稍高,皮疹骤起骤消,退后不留痕迹。辅助检查:皮肤划痕症(+)。

二、辨证论治思路

1. 辨证论治 患者多次发病均服荨麻疹丸而好转,该药可清热祛风、除湿止痒,用于风湿热而致的荨麻疹、湿疹、皮肤瘙痒等,但此次服用该药却没有效果,因病因病机与既往发病不同。患者此次发热为外感风寒、内伤湿热。因空调下起居环境不慎而外感风寒,又复饮食不节,而致湿热内生、内外留邪、营卫失和,风邪从肌肤而发,故见风团;风寒束表、正邪交争,故见发热恶寒。辨证属风寒袭表合胃肠湿热。

2. 立法处方 证属风寒袭表合胃肠湿热。治宜疏风散寒、清热除湿。方拟麻黄桂枝各半汤合葛根芩连汤。

桂枝10g,麻黄6g,白芍10g,布渣叶15g,炙甘草10g,香薷10g,葛根40g,黄芩10g,黄连10g,生姜3片。共3剂,水煎,每日1剂。嘱患者起居有常、饮食有节、避风寒。

桂枝麻黄各半汤为麻黄汤与桂枝汤的合方。此方为治"以其不得小汗出,身必痒"之太阳病,取麻黄汤治表实无汗,桂枝汤治表虚有汗,二方合用,既能发小汗以祛邪,又无过汗伤正之弊。桂枝麻黄各半汤当见患者恶寒或恶风,发热或不发热,无汗或微汗,脉浮,口中和;今患者发热恶寒,头痛、微有汗出,周身风团,此为桂枝麻黄各半汤之证;然患者口干、小便黄,此为邪入阳明,当属太阳阳明合病,大便烂伴肛门灼热感为葛根芩连汤之证,故拟方桂枝麻黄各半汤合葛根芩连汤。方中麻黄、桂枝、生姜辛甘发散;重用葛根,为本方剂量之最,葛根甘、辛而凉,其性轻清升发,入脾胃经,既能解表退热,又能升发脾胃清阳之气而治下利,是一物而二任也;黄芩、黄连清热燥湿、直清里热,犹且厚胃肠,坚阴止利;香薷、布渣叶乃岭南地区夏月暑湿常用之品,前人认为香薷乃夏月解表之药,犹如冬月之麻黄,加香薷、布渣叶以加强解表除湿效果;白芍味酸能收,有敛阴止汗之功,防止发汗太过伤正;炙甘草甘缓和中,协调诸药。诸药合用,疏风散寒、清热除湿,共成解表清里之剂。

三、转归及对策

患者服药后,3天后复诊。皮疹基本消退,偶觉瘙痒,大便正常。原方去葛根、黄芩、黄连,再服3剂而愈。

荨麻疹的治疗不仅与中医中药的调护有相关,更应结合饮食与生活方式的改变,以起到免疫调节,改善症状之效。

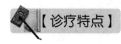

【诊疗特点】

一、诊断要点

1. 临床表现 本病可发生于任何年龄、季节。发病骤然,先有皮肤瘙痒(或伴有消化道、呼吸道等全身症状),随即出现风团,颜色可深可浅,因瘙痒而搔抓,因搔抓而扩大、增多、进而融合成片。一般迅速消退,不超过 24 小时,不留痕迹。或有慢性发作者,迁延数月乃至数年之久。

2. 实验室及其他辅助检查　实验室检查包括血常规、红细胞沉降率、血清补体、大便寄生虫卵排查、血冷球蛋白、冷纤维蛋白原等。

二、辨 证 要 点

荨麻疹有急性发作和慢性发作之分,区别在于发病机制为外感或内伤。急性发作主要是由于素体虚,外感风邪,且与风寒、风热结合,从疹块的色泽以及伴随的症状不难鉴别。慢性荨麻疹为气血不足,卫外不固,复感风邪而发病,与肺脾的关系密切。

三、治 法 方 药

1. 风热犯表　风团颜色鲜红,自觉灼热,剧痒,遇热则皮疹加重,遇冷则减,伴有发热、恶寒、咽喉肿痛,舌红苔薄白或薄黄,脉浮数。治宜疏风清热止痒,方药拟消风散加减。

2. 风寒束表　皮疹色白,遇寒加重,得暖则减,恶寒怕冷,口不渴,舌淡红,苔薄白,脉浮紧。治宜疏风散寒止痒,方拟麻黄桂枝各半汤。

3. 肠胃湿热　风团片大,色红,瘙痒剧烈;饮食不节,伴有腹痛腹泻,或呕吐胸闷,大便秘结或泄泻,舌红,苔黄腻,脉滑数。治宜通腑泄热、祛风解表,方拟防风通圣散加减。

4. 血虚风燥　反复发作,病情缠绵,午后或夜间加剧,伴心烦易怒,口干,手足心热,舌红少津、脉沉细。治宜养血祛风、润燥止痒,方拟当归饮子加减。

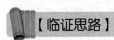

【临证思路】

荨麻疹可发生于任何年龄、季节,男女皆可发病。近年来由于空调的普及,夏季发病率明显上升。其发病原因和机制复杂,常反复发作,迁延难愈,给患者的生活带来很大不便。

荨麻疹的诊断较容易,皮疹时起时消、此起彼伏的特点,符合"风"邪的致病特点,但临床治疗上往往容易拘泥于"风"而滥用祛风之法,故须详审全身症状。岭南医家在治疗荨麻疹的实践中总结出了一系列对其病因病机的认识。陈汉章教授认为,荨麻疹的病因比较复杂,但究其本源终归不外乎"风"邪,无非外风、内风之别。风为百病之长,多夹杂寒、湿、热诸邪。急性期多为风邪侵犯肺卫,邪气侵入肌肤之间,与气血相搏,出现风团,易传入肺经而出现咳嗽、咳痰、鼻塞等肺系症状;邪陷少阳,亦可发疹,可有口苦咽干、胸胁不适;邪气郁而化热,内传阳明,可出现胸部满闷,腹部疼痛,大便干结或泄泻等症状。慢性期多为肾阳不足、阴虚火旺、虚火生风;又或久病耗伤阴血、血虚风燥,均可致肌肤失养;情志内伤而致肝气郁结,气郁化火、生风而发瘾疹。

第五节　风　热　疮

以玫瑰色斑疹、斑丘疹上覆有糠秕状鳞屑为典型皮损的急性炎症性自限性皮肤病,称为风热疮,又叫"血疳疮""风癣""母子疮"。本病相当于西医学的玫瑰糠疹。

风热疮的基本病因病机为血分蕴热,复感风热外邪,内外合邪,热伤阴液,化燥生风而发病。

【病案】

一、病 史 资 料

患者王某,男,22 岁,学生。初诊日期:2014 年 5 月 15 日。

主诉:躯干及四肢红斑脱屑伴瘙痒 1 周。

现病史:患者 1 周前左前胸出现单个椭圆形红斑、脱屑,继而皮疹逐渐增多,泛发躯干、四肢,瘙痒剧烈。患者自行口服氯雷他定,外涂皮炎平治疗后病情无改善,伴口咽干燥,小便黄,大便偏干。

既往史:既往体健。否认高血压、糖尿病、冠心病等慢性病史,否认传染病史。

体格检查:神清,精神可,发育正常,营养中等。皮肤黏膜情况详见专科检查。舌质红,苔薄黄,脉浮数。

皮肤科专科检查:四肢、躯干多发椭圆形红斑、斑丘疹,表面有糠秕状鳞屑,皮损长轴与皮纹走行方向一致,左前胸可见一钱币大小红色母斑。

实验室检查:血、尿分析均正常。

二、辨证论治思路

1. 主证分析 患者先在左前胸出现单个椭圆形红斑,继而四肢、躯干多发椭圆形红斑、斑丘疹,表面有糠秕状鳞屑,皮损长轴与皮纹走行方向一致,伴瘙痒等特点符合风热疮的诊断,西医诊断为玫瑰糠疹。

2. 证型分析 本病为血分蕴热,复感风热,风热蕴结于肌肤,故发病急骤,皮损色红如玫瑰;风热伤津,肤失润养,故皮损中心有细微皱纹,表面覆有糠秕状鳞屑;口咽干燥、大便干、小便黄为脏腑有热之征;舌红、苔黄、脉浮数为风热蕴肤之象。

3. 立法处方 证属风热蕴肤,治以疏风清热止痒,方以消风散加减。

处方:荆芥 10g,防风 10g,牛蒡子 10g,蝉蜕 6g,胡麻仁 10g,生石膏 30g,知母 10g,生地 10g,当归 6g,丹皮 10g,苦参 15g,苍术 10g,生甘草 6g,木通 10g,紫草 10g,金银花 10g。每日 1 剂,水煎两次,每次取汁 200ml,早晚饭后温服。外用清热外洗散外洗,紫龙膏外涂。

嘱患者注意休息,起居有时,避免熬夜,饮食宜清淡,忌食辛辣、虾蟹、牛羊肉及烟酒等,以免加重病情。

方中荆芥、防风、牛蒡子、蝉蜕辛散透达,疏散风热之邪,配以苍术祛风燥湿,苦参清热燥湿,木通渗利湿热;生石膏、知母清泻体内蕴热;紫草、金银花清热透疹;风热内郁,耗伤阴血,故以当归、生地、胡麻仁、丹皮养血活血凉血,寓"治风先治血,血行风自灭"之意。生甘草清热解毒,调和诸药。

三、辅 助 检 查

梅毒血清学检查、真菌检查均为阴性。可以和梅毒、花斑癣相鉴别。

四、转归及对策

本例患者经过治疗,皮疹逐渐消退。风热疮预后良好,一般经 6~8 周皮损可消退,遗留暂时性色素减退或沉着斑,少数病例可迁延数月甚至数年,愈后一般不再复发。对于风热疮属于病情较重,病程较长,迁延不愈者,中医辨证治疗效果满意,能有效缩短病程,使皮疹迅速消退。

【诊疗特点】

一、诊断要点

1. 临床表现　本病以玫瑰红色圆形或椭圆形斑疹、斑丘疹,其长轴与皮纹走行方向一致,上覆以糠秕状鳞屑,先有母斑后有子斑为主要临床表现。

2. 辅助检查　梅毒血清学检查、真菌镜检阴性。必要时可行皮肤组织病理活检以和银屑病相鉴别。

二、辨证要点

发病急骤,皮损呈圆形或椭圆形淡红斑片,中心有细微皱纹,表面有少量糠秕状鳞屑,伴心烦口渴,大便干,尿微黄,舌红,苔白或薄黄,脉浮数,属风热蕴肤证;斑片鲜红或紫红,鳞屑较多,瘙痒剧烈,伴有抓痕、血痂,舌红,苔少,脉弦数,属风热血燥证。

三、治法方药

1. 风热蕴肤证　治宜疏风清热止痒,方选消风散加减。
2. 风热血燥证　治宜凉血清热,养血润燥,方选凉血消风汤加减。

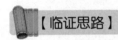【临证思路】

风热疮为一种急性炎症性皮肤病,多累及中青年,以春秋季多发。典型皮损为玫瑰红色圆形或椭圆形斑疹、斑丘疹,其长轴与皮纹走行方向一致,上覆以糠秕状鳞屑,病程为自限性。初起皮损为单个玫瑰色淡红斑,直径可迅速扩大至2~3cm,称为前驱斑或母斑,可发生于躯干和四肢近端任何部位,1~2周后,颈、躯干以及四肢近侧端逐渐出现大小不等的红色斑片,状同母斑,直径为0.2~1cm,多呈椭圆形,常伴有不同程度的瘙痒。相当于西医学的玫瑰糠疹。西医认为本病与病毒感染有关,细胞免疫反应可能参与本病的发生。

中医认为风热疮多由血分蕴热,复感风热外邪,内外合邪,伤阴化燥生风而发病,治以疏风清热解毒、凉血润燥止痒,方选消风散和凉血消风散,同时配合清热外洗散外洗、紫龙膏外涂以清热润肤止痒,在减轻症状和缩短病程方面效果满意。

第六节　白　疕

以红斑、丘疹、鳞屑损害为主要表现的慢性复发性炎症性皮肤病,称为"白疕",又称"松皮癣""干癣""蛇虱""白壳疮""疥癣"。本病相当于西医学的银屑病。

白疕的基本病因病机为血热为本,瘀毒为标,内外合邪所致。

【病案】

一、病史资料

刘某,男,40岁,工人。初诊日期:2003年6月5日初诊。

主诉:全身鳞屑性红斑伴瘙痒5年,加重1周。

现病史:患者5年前无明显诱因出现头皮红斑,覆有油腻性厚屑、瘙痒,无脱发,当地医院以头皮脂溢性皮炎予以对症治疗,疗效欠佳。躯干、四肢伸侧出现多处鳞屑性红斑,痒甚,手指、足趾甲出现不同程度变形、凹陷。某医院确诊为银屑病,予皮质激素外用,病情有好转,但易复发,以冬季和饮酒后加重。7天前无明显诱因原皮疹扩大,鳞屑增多,瘙痒加重,同时又出现散在、绿豆大小鳞屑性红斑、丘疹,独立分布,遍布全身,故前来本院皮肤科就诊。患者自起病以来,无关节痛、泛发性脓疱及眼部不适,皮疹与日晒、工作环境无关,饮食正常,体重无明显变化。诊见:全身可见广泛对称性分布的鳞屑性红斑、斑片、斑丘疹,鳞屑脱落,多数不规则,互相融合成片,边缘稍浸润,以头皮发际、背部和四肢伸侧明显,鳞屑较多,另见较多对称密集分布如绿豆、甲盖大小点滴状鳞屑性红斑、丘疹,散布于全身。

既往史:既往体健。否认高血压、糖尿病、冠心病等慢性病史。

体格检查:神清,心烦易怒,口干舌燥,咽喉疼痛,大便干燥,小便黄赤;舌质红,苔薄黄,脉弦滑。

专科检查:皮疹薄膜现象、点滴状红斑;手指、足趾甲不同程度变形、凹陷,并见顶针样改变;头发成束状、油腻,但无脱发、断发。

二、辨证论治思路

1. 主证分析　患者全身鳞屑性红斑伴瘙痒5年,加重1周,皮疹薄膜现象阳性,体查符合白疕的诊断。西医诊断为银屑病。

2. 证型分析　患者周身鳞屑性红斑,自觉瘙痒为血热内蕴所致,舌质红,苔薄黄,脉弦滑与血热内蕴之判断相符。

3. 治法方药　证属血热内蕴,治以凉血清热。方用犀角地黄汤。

水牛角3g,生地黄24g,芍药9g,丹皮6g。共7剂,每日1剂,水煎服。方中生地黄滋阴凉血填精为主药,水牛角、芍药清热凉血,丹皮凉血消瘀,四药补中有通,补而不滞,凉血润燥。

二诊(6月12日):上药服7剂,患者红斑颜色变淡,鳞屑变薄,部分皮损消退,舌暗红、苔薄白,脉细数。效不更方,守原方加丹参30g。

三诊(6月19日):上方共服7剂,躯干、四肢红斑鳞屑基本消退,仅留头皮发际处皮损,舌暗红、苔薄白,脉细数。守方加鸡血藤30g。

四诊(7月4日):又服14剂,病情稳定,未复发。后予六味地黄丸及丹参片口服,以善其后,并以凡士林润泽肌肤,未再用其他外用药。

三、辅助检查

可提取皮损处予组织病理学检查。

四、转归及对策

本例患者经过治疗,皮损基本消退,未复发。白疕的预后与转归,与病情轻重、治疗迟早及是否得当、生活、饮食等因素有关。

1. 本病为慢性反复发作性皮肤病,少数轻型病例初次发病可有自愈情况。反复咽炎、扁桃体炎,或紧张劳累,或恣食腥膻发物、辛辣等容易诱发。

2. 病程经过缓慢,有的自幼发病,持续十余年或数十年,甚至有迁延终身者。

3. 关节性银屑病可引起关节强直,导致肌肉萎缩,往往经年累月而不易治愈。

4. 红皮病性银屑病病情顽固,常数月或数十年不愈,即使治愈也易复发。

5. 泛发性脓疱性银屑病常可并发肝、肾等系统损害,亦可因继发感染、电解质紊乱或衰竭而危及生命。

6. 掌跖性脓疱性银屑病的病情顽固,易反复发作,对一般治疗反应不佳。

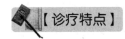【诊疗特点】

一、诊 断 要 点

1. 临床表现　本病好发于青壮年,大多冬季加重,夏季减轻,数年后与季节变化关系不明显。皮损以红斑、鳞屑、露滴样出血为特点。

根据银屑病的临床特征,一般可将其分为寻常性银屑病、关节病性银屑病、红皮病性银屑病、脓疱性银屑病。

(1)寻常性银屑病:为临床上最多见的一型,大多急性发作。初起一般为炎性红色丘疹,约粟米至绿豆大小,以后可逐渐扩大或融合成棕红色的斑块,边界清楚,周围有红晕,基底浸润明显,表面覆盖多层干燥的鳞屑。轻轻刮去表面鳞屑则渐露出一层淡红发亮的半透明薄膜,为薄膜现象。再刮去薄膜则有小出血点,为点状出血现象。红斑、白色鳞屑、发亮薄膜、点状出血为本病临床特征。

皮损形态多样,可为点滴状,也可为钱币状、地图状、环状、蛎壳状以及扁平苔藓样、慢性肥厚性等。

病变可发生于全身各处,但以头皮和四肢伸侧多见。常对称分布,亦可局限于某一部位。发生于头皮部的为边界清楚、覆有厚鳞屑的红斑,可融合,满布头皮,把头发簇集成束状,但不脱发;在甲板上的损害为点状凹陷,状似顶针箍,或凸凹不平,变黄增厚,甲床与甲板分离,其游离缘可翘起或破碎;在面部的皮损可呈小片红斑;在口腔黏膜上的损害呈灰白色环形斑片;在龟头上呈光滑干燥性红斑,上有细薄的白色鳞屑;在小腿前反复发作的皮损可有苔藓样变。

本病病程缓慢,可反复发作。根据病程可分三期:

进行期:新皮疹不断出现、扩大,颜色鲜红、鳞屑增多,正常皮肤在摩擦、外伤、虫咬、注射或针刺处均可引起皮疹的发生,这种现象称为同形反应。一般在受伤的3~18天发生皮损。

静止期:病情保持静止阶段,基本无新皮疹出现,旧疹也不见消退。

消退期:皮损缩小,逐渐消失,也有从中心开始消退者,遗留暂时性色素减退或色素沉着斑。

(2)关节病性银屑病:又称银屑病关节炎,约占银屑病患者的1%。常有典型皮损,同时伴有明显的关节症状。大、小关节均可受累,轻者只侵犯指(趾)关节,亦可见于脊柱。出现关节红肿、疼痛,可有骨质破坏,皮疹往往为急性进行状态,多为广泛分布的蛎壳状。少数患者可有发热等全身症状。本型多与脓疱型并存,脓疱和指甲的损害常和关节症状相平行,同时加重、同时减轻。

(3)红皮病性银屑病:又称银屑病性剥脱性皮炎。多由外用刺激性强的或不适当的药物等引起。少数可由寻常性银屑病自行演变而来。表现为皮肤弥漫性潮红或紫红,甚至肿胀浸润,大量脱屑,仅有少数片状皮肤正常。伴有掌跖角化。

(4)脓疱性银屑病:临床上较少见,约占发病人数的0.77%,一般可分为泛发性和掌跖性两种。

泛发性:皮疹初发多为炎性红斑,或在寻常性银屑病的皮损上,出现密集的、针尖到粟粒大、黄白色、浅在的小脓疱,表面覆盖少量鳞屑,约2周消退,再发新脓疱。严重者可急性发病,全身出现密集脓疱,并融合成脓湖,可伴有发热、关节肿痛、全身不适。

掌跖性：表现为皮损仅限于手、足部，掌跖出现对称性红斑，其上密集针尖至粟粒大小的脓疱，不易破溃，约 2 周干枯结痂、脱皮，脓疱常反复发生，顽固难愈。

以上各型可合并发生或互相转化。

2. 实验室及其他辅助检查

(1)血常规可见白细胞增高。红细胞沉降率加快。

(2)脓疱性银屑病细菌培养呈阴性。

(3)组织病理

1)寻常性银屑病：表皮角化不全，静止期角化过度比角化不全显著。角质内可见芒罗微脓肿，少数有海绵状脓肿。棘层肥厚，粒层变薄或缺如，表皮嵴延长，真皮乳头延长，呈线棒状，内有弯曲而扩张的毛细血管。真皮轻至中度淋巴细胞浸润。

2)脓疱性银屑病：表皮变化与寻常性相似，但海绵状脓疱较大，真皮炎症浸润较重。

3)红皮病性银屑病：除银屑病的病理特征外，其变化与湿疹相似。

二、辨 证 要 点

本病发病多由内外合邪所致，血燥为本，瘀毒为标。因燥、寒为秋冬时令之邪，素体血燥之人外受时令邪气，内外合邪，血燥化风，邪助风势，使病情加重，而血瘀则贯穿银屑病发病全过程。

三、治 法 方 药

(一) 内治法

1. 血热内蕴证　主要表现为皮疹不断出现，发展迅速，多呈现点滴状，颜色鲜红，鳞屑增多，瘙痒剧烈，抓之有筛状出血点；伴口干舌燥，咽喉疼痛，心烦易怒，大便干燥，小便黄赤；舌质红，苔薄黄，脉弦滑或数。治宜凉血清热。方选犀角地黄汤加减(犀角改服羚羊角粉)。咽喉肿痛者加板蓝根、山豆根、玄参；因感冒诱发者加银花、连翘；大便秘结者加生大黄。

2. 血虚风燥证　主要表现为病程较久，皮疹多呈斑片状，颜色淡红，鳞屑减少，干燥皲裂，自觉瘙痒；伴口咽干燥；舌质淡红，苔少，脉沉细。治宜养血滋阴，润肤息风。方选当归饮子加减。脾虚者加白术、茯苓；风盛瘙痒明显者加白鲜皮、刺蒺藜、全蝎。

3. 气血瘀滞证　主要表现为皮损反复不愈，皮疹多呈斑块状，鳞屑较厚，颜色暗红；舌质紫暗有瘀点、瘀斑，脉涩或细缓。治宜活血化瘀，解毒通络。方选桃红四物汤加减。病程日久、反复不愈者加土茯苓、白花蛇舌草、全蝎、蜈蚣；皮损肥厚色暗者加三棱、莪术；月经色暗、经前加重者加益母草、泽兰。

4. 湿毒蕴积证　皮损多发生在腋窝、腹股沟等皱褶部位，红斑、糜烂，痂屑黏厚，瘙痒剧烈；或掌跖发生红斑、脓疱、脱皮；或伴关节酸痛、肿胀、下肢沉重；舌质红，苔黄腻，脉滑。治宜清利湿热，解毒通络。方选萆薢渗湿汤加减。脓疱泛发者加蒲公英、紫花地丁、半枝莲；关节肿痛明显者加羌活、秦艽、忍冬藤；瘙痒剧烈者加白鲜皮、地肤子。

5. 火毒炽盛证　主要表现为全身皮肤潮红、肿胀、灼热痒痛，大量脱皮，或有密集小脓疱；伴壮热，口渴，头痛，畏寒，大便干燥，小便黄赤；舌红绛，苔黄腻，脉弦滑数。治宜清热泻火，凉血解毒。方选清瘟败毒饮加减。寒战高热者加生玳瑁；皮屑增多、脱落伴口干唇燥者加玄参、天花粉、石斛；大便燥结者加大黄。

(二) 外治法

根据皮损炎症反应情况选用不同的药物。皮损广泛者勿用浓度大、刺激性强的药物。

1. 进行期皮损 宜用温和之剂,可用紫龙膏,每日1次。

2. 静止期、退行期皮损 可用药渣煎水,温洗浸泡患处,再外涂四黄膏。

(三) 其他疗法

1. 西医治疗 常选用抗生素、维生素类、免疫抑制剂、免疫调节剂、静脉封闭疗法及物理疗法。

2. 针刺 取穴大椎、肺俞、曲池、合谷、血海、三阴交。头面部加风池、迎香;在下肢加足三里、丰隆。中等强度刺激,留针30分钟,每天1次,10次为1个疗程,症状好转后改为隔日1次。

3. 耳针 取穴肺、神门、内分泌、心、大肠穴等。耳穴埋针或压豆。

4. 刺络拔罐 取大椎、陶道、肝俞、脾俞,每日选1~2个穴,用三棱针点刺,然后在穴位上拔罐,留罐5~10分钟,隔日1次,10次为1个疗程。

【临证思路】

白疕的皮损特点为红斑上覆盖多层松散的银白色干燥鳞屑,抓去鳞屑可见薄膜及露水珠样点状出血,病程长,时轻时重,不易根治。中医认为,本病的病因病机多为素体肌肤燥热,久则血热、血燥、阴耗而发病,且血热之病机贯穿银屑病发病过程的始终,治疗常以清热解毒、凉血活血、滋阴润燥为法。根据银屑病三不同时期的表现可分为三证,即血热证、血瘀证、血燥证。治疗银屑病在明确诊断的前提下,应针对不同的发病原因、不同类型,分期给予不同治疗。

白疕大多有明显的季节性,常在冬季发病或加剧,夏季自行痊愈或减轻,但久病则季节性不明显。该病是一种顽固难治的皮肤病,反复发作,目前尚无特效疗法。治疗中应向患者说明病情,配合心理治疗,解除患者精神负担,尽量避免各种诱发因素。

第七节 面 游 风

以皮肤起红色或黄色斑片,表面覆以油腻性鳞屑或痂皮,伴有不同程度的瘙痒为典型皮损的慢性炎症性皮肤病,称为"面油风",又称"白屑风",多发生在头面、胸背等皮脂溢出较多部位。本病相当于西医学的脂溢性皮炎。

面油风的基本病因病机为阴虚湿热。脾胃运化失常,生湿生热,湿热阻滞,气不化津;或血燥之体,复感风热,郁久化燥生风,耗血伤阴,肌肤失于濡养。《医宗金鉴·外科心法要诀》:"面游风燥热湿成,面目浮肿痒虫行,肤起白屑而痒极,破津黄水津血痛。"指出面游风的病因主要为燥、湿、热三邪为患。

【病案】

一、病 史 资 料

患者张某,男,42岁,初诊日期:2013年8月30日。

主诉:面部口周、鼻翼两侧及眉间、发际红斑脱屑伴瘙痒4年。

现病史：患者4年前面部口周、鼻翼两侧及眉间起红斑，上覆油腻性鳞屑，伴有瘙痒，皮疹面积逐渐扩大，延及发际，反复发作，时有渗液。曾诊断为"脂溢性皮炎"，给予口服维生素B族、外用他克莫司软膏外涂等，皮疹有所缓解但仍较易复发。伴心烦口渴，小便黄赤，大便干燥。

既往史：既往体健。否认高血压、糖尿病、冠心病等慢性病史，否认传染病史。

体检：神清，精神可，发育正常，营养中等。皮肤黏膜情况详见专科检查。舌质红，苔薄黄腻，脉滑数。

皮肤科专科检查：口周、鼻翼两侧及眉间、发际片状红斑，上覆油腻性鳞屑，鼻翼及面颊见少量毛细血管扩张，毛孔增粗，皮肤油腻。

实验室检查：血、尿分析均正常。

二、辨证论治思路

1. 主证分析　患者面部口周、鼻翼两侧及眉间红斑，上覆油腻性鳞屑，伴有瘙痒，皮疹面积逐渐扩大，延及发际，反复发作，时有渗液等特点符合面游风的诊断。

2. 证型分析　本病为肺胃热盛，熏蒸肌肤，故皮损色红，并有渗出、瘙痒；热扰心神则心烦；肺气不宣，肠腑不通则大便秘结；津液不布则口渴；舌红、苔黄、脉滑数为肺胃热盛之象。

3. 立法处方　证属肺胃热盛，治以清热止痒，方用枇杷清肺饮加减。

处方：枇杷叶10g，桑白皮10g，黄连10g，黄柏10g，甘草6g，人参6g，侧柏叶10g，生地黄10g，女贞子10g，天花粉10g。每日1剂，水煎2次，每次取汁200ml，早晚饭后温服。外用颠倒散或者清热外洗散外洗，氧化锌油外涂。

嘱患者注意休息，起居有时，避免熬夜，饮食宜清淡，忌食辛辣，少吃油腻甘甜食品，少饮浓茶，忌烟酒。多食水果、蔬菜，保持大便通畅。不要用刺激性强的肥皂洗浴。

上方以枇杷叶入肺、胃二经，清热泻肺，和胃降火；桑白皮泻肺行水，使肺热从小便而出；黄连、黄柏清肠胃湿热；生地黄、女贞子、天花粉养阴清热，使阴液复而阳亢得平；侧柏叶清热凉血；人参、甘草健脾和胃而泻阴火，可托毒外出，同时反佐诸寒性药物。

三、辅助检查

真菌检查可见大量卵圆形马拉色菌孢子。

四、转归及对策

本例患者经过治疗，皮疹减少，其他症状亦均相应减轻。脂溢性皮炎的病因病机主要为阴虚湿热，因此养阴清热除湿是中医治疗该病的基本原则。当肺胃湿热偏盛时，在祛除湿邪的同时应兼顾养阴，所谓祛邪可以扶正，扶正又有助于祛邪。对于脂溢性皮炎病程较长、反复不愈者，中医辨证治疗能有效缩短病程，减少复发。

【诊疗特点】

一、诊断要点

1. 临床表现　本病以皮肤鲜红色或黄色斑片，表面覆以油腻性鳞屑或痂皮，常有不同程度的瘙痒为主要临床表现。

2. 辅助检查　真菌检查可见卵圆形马拉色菌孢子。

二、辨证要点

皮损色红，并有渗出、糜烂、结痂、痒剧；伴心烦，口渴，大便秘结；舌红，苔黄，脉滑数，属肺胃热盛证。皮损淡红或黄,有灰白色鳞屑;伴有便溏;舌淡红,苔白腻,脉滑,属脾虚湿蕴证。皮肤干燥,有糠秕状鳞屑,瘙痒,头发干燥无光,常伴有脱发;舌红,苔薄白,脉弦,属血虚风燥证。

三、治法方药

1. 肺胃热盛　治以清热祛湿止痒。方选枇杷清肺饮加生地黄、女贞子、天花粉、侧柏叶等。
2. 脾虚湿蕴　治以健脾渗湿。方选参苓白术散加减。
3. 血虚风燥　治以养血润燥。方选当归饮子加减。

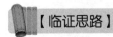【临证思路】

脂溢性皮炎多发生在皮脂腺丰富的头皮、脸面、眉弓、鼻唇沟、耳前后、腋窝等处。因其多发于面部,表现为皮肤瘙痒、脱屑,故称为面游风。多见于青壮年或婴儿,男性多于女性。本病应与慢性湿疮、白疕、白秃疮相鉴别。外治可酌情选用颠倒散洗剂、清热外洗散、氧化锌油等。同时可口服 B 族维生素和锌制剂。

第八节　粉　刺

粉刺是一种以颜面、胸、背等处生丘疹如刺,可挤出白色碎米样粉汁为主要临床表现的皮肤病,是毛囊、皮脂腺的慢性炎症。又称"青春痘""肺风粉刺"等,相当于西医学的痤疮。

粉刺的基本病因病机为素体阳热偏盛,肺经蕴热,复受风邪,熏蒸面部而发;过食辛辣肥甘厚味,助湿化热,湿热互结,上蒸颜面而致;脾气不足,运化失常,湿浊内停,郁久化热,热灼津液,煎炼成痰,湿热瘀痰凝滞肌肤而发;冲任不调,肝失疏泄,郁而化热,肾精不足而虚火上炎,熏蒸面部所致。

【病案】

一、病 史 资 料

患者,女,35 岁,厨师,2015 年 7 月 8 日初诊。

主诉:面部丘疹、脓疱反复发作 6 年余,加重 2 个月。

现病史:患者 6 年前因工作繁忙,面部出现丘疹,挤压后有碎米样物流出,但长期夜班后皮疹反复,此消彼长,自述服用凉茶(具体不详)后皮疹好转,但近期再服用则无效,皮疹以下颌部为主,经前皮疹加重。刻诊:下颌部丘疹、脓疱,压痛,平素心烦易怒,冬季手足逆冷,月经量少,色暗,夹血块,口干口苦,不欲饮,纳可眠差,大便 2~3 天一行,先硬后溏,进食生冷则易便溏,小便可。

既往史:既往体健,否认高血压、糖尿病等慢性病史,否认传染病史。

体检:神清,发育正常,营养中等。心肺未见明显异常。腹平软,无压痛。舌淡红,苔淡黄,脉沉弦略数。

辅助检查:无。

皮肤科专科检查:面部散在红色丘疹,下颌部丘疹、脓疱,压痛,无溃破,无明显渗液。

二、辨证论治思路

1. 主证分析 患者面部红斑、丘疹4年余,偶有瘙痒,挤压可有白色碎米样物流出,此消彼长,符合粉刺的诊断。西医诊断为痤疮。

2. 证型分析 患者临床表现为寒热错杂,虚实夹杂,需注意全面收集、分析患者症状,如仅见脓疱、大便硬、口干口苦、心烦易怒,则易诊为热毒炽盛而用清热解毒之法,但患者同时见口干不欲饮,大便先硬后溏,手足逆冷等虚寒表现。综合分析,应属于冲任失调,虚火上浮。冲任二脉起于胞中,隶属于肝肾,女子五七阳明脉衰,化源不足,肝肾阴血亏虚致冲任失调,脾虚失运。阴虚阳浮,虚火上炎,故见丘疹、脓疱、失眠、口干苦、心烦易怒等症,脾虚失运,寒湿内生故大便先硬后溏。手足逆冷为肝失疏泄,阴阳失交,即《伤寒论》所云:"凡厥者,阴阳气不相顺接便为厥。厥者,手足逆冷者是也。"精血不足,冲任失调,故月经量少,冲任失调致阳气疏泄不畅,郁而化热,故经前皮疹加重。舌淡苔薄,脉沉弦略数,与冲任失调、虚火上浮之判断相符。

3. 立法处方 证属冲任失调,虚火上浮,治宜调和冲任,清上温下,方用逍遥散合柴胡桂枝干姜汤。

柴胡12g,当归10g,赤芍10g,茯苓15g,白术15g,干姜10g,桂枝10g,天花粉15g,黄芩10g,生牡蛎30g,炙甘草10g,每日1剂,水煎2次,分早晚两次温服。外搽本院制剂解毒膏。嘱患者清淡饮食,多食蔬菜、水果,不可抽烟饮酒,避免熬夜、长期接触电脑、暴晒等,注意面部皮肤清洁、保湿,保持大便通畅,规律睡眠,适当运动。

7剂后,脓疱明显消退,大便成形,每日1行,继予该方加减3周,皮疹消退,睡眠明显好转。

方中柴胡疏肝解郁,使肝气得以调达,为君药;当归甘辛苦温,养血和血,黄芩清利肝胆郁热,赤芍清热凉血,天花粉有清热除烦之功,共为臣药;生牡蛎潜阳降逆,又兼有软坚散结的作用,干姜温胃和中,白术、茯苓健脾去湿,使运化有权,气血有源,桂枝则有交通寒热阴阳的作用,共为佐药;炙甘草益气补中,调和诸药,为使药。

三、转归及对策

本例患者经过积极治疗及生活调理后,面部丘疹大部分消退,遗留少许色素沉着。痤疮的预后及转归,与病情的轻重、个人体质、生活作息及饮食、心理压力等因素有关。

痤疮虽有一定的自愈性,但其主要在颜面出现,是一种损容性疾病,常给患者带来心理压力,影响患者的自信心。而过分的担忧、焦虑又会造成肝郁,影响痤疮的治疗效果,因此,除药物治疗外,还应进行心理疏导,帮助患者建立自信。

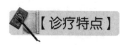【诊疗特点】

一、诊 断 要 点

1. 临床表现 皮损主要发生于面部,也可发生在胸背上部及肩部,偶尔也发生于其他部位,眶周皮肤从不累及,几乎初起都有黑头粉刺及油性皮脂溢出,还常有丘疹、结节、脓疱、脓肿、瘢痕,各种皮损大小、深浅不等,往往以其中一两种为主,病程长,多无自觉症状,如炎症明显时,则可引起疼痛和触痛,症状时轻时重,青春期后大多数患者均能自然痊愈或症状减轻。

2. 好发人群是青年男女,好发部位是油脂分泌较多的部位。

二、辨 证 要 点

1. 辨发病部位与脏腑关系　痤疮好发于前额者多为心与胃热,口周多发为脾胃经湿热,两颊为肺肝所主,颈部两侧多发为肝胆经有热,胸部多发者为任脉热盛,背部多发者为督脉热盛。

2. 辨皮损形态　黑头粉刺为湿重于热;白头粉刺为热重于湿,易化脓;结节为血瘀;囊肿为痰湿血瘀互结。

三、治 法 方 药

1. 肺经风热证　主要表现为丘疹色红,或有痒痛,或有脓疱;伴口渴喜饮,大便秘结,小便短赤;舌质红,苔薄黄,脉弦滑。治宜疏风清肺。方选枇杷清肺饮加减。

2. 肠胃湿热证　主要表现为颜面、胸背部皮肤油腻,口臭、溲黄;伴便秘或便溏不爽;舌红,苔黄腻,脉滑数。治宜清热除湿解毒。方选茵陈蒿汤加减。

3. 痰湿瘀滞证　主要表现为皮疹颜色暗红,以结节、脓肿、囊肿、瘢痕为主要表现,或见窦道,经久难愈;伴纳呆腹胀;舌质暗红,苔黄腻,脉弦滑。治宜除湿化痰,活血散结。方选二陈汤合桃红四物汤加减。

4. 冲任不调证　主要表现为皮损好发于额、眉间或两颊,在月经前增多、加重,月经后减少、减轻,伴有月经不调,经前心烦易怒,乳房胀痛,平素性情急躁;舌质淡红,苔薄,脉沉弦或脉涩。治宜调和冲任,理气活血。方选逍遥散或二仙汤合知柏地黄丸加减。

【临证思路】

痤疮是青少年临床常见病,发病率为 70%~87%,易见效也易复发。反复发作的痤疮,影响面部美观的同时,也影响青少年的心理和社交,所以急需疗效确切的治疗方案。

目前西医制定了痤疮临床指南,将痤疮分为三度四级进行梯度治疗,药物多使用维 A 酸、过氧化苯甲酰、抗生素等,西医规范化治疗虽一定程度上提高了痤疮的治疗水平,但药物较贵,且易复发,副作用较多。而中医药治疗痤疮历史悠久,发挥中医药简、便、廉、效的优势,即辨病与辨证相结合、局部与整体相结合、内治与外治相结合,可提高本病疗效。临床上,辨证取穴进行针灸治疗、应用马齿苋等中药湿敷、颠倒散等中药面膜、耳穴贴压、耳尖点刺放血、火针、刮痧、背俞穴刺络拔罐等中医外治法亦可获得不错效果。

尽管痤疮的常见证型以上述四种为主,但临床上也多因久病生变,而兼夹他症。一方面,岭南地处湿热地带,正如《岭南卫生方》所言:"岭南既号炎方,而又濒海,地卑而土薄。炎方土薄,故阳燠之气常泄,濒海地卑,故阴湿之气常盛。"人久居其中,体质也多湿热,故当地老百姓多喜饮凉茶。但凉茶里多为清热祛湿之药,此类药物多寒凉,易伤脾胃。对于部分舌淡、脉弱属脾虚患者,虽皮疹表现为热证,治疗过程中仍需兼顾脾胃,以防苦寒更伤胃气。有岭南学者就应用扶阳思想治疗脾阳虚证的中重度痤疮而取得良效。另一方面,现代社会竞争日益激烈,女性患者易出现肝失疏泄、肝气郁结,临床常见女性痤疮患者于经期前加重,伴有月经失调等症状,故应注意从肝论治,灵活采用疏肝、清肝、养肝、平肝之法。

第九节 油 风

以头部突然出现脱发区,头皮正常,无自觉症状等为主要表现的疾病,称为"油风",又称为"鬼剃头"。本病相当于西医学的斑秃。

斑秃为一种损容性疾病,中医学认为其发生多与肾、气血相关,且与情志因素关系密切,诸多因素相互影响,致使病症复杂,治疗较难。

【病案】

一、病史资料

陈某,男,40岁,商人,2015年4月2日初诊。

主诉:头发部分脱失半年余。

现病史:患者半年前剪发时发现头枕部有一指甲大小毛发脱落区,曾到当地医院诊治,服用"阿胶、何首乌及六味地黄丸"等补肾养血之品,但服药后易出现腹胀、腹泻,脱发症状无改善。现症见:右侧头枕部头皮凹陷,无毛发生长,伴神疲乏力、腰部坠胀感,大便溏,日二行。仔细询问病史,发现患者从事商业活动,近半年来业务开展不顺利而长期失眠。

既往史:既往体健。否认高血压、糖尿病、冠心病等慢性病史,否认传染病史。

体检:神清,精神可,发育正常,营养中等。皮肤黏膜未见明显异常。舌淡红,苔薄白,脉沉细。

皮肤科专科检查:右侧枕部可见散在数处毛发脱落区,类圆形,直径1~2cm,毛发脱落处皮肤凹陷,无萎缩变硬,表面无鳞屑,有的可见少许白色、细软毳毛。

二、辨证论治思路

1. 主证分析 患者头发部分脱失半年余,根据皮损特点及相关检查均符合油风的诊断,西医诊断为斑秃。

2. 证型分析 《素问·上古天真论》认为女子七岁、男子八岁前后因肾气盛而"齿更发长";女子二十八、男子三十二岁前后因肾气实而"发长极";女子三十五、男子四十岁前后因气血始少而"发始堕";女子四十二、男子四十八岁前后因肾气衰而"发始白"。同时又认为肝藏血,发为血之余,故中医认为头发与肾及精血密切相关。但患者曾服用补肾养血之品而疗效欠佳,缘由患者当时以脾虚为主,服用滋肾养血等滋腻之品更碍脾胃运化而出现腹胀、腹泻。患者此次就诊时见神疲乏力、便溏、腰部坠胀感、头皮凹陷等,均为脾气亏虚、生化乏源、湿邪内生的表现,脱发则是气血两虚,血不养发,毛根空虚而脱落所致。舌淡红,苔薄白,脉沉细与气血两虚之判断相符。

3. 立法处方 证属气血两虚,治宜益气补血。方用八珍汤合肾着汤加减。

黄芪30g,党参15g,陈皮15g,当归10g,熟地黄15g,川芎10g,赤芍10g,柴胡5g,炙甘草10g,干姜10g,茯苓20g,苍术15g。外搽院内制剂消斑酊。嘱患者劳逸结合,保持心情舒畅,多食富含维生素的食物,避免烦躁、动怒,少用电吹风吹烫头发等。

方中党参、熟地黄益气养血,茯苓健脾渗湿,当归养血和营,助熟地黄补益阴血,赤芍凉血活血,柴胡疏肝解郁,川芎活血行气,干姜温脾散寒,苍术健脾燥湿,黄芪补气固表,陈皮健脾理气,炙甘草益气和中,调和诸药。

三、辅助检查

皮肤镜检查,可见黑点征、断发、短毳毛增多和感叹号发。

四、转归及对策

经上述治疗后,患者大便正常,腰部坠胀感明显改善,再服7剂,三诊时自觉头皮痒痛不适,考虑患者情志不畅,气机紊乱,致络脉瘀滞,病初因正气不足,无力与邪争,故头皮无不适,服药后气血渐复常,欲与邪争,故见痒痛不适。上方去苍术、陈皮,合通窍活血汤,加桃仁10g、川红花10g、葱白3根,同时用梅花针叩刺脱发区,再服20剂,可见脱发区大量细软毛发生长,改为早服补中益气丸,晚服六味地黄丸以巩固疗效。

患者初诊时虽有明显的情志因素,但临床表现以气血亏虚为主,故仍以补益气血为主,而不从肝郁论治。梅花针叩刺对本病疗效确切,但因初时头皮凹陷,正气不足,为防其出血而更耗伤气血,故未用。三诊时局部痒痛不适,为正气渐复,为了疏通局部气血瘀滞状态,故用梅花针叩刺以因势利导,疏通气血。

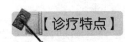【诊疗特点】

一、诊断要点

1. 临床表现　头部突然出现圆形或椭圆形脱发斑,头皮正常,无炎症,无自觉症状。
2. 辅助检查　皮肤镜示黑点征、断发、短毳毛增多和感叹号发。

二、辨证要点

油风初病多实,久病多虚。突然脱发,进展很快,伴心烦易怒者多为血热风燥证;伴头部或胁肋部疼痛者为气滞血瘀证;病程长,伴头晕乏力,腰膝酸软者多为气血两虚证或肝肾不足证。

三、治法方药

1. 血热风燥证　主要表现为突然脱发成片,偶有头皮瘙痒,或伴头部烘热;心烦易怒,急躁不安;苔薄,脉弦。治宜凉血息风,养阴护发。方选四物汤合六味地黄汤加减。

2. 气滞血瘀证　主要表现为病程较长,头发脱落前先有头痛或胸胁疼痛等症;伴夜多噩梦,烦热难眠;舌有瘀斑,脉沉细。治宜通窍活血。方选通窍活血汤加减。

3. 气血两虚证　主要表现为在病后或产后,头发呈斑块状脱落,并呈渐进性加重,范围由小而大,毛发稀疏枯槁,触摸易脱;伴唇白,心悸,气短懒言,倦怠乏力;舌淡,脉细弱。治宜益气补血。方选八珍汤加减。

4. 肝肾不足证　主要表现为病程日久,平素头发焦黄或花白,发病时呈大片均匀脱落,甚或全身毛发脱落;伴头昏,耳鸣,目眩,腰膝酸软;舌淡,苔剥,脉细。治宜滋补肝肾。方选七宝美髯丹加减。

【临证思路】

斑秃是一种突然发生的局限性脱发,可发于任何年龄,尤多发于儿童和青少年,常因精神因素诱发。中医称其为"油风病",俗称"鬼剃头"。本病虽不影响健康,但往往给患者造成巨大的心理负担,影响工作、学习和人际交往。

近年来采用中西医结合方法治疗本病,发挥中医中药的重要作用,即辨证与辨病相结合、内治与外治相结合,可提高本病疗效。中医药治疗斑秃的方法主要包括中药内服、中药外搽、梅花针叩刺、毫针针刺、艾灸、穴位注射等,具有不良反应小、患者易于接受等优点。

岭南外科在诊治油风方面积累了丰富经验。气血方刚之年轻人,突然脱发者多属血热风动证,此当凉血养阴清热以生发;脱发兼头发油腻者,多兼夹湿邪,治宜佐化湿之品;病程较长的脱发者多因情志抑郁,气机不畅,气滞血瘀或久病入络,瘀阻毛窍,治当以通窍活血汤加减;所谓虚者,肝血虚,肾水亏,证见腰膝酸软,面色萎黄,治当以神应养真丹或七宝美髯丹加减。现代研究证明,斑秃的发生、发展与患者的情志因素密切相关,发为血之余,但血的正常运行需气的推动;情志失调、气机郁滞可致经脉瘀滞,影响气血、水液的正常运行、输布。而斑秃一旦形成,影响患者的日常生活,进一步加重了精神刺激,形成恶性循环,故组方时宜注重行气活血。

脱发证配合外用药效果更好,我科经验方消斑酊(骨碎补、防风、红花、白芷等)外涂脱发区,其效显著。

第十节 白 驳 风

以大小不同、形态各异的皮肤、黏膜变白为主要临床表现的局限性色素脱失性皮肤病,称为"白驳风",又称"白癜""白驳""斑白""斑驳"等。本病相当于西医学的白癜风。

白驳风的基本病机为肝肾亏虚。情志内伤,肝气郁结,气机不畅,复受风邪,搏于肌肤;素体肝肾虚弱,或亡精失血,伤及肝肾,致肝肾不足,外邪侵入,郁于肌肤;跌打损伤,化学灼伤,络脉瘀阻,毛窍闭塞,肌肤腠理失养,酿成白斑。

【病案】

一、病 史 资 料

王某,女,47岁,个体户。初诊日期:2014年6月15日。

主诉:面部、躯干、四肢反复起白斑10年。

现病史:患者10年前出现面部白斑,无明显瘙痒,皮疹面积逐渐扩大,延及躯干、四肢。曾在外院诊断为"白癜风",给予口服泼尼松、复方甘草酸苷等,皮疹可短暂缓解,但情绪激动后易复发。伴心烦易怒,胸胁胀痛,夜眠不安,月经不调。

既往史:既往体健。否认高血压、糖尿病、冠心病等慢性病史,否认传染病史。

体格检查:神清,精神可,发育正常,营养中等。皮肤黏膜情况详见专科检查。舌淡红,苔薄白,脉弦。

皮肤科专科检查:面部、躯干、四肢多发大小不等、形状不规则的乳白色斑片,边界清楚,边缘色素加深;白斑表面光滑无鳞屑,摩擦后充血发红、片刻消退,无感觉异常;前发际白斑范围内头发变白。

实验室检查:血、尿分析均正常,白斑处真菌检查阴性。

二、辨证论治思路

1. 主证分析 患者的皮损表现符合白驳风的诊断。

2. 证型分析 本病为情志内伤,肝气郁结,气血失和,血不养肤,故全身多发白斑;肝失疏泄,气机不畅则胸胁胀痛;肝郁化火则心烦易怒,夜眠不安;气滞血瘀则月经不调。舌淡红、苔薄白、脉弦为肝郁气滞之象。

3. 立法处方　本证属肝郁气滞,治以疏肝理气,活血祛风,方以逍遥散加减。

柴胡 10g,当归 10g,白芍 12g,白术 15g,茯苓 15g,牡丹皮 12g,炒栀子 10g,益母草 15g,炙甘草 6g。每日 1 剂,水煎 2 次,每次取汁 200ml,早晚饭后温服。外用补骨脂酊涂擦白斑处,窄谱紫外线治疗隔日 1 次。

嘱患者注意休息,调畅情志,积极发展兴趣爱好。可适度补充含铜食物如坚果类,适当进食水果、蔬菜以保持大便通畅,不抽烟、酗酒,睡前不饮用浓茶、咖啡等。切忌过度补充维生素 C。涂药后可进行适度日晒,日晒及接受窄谱紫外线治疗时应对正常皮肤涂抹遮光剂。注意保护正常皮肤不受外伤,以避免在伤处出现新的皮损(同形反应)。

上方柴胡疏肝解郁,条达肝气;当归养血和血,白芍柔肝敛阴;白术、茯苓健脾祛湿,使水谷运化有权、气血生化有源;肝郁日久,生热化火,故加牡丹皮以清血中之伏火,炒栀子清肝热,并导热下行;益母草活血调经,炙甘草益气补中,缓肝之急。

三、辅 助 检 查

组织病理:白斑处黑素细胞密度降低,周围黑素细胞异常增大。真皮浅层淋巴细胞浸润。

四、转归及对策

本例患者经过治疗,皮肤色素逐渐恢复,新发皮疹减少,其他症状亦均相应减轻。白癜风的病因病机主要为气血失和、脉络瘀阻、肝肾亏虚,因此调畅气机、补益肝肾、活血化瘀是中医治疗白癜风的基本原则。本病病程较长,所谓"久病必瘀""久病必虚",故在疏肝理气的同时应兼顾养血活血,健脾补肾。对于白癜风病程较长、反复不愈者,中医辨证治疗能有效缩短病程,减少复发。

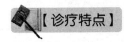【诊疗特点】

一、诊 断 要 点

1. 临床表现　皮损呈白色或乳白色斑点或斑片,边界清楚,摩擦后充血发红、片刻消退,患处毛发也可变白。患处皮肤光滑,无脱屑、萎缩等变化,有的皮损中心可出现色素岛状褐色斑点。病情处于进展期时,如发生外伤可在伤处出现新的皮损(同形反应)。

2. 辅助检查　组织病理表现为活动期皮损内黑素细胞密度降低,周围黑素细胞异常增大;后期脱色皮损内无黑素细胞,多巴染色阴性。真皮浅层可有淋巴细胞浸润。

二、辨 证 要 点

白斑散在渐起,数目不定,伴有心烦易怒,胸胁胀痛,夜眠不安,月经不调,舌质正常或淡红,苔薄,脉弦,属肝郁气滞证;病史较长,常有家族史,白斑局限或泛发,伴头晕耳鸣、失眠健忘、腰膝酸软,舌红少苔,脉细弱,属肝肾不足证;继发于外伤,病史缠绵,白斑局限或泛发,边界清楚,局部可有刺痛,舌质紫暗或有瘀斑、瘀点,苔薄白,脉涩,属气血瘀滞证。

三、治 法 方 药

1. 肝郁气滞证　治以疏肝理气,活血祛风。方选逍遥散加减。心烦易怒者,加牡丹皮、栀子;月经不调者,加益母草;发于头面者,加蔓荆子、菊花;发于下肢者,加木瓜、牛膝。

2. 肝肾不足证　治以滋补肝肾,养血祛风。方选六味地黄丸加减。神疲乏力者,加党参、白术;真阴亏损者,加阿胶。

3. 气血瘀滞证　治以活血化瘀,通经活络。方选通窍活血汤加减。跌打损伤后而发者,加乳香、没药;局部有刺痛者,加炙山甲、白芷;发于下肢者,加牛膝;病久者,加苏木、刺蒺藜、补骨脂。

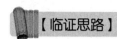【临证思路】

白驳风可发生于任何年龄,女性发病率略高于男性。任何部位皮肤或黏膜均可出现,单侧或对称,大小不等,形态各异,边界清楚,亦可泛发全身,慢性病程,易诊难治,影响美容。本病特点是境界清楚的白色或乳白色斑点或斑片,患处毛发也可变白。无瘙痒、疼痛等自觉症状。应与单纯糠疹、花斑癣、贫血痣相鉴别。外治可酌情选用 30% 补骨脂酊外用,同时可配合日光、窄谱紫外线照射;火针、耳针、艾灸疗法等亦有一定疗效。

第十一节 瓜 藤 缠

瓜藤缠是一种好发于下肢的红斑结节性皮肤病,主要累及皮下脂肪组织,是一种常见的脂膜炎症性疾病。以散在性皮下结节,鲜红至紫红色,大小不等,疼痛或压痛,好发于小腿伸侧为临床特征。中青年好发,女性多见,多于春秋季节发病。相当于西医学的结节性红斑。

【病因病机】

本病的基本病机为湿瘀阻络。素体血分有热,外感湿邪,湿与热结,或脾虚失运,水湿内生,湿郁化热,湿热下注,气滞血瘀,瘀阻经络而发;或体虚之人,气血不足,卫外不固,寒湿之邪乘虚外袭,客于肌肤腠理,流于经络,气血瘀滞,寒湿凝结而发。

【病案】

一、病 史 资 料

患者刘某,女,33 岁,公务员。初诊日期:2010 年 3 月 10 日。

主诉:双小腿肿物伴疼痛 1 周。

现病史:患者 1 周多前出现咽痛、乏力,体温曾达 37.8℃,1 周前双小腿出现多个肿块,初起黄豆大,逐渐增大,自觉疼痛、灼热感,双侧踝关节痛。伴口渴,胃纳差,小便黄,大便干。

既往史:既往体健。否认高血压、糖尿病、冠心病等慢性病史,否认传染病史。

体检:神清,精神可,发育正常,营养中等。皮肤黏膜情况详见专科检查。舌质红,苔白腻,脉滑微数。

皮肤科专科检查:双小腿伸侧多个蚕豆至核桃大小鲜红色结节,表面光滑、紧张,稍高出皮面,触之皮温升高,压痛明显,周围皮肤轻度水肿。

实验室检查:血常规示白细胞、中性粒细胞升高,抗"O"滴度升高,红细胞沉降率加快;尿分析正常;梅毒血清学阴性。

二、辨证论治思路

1. 主证分析 患者急性发病,在低热、倦怠、咽痛、食欲不振等前驱症状后,出现双小腿伸侧鲜红色结节,周围水肿,自觉疼痛等特点,符合瓜藤缠的诊断。

2. 证型分析 本病为湿热瘀阻经络,局部气血凝结,故发病急骤,皮下结节,略高出皮面,灼热红肿,关节疼痛;湿热内蕴,故发热、口渴、大便干、小便黄;湿热上壅则咽痛;湿阻脾胃,有碍运化则胃纳差;舌红、苔白腻、脉滑微数为湿热瘀阻之象。

3. 立法处方 证属湿热瘀阻,治以清热利湿,活血化瘀。方以萆薢渗湿汤合桃红四物汤加减。

处方:萆薢 15g,薏苡仁 30g,茯苓 15g,牡丹皮 10g,泽泻 10g,牛膝 10g,木瓜 10g,红花 5g,桃仁 10g,生地黄 15g,赤芍 10g,鸡血藤 15g。每日 1 剂,水煎 2 次,每次取汁 200ml,早晚饭后温服。外用颠倒散或者清热外洗散外洗,氧化锌油外涂。

嘱患者注意休息,起居有时,避免居处潮湿,注意保暖。饮食宜清淡,忌食辛辣发物,忌饮酒。休息时适当抬高下肢,以改善下肢循环,有利减轻患处肿痛。

上方萆薢、薏苡仁、茯苓、泽泻清热渗湿利水,牡丹皮、生地黄清热凉血,桃仁、红花、赤芍、鸡血藤活血化瘀,木瓜和胃化湿通络,牛膝引诸药下行。

三、辅 助 检 查

组织病理:脂肪小叶间隔内水肿,红细胞外渗,血管周围淋巴细胞、中性粒细胞浸润。脂肪间隔内小血管管壁水肿,内膜增生,管腔部分闭塞。可见噬脂性肉芽肿,组织细胞围绕细小静脉呈放射状排列,形成 Miescher 结节。

四、转归及对策

本例患者经过治疗,结节逐渐变暗、缩小,肿胀消退,疼痛缓解,其他症状亦均相应减轻。瓜藤缠的病因病机主要为湿瘀阻络,因此除湿通络化瘀是中医治疗瓜藤缠的基本原则。当湿热偏盛时,在祛除湿邪的同时应兼顾护阴,以防渗利太过,损伤阴津。对于病程迁延,反复不愈者,扶正、祛瘀均应适当加强。个别患者皮损可发生于上肢,甚至面、颈部,选择适当的引经药可有利于药效抵达病所。

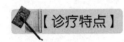 **【诊疗特点】**

一、诊 断 要 点

1. 临床表现 本病以好发于下肢的多发性鲜红色至紫红色结节,双侧对称分布,皮温升高,周围水肿,伴有明显的疼痛为主要临床表现。

2. 辅助检查 外周血象白细胞总数正常或稍升高;红细胞沉降率加快;抗“O”滴度可升高。组织病理表现为脂肪小叶间隔性脂膜炎。

二、辨 证 要 点

发病急骤,皮下结节略高出皮面,灼热红肿,伴头痛,咽痛,关节痛,发热,口渴,大便干,小便黄,舌微红,苔白或腻,脉滑微数,属湿热瘀阻证;皮损暗红,反复缠绵不愈,伴有关节痛,遇寒加重,肢冷,口不渴,大便不干,舌淡,苔白或白腻,脉沉缓或迟,属寒湿入络证。

三、治 法 方 药

1. 湿热瘀阻证 治以清热利湿,活血化瘀。方选萆薢渗湿汤合桃红四物汤加木瓜、牛膝等。

2. 寒湿入络证 治以散寒祛湿,化瘀通络。方选阳和汤加减。

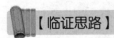 **【临证思路】**

本病多发生在小腿伸侧,因数枚结节,绕腿胫而生,犹如藤系瓜果而得名。相当于西医的结节性红斑。偶尔也见于上肢、面颈部。本病多见于中青年,女性多于男性。其特点是小腿伸侧多发性鲜红色至紫红色结节,双侧对称分布,皮温升高,周围水肿,伴有明显疼痛。应与硬结性红斑、皮肤变应性血管炎相鉴别。外治以消炎、散结、止痛为原则,阳证者选用金黄

膏、四黄膏、玉露膏,阴证者选用冲和膏等外敷。西医治疗可酌情给予小剂量糖皮质激素、非甾体消炎药口服。

第十二节 生殖器疱疹

以生殖器的皮肤黏膜处出现群集水疱、糜烂,并觉灼痛为主要表现的性传播疾病,称为"生殖器疱疹",又称"阴部热疮""阴疳""阴疮"。

生殖器疱疹基本病因病机为房事不洁,感染湿热毒邪,侵及肝经,下注二阴,湿热郁蒸,搏结肌肤而发为疱疹;或房事过度,耗伤肾精,或湿邪困阻脾胃,运化失常,或湿热内蕴,耗气伤阴,导致阴虚邪恋而病情反复发作,缠绵难愈。

【病案】

一、病史资料

李某,男,28岁,销售员。初诊日期:2015年3月5日。

主诉:包皮起水疱伴糜烂3天。

现病史:患者3天前于包皮处起绿豆大小簇状水疱,自觉轻微瘙痒、刺痛,水疱可自破,形成糜烂。自行外搽"皮炎平",皮疹未见改善。刻诊:包皮处见绿豆大小水疱5枚,呈簇状排列,自觉轻微瘙痒、刺痛,伴有糜烂。心烦,胸闷,胃纳差,口干口苦,夜寐多梦,大便调,小便短赤。

既往史:患者1个月前有冶游史。既往体健。否认高血压、糖尿病、冠心病等慢性病史。

体检:神清,精神焦虑,发育正常,营养中等。心、肺、腹查体未见明显异常。腹股沟淋巴结未触及肿大。皮肤黏膜情况详见专科检查。舌红,苔黄腻,脉弦数。

皮肤科专科检查:包皮处见绿豆大小水疱5枚,成簇状排列,疱液澄清,伴有糜烂。

实验室检查:行单纯疱疹病毒(HSV)检测,HSV-2 IgM(+)、IgG(+),局部皮损 HSV-2 DNA 检测(+)。

二、辨证论治思路

1. 主证分析 患者有外出冶游史,包皮处起绿豆大小簇状水疱,自觉轻微瘙痒、刺痛,伴有糜烂,结合实验室检查等,诊断为原发性生殖器疱疹。

2. 证型分析 包皮起绿豆大小簇状水疱,自觉刺痛,缘患者感受湿热淫毒,侵及肝经,"肝脉络阴器",湿热毒邪下注外阴而生疱疹、糜烂;湿毒阻滞局部气血,不通则痛,所以自觉刺痛;肝失疏泄,气机阻滞,气郁化火,上扰心神,故见焦虑、心烦、胸闷、多梦;火热伤津,故见口干口苦;肝失疏泄,肝木乘脾,脾失健运,胃失受纳,故见纳差;湿热下注,膀胱气化不利,故见小便短赤;舌红,苔黄腻,脉弦数亦为肝经湿热下注的佐证。

3. 立法处方 证属肝经湿热,治宜清肝胆湿热,化浊解毒。方用龙胆泻肝汤加减。

龙胆草10g,栀子10g,黄芩10g,柴胡10g,当归10g,生地黄10g,车前子15g,泽泻15g,通草10g,薏苡仁30g,蜂房10g,马齿苋20g,甘草15g。每日1剂,水煎2次,温服。外用复方黄柏液湿敷,每日1次。并嘱患者注意休息,避免性生活,以免传染。

方中龙胆草苦寒入肝,既能清利肝胆实火,又清利肝经湿热,故为君药。黄芩、栀子苦寒泻火,燥湿清热,共为臣药。车前子、泽泻、通草渗利湿热,导湿热从水道而去;肝藏血,体阴而用阳,实火所伤,损伤阴血,当归、生地黄养血滋阴,使得泻火而不损肝之体;薏苡仁健脾渗湿;蜂房攻毒杀虫止痒,祛风止痛;马齿苋清热解毒凉血;肝性喜条达而恶抑郁,火邪或湿热内郁,易致肝胆之气不舒,故用柴胡疏畅肝胆气机以调肝用,并引诸药归肝经;共为佐药。甘草调和诸药,护胃安中,为佐使药。

三、辅 助 检 查

病毒分离培养出 HSV,抗原检测方法检测到 HSV 抗原,皮损 HSV-2 DNA 检测(+)。本病需和硬下疳、软下疳、白塞病、生殖器部位的带状疱疹等生殖器溃疡疾病相鉴别。

四、转 归 及 对 策

二诊:2015 年 3 月 13 日,未见新发疱疹,心烦较前缓解,胃纳好转,睡眠较前平稳。余症同前。效不更方,继服 2 周。外用复方黄柏液湿敷,每日 1 次。

三诊:2015 年 3 月 28 日,包皮未见水疱、糜烂,原皮损处可见红斑,精神状态良好,无心烦胸闷,无口干,胃纳、睡眠均转佳,二便调;舌红,苔薄白,脉弦。续予中药 7 剂。

本例患者经过治疗,皮疹基本消退,1 个月后随访未见复发。生殖器疱疹是一种慢性、复发性、难治愈的性传播疾病,常给患者带来生理和心理上的双重痛苦,因此,除药物治疗外,还应注意心理辅助治疗。此外,应嘱患者树立正确的性观念,洁身自爱,预防感染,出现临床症状时应避免性生活。

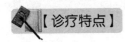【诊疗特点】

一、诊 断 要 点

1. 临床表现

(1)原发性生殖器疱疹:为第一次感染 HSV 而出现症状体征者。常有不洁性交史。潜伏期 2~20 天,通常为 3~5 天。男性好发于包皮、龟头、阴茎及尿道口等处,女性好发于外阴、阴唇、阴道、宫颈。发病时,外生殖器部位先出现红斑、丘疹,迅速变成粟粒至绿豆大的水疱,3~5 天后转变为脓疱或发生破溃,形成糜烂或溃疡,自觉疼痛、瘙痒、烧灼感,常伴有发热、头痛、肌痛、乏力、腰酸及腹股沟淋巴结肿痛等全身症状。若发生在尿道,可出现尿道炎及膀胱炎症状;若累及肛门、直肠,可出现里急后重、肛门直肠疼痛、便秘和肛门瘙痒等。皮损及全身症状一般 2~3 周内消退,在消退过程中可有新发水疱。

(2)复发性生殖器疱疹:首次复发多发生于原发性感染后 1~4 个月,常见诱因有感染、受凉、发热、饮酒、疲劳、精神因素等。90% 的患者在复发前可出现局部瘙痒、烧灼感、刺痛及麻木感等前驱症状。复发的皮损多于原发部位发生,皮损与原发性类似,但症状较轻,愈合快,病程通常为 6~10 日。

(3)其他感染及并发症:亚临床感染虽无症状和体征,但存在无症状排毒,可有传染性。还可出现疱疹性脑膜炎、自主神经功能障碍等中枢神经系统并发症,以及 HSV 感染的播散或局部蔓延。

2. 实验室及其他辅助检查　病毒分离培养法是实验室诊断的"金标准",可以分离培养出 HSV;抗原检测方法检测到 HSV 抗原;皮损 HSV-2 DNA 检测阳性。

二、辨 证 要 点

本病初发者多为实证,反复发作者则多虚实夹杂。毒邪是本病的主要因素,正虚是本病的发病基础。正如《黄帝内经》所云"正气存内,邪不可干""邪之所凑,其气必虚"。故临床应辨清虚实,根据其虚实分治,实则泻之,虚则补之,虚实夹杂则补泻并用,分别施以清热利湿、健脾渗湿解毒、滋阴降火等法。

三、治 法 方 药

1. 肝经湿热 主要表现为生殖器部位出现簇集红斑丘疹或丘疱疹、群集水疱,伴有糜烂或溃疡,甚至出现脓疱,灼热,瘙痒或疼痛;伴胁肋部胀痛,心烦,厌食,口苦泛恶,小便短赤,大便不调,腹股沟淋巴结肿痛;舌红,苔黄腻,脉弦数。治宜清热利湿,化浊解毒。方选龙胆泻肝汤加减。

2. 脾虚湿蕴 主要表现为病程较久,反复发作,生殖器部位皮损潮红、水疱、糜烂渗出,瘙痒;伴疲倦,纳呆呕恶,腹部痞闷,便溏,肢体困重;舌淡胖,苔白腻,脉濡缓。治宜健脾渗湿解毒。方选除湿胃苓汤加减。

3. 阴虚邪恋 主要表现为生殖器部位反复出现潮红、丘疹或水疱、糜烂、溃疡,自觉灼痛,日久不愈,遇劳复发或加重;伴神疲乏力,形体消瘦,腰膝酸软,咽干口燥,潮热盗汗,五心烦热,失眠多梦;舌红,苔少或薄腻,脉弦细数。治宜滋阴降火,解毒除湿。方选知柏地黄丸加减。

【临证思路】

生殖器疱疹是一种较常见的性传播疾病,尚无根治方法。因此,本病治疗以缓解症状、减少复发频率,以及防止继发感染为目的。西医方面,有症状者包括全身治疗和局部处理两方面,其中,全身治疗主要是抗病毒和治疗合并感染。

本病的主要病因病机是不洁性交、肝经湿热或正气虚衰。岭南地卑土薄,春夏淫雨,潮湿特甚,故岭南人多属湿热体质,再加上人们贪凉饮冷,嗜食海鲜厚味,往往造成湿困脾胃,正如薛生白在《湿热病篇》所说:"太阴内伤,湿饮停聚,客邪再至,内外相引,故病湿热。"清代岭南名医何梦瑶在《医碥》中亦强调南方"凡病多火""多湿",对于湿证应合理运用理脾祛湿法,若湿与热相搏,可了清热渗湿汤(黄柏、黄连、茯苓、泽泻、苍术、白术、甘草)。故针对本病病机及发病的不同阶段(发作期、非发作期),结合患者的体质进行中医药辨证施治,可减少发作频率、减轻发作症状。对于频繁复发、病情较重的患者,可予中西医结合治疗。生殖器疱疹发作有皮损时,可内外治结合,以加速皮疹愈合。同时,随着经济社会的发展,要加强性病的防治工作,对社会各行各业人群进行健康教育,树立正确性观念,普及性病防治知识,预防性传播疾病。

第十三节 尖 锐 湿 疣

尖锐湿疣是由人乳头状瘤病毒所引起的一种良性赘生物。以皮肤黏膜交界处,尤其是外阴、肛周出现淡红色或污秽色表皮赘生物为主要表现的疾病,又称"生殖器疣""性病疣"。属中医"臊疣""瘙瘊"的范畴。

尖锐湿疣的基本病因病机为气血失和,腠理失密,加之滥交或房事不洁,感受湿热淫毒,毒入营血,复感外邪,内外相搏,又兼湿热,蕴伏血络,日久蕴结肌肤,湿热下注二阴,搏结于皮肤黏膜而产生赘生物。

【病案】

一、病 史 资 料

廖某,男,23 岁。学生。初诊时间:2012 年 3 月 10 日。

主诉:外阴疣状赘生物半年。

现病史:患者于半年前开始外阴出现疣状赘生物,呈红色,伴少许瘙痒。经某医院诊为"尖锐湿疣"。曾用干扰素、利巴韦林、激光及氧氟沙星治疗,症状仍反复。刻诊,外阴部见若干疣状赘生物,呈红色,表面潮红湿润,有腥臭味,患处瘙痒疼痛不适,伴胁肋部胀满,心烦,口苦咽干,腹胀纳差,睡眠一般,溲黄便结,舌红,苔薄黄腻,脉滑数。

既往史:患者发病前有多次不洁性生活史。否认高血压、糖尿病、冠心病等慢性病史。

体检:神清,精神可,发育正常,营养中等。皮肤黏膜情况详见专科检查。舌红,苔薄黄腻,脉滑数。

皮肤科专科检查:阴茎包皮、冠状沟、尿道口等处见数十颗疣状赘生物,大小不等,呈红色,表面凹凸不平呈菜花样,潮红湿润。

实验室检查:醋酸白试验阳性。

二、辨证论治思路

1. 主证分析　结合患者临床表现及实验室检查,可明确诊断为尖锐湿疣。

2. 证型分析　患者发病前有多次不洁性生活史,感受秽浊之毒,毒邪蕴聚,酿生湿热,湿热下注皮肤黏膜而致阴茎包皮、冠状沟、尿道口等处见疣状赘生物,表面潮红湿润,腥臭难闻;湿热郁于腠理,淫于皮肤,化热生风,故患处瘙痒,湿毒内不得疏泄,外不得透达,阻滞局部气血,不通则痛,而致疼痛不适;病程缠绵反复,患者情志抑郁,肝性喜条达恶抑郁,肝郁气滞,气机不畅,经脉不利,故胸胁胀满;气郁化火,上扰心神,故见心烦;肝木侮土,脾胃运化失健,则腹胀、纳差;加之湿热之邪郁蒸,夹胆热上蒸而见口苦咽干。肝经绕阴器,湿热循经下注,热盛津耗,故见溲黄便结;舌红,苔薄黄腻,脉滑数亦为肝经湿热之象。

3. 立法处方　证属肝经湿热,治宜清热利湿。方用龙胆泻肝汤加减。

龙胆草 10g,栀子 10g,黄芩 10g,泽泻 15g,木通 10g,车前子 15g,当归 10g,生地黄 10g,柴胡 10g,苦参 10g,萆薢 15g,土茯苓 15g,马齿苋 15g,甘草 6g。每日 1 剂,水煎 2 次,温服。嘱患者饮食有节,起居有常,不可熬夜、过量饮酒、过食肥甘,禁性生活。

方中龙胆草大苦大寒,既能泻肝胆实火,又能祛肝经湿热,两擅其功,故为君药。黄芩、栀子苦寒泻火,清热燥湿,加强君药泻火除湿之力,用以为臣。泽泻、木通、车前子、萆薢渗利湿热,导湿热从水道而去。肝乃藏血之脏,肝经实火易伤阴血,且方中苦燥、渗利伤阴之品居多,故用当归、生地黄滋阴养血以养肝体,使邪去而阴血不伤。土茯苓解毒除湿;苦参清热燥湿止痒;马齿苋清热解毒。肝体阴而用阳,性喜条达而恶抑郁,湿热内郁,易致肝气不舒,故又用柴胡疏畅气机以调肝用,并能引诸药归于肝经,甘草调和诸药。全方共奏清热利湿之效。

另予自拟外洗方坐浴,每日 1 次,每次 15 分钟。配合冷冻治疗。

三、转归及对策

本例患者经积极治疗 1 个月后,局部疣赘基本消失,随访观察半年,未见复发。尖锐湿疣是全球范围内常见的性传播疾病,发病率占所有性病的第二位。其缠绵反复性常给患者带来巨大的身心痛苦,因此,除了对症治疗,还应注意心理疏导。同时,应嘱患者树立正确的性观念,洁身自爱,预防感染,出现临床症状时应避免性生活。

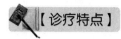【诊疗特点】

一、诊断要点

1. 临床表现 尖锐湿疣潜伏期为1~8个月,平均为3个月,主要发生在性活跃的人群中,发病高峰年龄为20~40岁,占80%以上。典型的尖锐湿疣好发于生殖器和肛周部位,女性阴道炎和男性包皮过长者是尖锐湿疣发生和增长的辅助因素,男性多见于包皮、系带、冠状沟、龟头、尿道口、阴茎体、肛周和阴囊,女性多见于大小阴唇、后联合、前庭、阴蒂、宫颈和肛周,阴部及肛周以外的部位偶可发生,如也可见于腋窝、脐窝、口腔、乳房和趾间等。病损开始时为小而淡红色丘疹,以后逐渐增大增多,表面凹凸不平、粗糙,通常无特殊感觉,之后进一步增生成疣状突起并向外周蔓延。根据疣体形态可形象地分成丘疹型、乳头型、菜花型、鸡冠型、蕈样型。疣体表面常潮湿,呈白色、红色或污灰色。偶有异物感、痒感或性交疼痛,可以破溃、渗出、出血或感染。

2. 实验室及其他辅助检查

(1)醋酸白试验:用3%~5%的醋酸液涂擦或湿敷3~10分钟,阳性者局部变白,病灶稍隆起,在放大镜下观察更明显。

(2)组织病理学典型表现为表皮乳头瘤样增生伴角化不全,颗粒层和棘层上部细胞可有明显的空泡形成,胞质着色淡,核浓缩深染,核周围有透亮的晕(凹空细胞),为特征性改变;真皮浅层毛细血管扩张,周围常有较多炎症细胞浸润。

二、辨证要点

1. 有与尖锐湿疣患者不洁性交或生活接触史。

2. 皮损部位及特征 外生殖器或肛门等处出现疣状赘生物,色淡红或污秽色,表面凹凸不平,粗糙,常无自觉症状,亦可伴疼痛、瘙痒等不适感。

3. 实验室检查 醋酸白试验阳性。

三、治法方药

1. 湿毒下注 主要表现为外生殖器或肛门等处出现疣状赘生物,色灰或褐或淡红,质软,表面秽浊潮湿,触之易出血,恶臭;伴小便黄或不畅;舌黯红,苔黄腻,脉滑或弦数。治宜利湿化浊,清热解毒。方选萆薢化毒汤加减。

2. 湿热毒蕴 主要表现为外生殖器或肛门等处出现疣状赘生物,色淡红,易出血,表面有大量秽浊分泌物,色淡黄,恶臭,瘙痒、疼痛;伴小便色黄量少,口渴欲饮,大便干燥;舌红,苔黄腻,脉滑数或濡细。治宜清热解毒,化浊利湿。方选黄连解毒汤加减。

3. 肝经湿热 主要表现为疣体红色或灰色,表面潮湿,易于糜烂、渗液,或有恶臭味。伴口苦咽干,溲黄便结,女子可见白带增多。舌红,苔黄腻,脉滑数或弦数。治宜清利肝经湿热。方选龙胆泻肝汤加减。

4. 气滞血瘀 主要表现为疣体暗红或暗紫色,表面较硬,疗程长。常伴有烦躁易怒、胸胁胀满,妇女月经闭止,痛经或经色紫暗有块,乳房胀痛等。舌质紫暗或有瘀点,苔薄白,脉细涩或沉涩。治宜活血祛瘀,行气止痛。方选桃红四物汤合四逆散加减。

5. 脾虚湿盛 主要表现为湿疣反复发作,疣体色淡或灰暗色,表面湿润或有渗液,有腥臭味。伴纳少,神疲乏力,白带稀薄,小腹有下坠感,尿清长。舌质淡,苔白腻,脉濡缓。治宜益气健脾渗湿,方选参苓白术散加减。

【临证思路】

尖锐湿疣是我国常见的性传播疾病,其最大的难题是容易复发、需长时间反复治疗、长时间内有传染性,严重影响患者的日常生活,并带来极大的心理负担。西医迄今还没有明确有效的抗人乳头状瘤病毒(HPV)药物来清除 HPV 感染,主要是以去除疣体和减少或预防复发为目的,尽可能地消除疣体周围的亚临床感染。

本病在中医治疗上,除了内服汤药,外治法也是一大特色,常用单味鸦胆子或鸦胆子的复方制成油剂、糊剂、软膏,直接点涂疣体,使之枯萎脱落;应用一些具有清热解毒、通络、祛湿的中药熏蒸、泡洗,如八角刺、马齿苋、靛青根等;火针、艾灸、耳针等也可取得一定疗效。对于复发频率较高、病情较重的患者,可中西医结合综合治疗本病。与此同时,要加强性病的防治工作,对社会各行各业人群进行健康教育,树立正确性观念,普及性病防治知识,预防性传播疾病。

主要参考文献

［1］李曰庆, 何清湖. 中医外科学 [M]. 北京：中国中医药出版社, 2012.

［2］郑泽棠. 中西医结合外科学 [M]. 广州：广东高等教育出版社, 2007.

［3］靳士英, 赖振添, 黄燕庄. 岭南中医外科名家黄耀燊 [M]. 广州：广东科技出版社, 2015.

［4］刘明, 王建春, 蔡炳勤. 岭南疡科学术流派溯源 [J]. 中医药信息, 2014, 31 (2): 37-39.

［5］潘立群, 崔学教. 中医外科学 (案例版)[M]. 北京：科学出版社, 2007.

［6］高学敏. 中药学 [M]. 北京：中国中医药出版社, 2010.

［7］许济群. 方剂学 [M]. 上海：上海科学技术出版社, 1985.

［8］朱学骏. 皮肤病学与性病学 [M]. 北京：北京大学医学出版社, 2003.

［9］赵辨. 中国临床皮肤病学 [M]. 南京：江苏科学技术出版社, 2009.

［10］张学军. 皮肤性病学 [M]. 8 版. 北京：人民卫生出版社, 2013.

［11］张建中. 中外皮肤病诊疗指南—专家解读 [M]. 北京：中华医学电子音像出版社, 2014.